W0335519

Merk · Horstmann

Knie aktiv

Knie aktiv

100 Übungen bei Arthrose und nach Gelenkersatz | Verletzungen | Operationen

Dipl.-Sportpädagoge Joachim Merk
Prof. Dr. med. Thomas Horstmann

320 Abbildungen

HIRZEL

Dipl.-Sportpädagoge Joachim Merk
BG Unfallklinik Tübingen
Schnarrenbergstraße 95
72076 Tübingen
Mail: jmerk@bgu-tuebingen.de

Prof. Dr. med. Thomas Horstmann
Chefarzt Orthopädie
Medical Park St. Hubertus
Sonnenfeldstr. 29
83707 Bad Wiessee
Tel. Sekretariat 08022-843430

Bibliografische Information der Deutschen Nationalbibliothek
Die Deutsche Nationalbibliothek verzeichnet diese Publikation in der Deutschen Nationalbibliografie; detaillierte bibliografische Daten sind im Internet unter http://dnb.d-nb.de abrufbar.

1. und 2. Auflage erschienen 2005 und 2006 beim Wort&Bild Verlag
3., aktualisierte und neu gestaltete Auflage 2008 beim S. Hirzel Verlag
4. Auflage 2010

ISBN 978-3-7776-2101-2

Birkenwaldstr. 44, 70191 Stuttgart
www.hirzel.de
Printed in Germany
Gestaltung und Satz: ergo: Grafik-Design und Konzeption, Stuttgart
Druck und Bindung: Bosch-Druck, Landshut
Umschlaggestaltung: ergo: Grafik-Design und Konzeption, Stuttgart
unter Verwendung eines Bildes von K. Vey / Jump Fotoagentur

Unseren Familien gewidmet

Inhalt

Zu diesem Buch 8

Zum Thema 9
Stabile, belastbare Knie – trotz Arthrose, Gelenkersatz oder verletzungsbedingten Schäden? Was Sie selbst für Ihre Kniegelenke tun können

Ein Blick ins Knie 17
Wissenswertes über Bau und Mechanik des kompliziertesten aller Gelenke

Gelenkverschleiß: die Kniearthrose 25
Wie es dazu kommt, wo die Ursachen liegen und welche Behandlungsmöglichkeiten zur Verfügung stehen

Was Sport bei Kniearthrose bewirken kann 45
Mäßig, aber regelmäßig: ein Plädoyer für mehr Bewegung und worauf es bei der Wahl der geeigneten Sportart ankommt

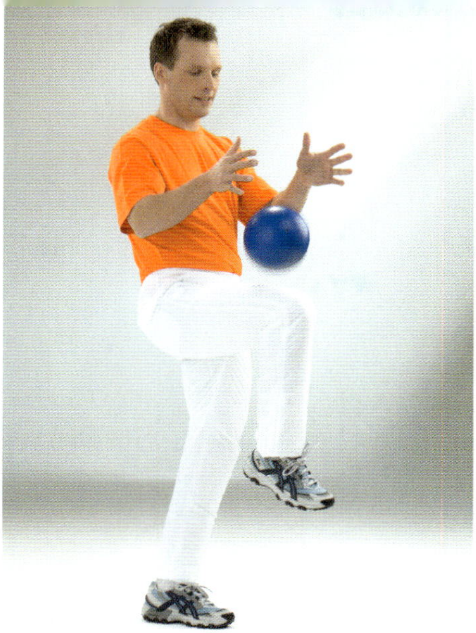

Das Kniesport-Konzept 57

Unser Übungsangebot – für wen es gedacht ist, wie Sie es richtig anwenden und was sich damit erreichen lässt

100 Übungen für Einsteiger und Fortgeschrittene 69

Die große Auswahl für jeden Tag und jeden Geschmack – mit verschiedenen Sportgeräten, genauen Anleitungen und vielen Fotos

Anhang 165

Mit Übungsplänen, Trainingstagebuch und hilfreichen Adressen

Stichwortverzeichnis 171

Zu diesem Buch

Im Konzept des »Kniesports«, das diesem Buch zugrunde liegt, verbinden sich Elemente der Physiotherapie/Krankengymnastik und der Sporttherapie zu einem neuen Übungsmodell. Kniesport hilft, Beschwerden bei Arthrose oder Instabilität sowie bei anderen Problemen des Kniegelenks zu mindern, sodass Sie eine anstehende Operation guten Gewissens vertagen können. Nach dem Einbau eines künstlichen Gelenks wiederum fördert das konsequente und regelmäßige Üben nach diesem Konzept den Rückgewinn von Kraft, Gleichgewicht und Beweglichkeit. Daher haben wir das Kniesport-Konzept in die Ausbildung an unserer Schule für Physiotherapie integriert. Ich wünsche Ihnen viel Freude und Erfolg mit diesem Aktiv-Buch für Ihr Wohlbefinden.

Harry Belzl
Leitender Physiotherapeut | Leitende Lehrkraft der Schule für Physiotherapie | Berufsgenossenschaftliche Unfallklinik Tübingen | Mitglied Sektion Physikalische Therapie – Deutsche Gesellschaft für Unfallchirurgie (DGU)

Dieses Buch wird Patienten mit Knieproblemen, insbesondere aufgrund einer Arthrose, wertvolle Anleitung und Hilfestellung sein, um Beeinträchtigungen frühzeitig zu überwinden (Prävention) und nach dem Einsetzen einer Knieprothese wieder voll und ganz »auf die Beine zu kommen« (Rehabilitation). Der Ratgeber kann Betroffene dabei unterstützen, ihre Lebensqualität nachhaltig zu verbessern, sodass ihm eine weite Verbreitung zu wünschen ist – vor allem bei den »Kniepatienten« selbst, aber auch unter den Therapeuten. Diesen sowie Trainern und Übungsleitern kann das Werk Ansporn sein, Initiativen zur Gründung von Kniesportgruppen zu ergreifen und entsprechende Übungsmöglichkeiten anzubieten.

Univ. Prof. Dr. med. Kuno Weise
Ordentlicher Professor für Unfall- und Wiederherstellungschirurgie Eberhard Karls Universität Tübingen | Ärztlicher Direktor der Berufsgenossenschaftlichen Unfallklinik Tübingen

Zum Thema

Warum Eigeninitiative für die Gesundheit immer wichtiger wird

Unter den Körperteilen, die uns am häufigsten Beschwerden bereiten, nehmen die Knie nach dem Rücken den zweiten Platz ein. Knieschmerzen haben ganz verschiedene Ursachen. Sie können beispielsweise von einem eingeklemmten Meniskus, überlasteten und gereizten Sehnenansätzen oder auch einer beginnenden *Arthrose* herrühren. Viele der Beschwerden lassen sich durch ein geeignetes Training bessern oder beseitigen. In speziellen Fällen kann manchmal allerdings nur eine Operation helfen. Aber auch danach sind der Wiederaufbau der knieumgreifenden Muskulatur sowie die Stabilisierung der Gelenkkapsel und der Bänder ein Muss, bevor das Bein erneut voll belastet werden darf.

Deutschland wird immer älter. Der Anteil der über 75-Jährigen wird sich bis 2020 in manchen Landkreisen verdoppeln, die Zahl der Kleinstkinder hingegen selbst in »jungen« Städten wie z. B. Tübingen von 2001 bis 2011 um 20 Prozent sinken. In der Gesamtbevölkerung liegt die größte Altersgruppe heute noch zwischen 30 und 40; bis 2050 werden die 60- bis 65- und die 80-Jährigen überwiegen. Diese Entwicklung wird erhebliche volkswirtschaftliche Auswirkungen haben. 60 Prozent der Frauen und Männer über 50 leiden unter einer nachweisbaren Arthrose, bereits ein Drittel der über 45-Jährigen unter arthrotischen Beschwerden an irgendeinem Gelenk. Frauen über 60 Jahre sind dreimal häufiger von einer Kniegelenksarthrose betroffen als Männer im gleichen Alter; schuld daran ist unter anderem die bei Frauen geringere Muskelmasse. Allerdings führt eine Arthrose nicht immer zu Beschwerden: Nur die Hälfte aller Erwachsenen, bei denen sich eine Arthrose im Röntgenbild feststellen lässt, klagt über Gelenkprobleme.

WISSENSWERT

Was ist eigentlich eine Arthrose?

Das griechische Wort *arthron* bedeutet Gelenk, die Endung *»-ose«* weist auf einen Erkrankungsprozess hin. Arthrose heißt, dass ein Gelenk sich über das normale Maß hinaus abnutzt. Dabei wird der Gelenkknorpel und möglicherweise sogar der darunter liegende Knochen beschädigt. Mehr dazu erfahren Sie ab Seite 25.

Die Deutschen werden immer älter: Altersstruktur der Bevölkerung 1999 und 2050 nach Berechnungen des Statistischen Bundesamtes

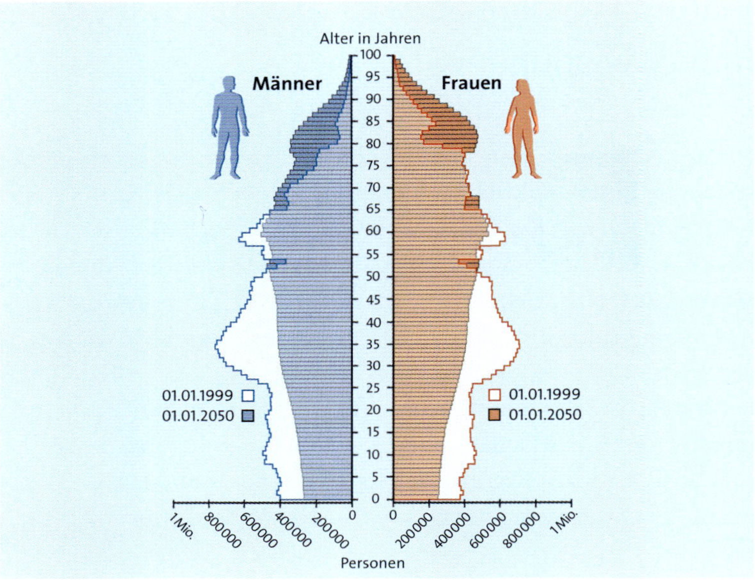

Unter *Degeneration* versteht man eine Abnutzung der Gelenkflächen, die zur Schädigung des Gelenkknorpels und damit zu Arthrose führt.

Der Fachbegriff für diese Medikamente lautet *nichtsteroidale Antirheumatika*, abgekürzt *NSAR*. Mehr Informationen dazu ab Seite 37

In der Bundesrepublik verursachen die Therapie der Arthrose und das oft damit verbundene Einsetzen künstlicher Gelenke hohe Kosten. So gelten 42 Prozent aller Rehabilitationsmaßnahmen der Behandlung von Arthrosekranken. Die Ausgaben für die Gesundheit in Deutschland erreichen mittlerweile fast zehn Prozent des Bruttosozialproduktes. Dazu tragen die *degenerativen* Gelenkerkrankungen mit 52 Millionen Arbeitsausfalltagen und über fünf Millionen Krankenhaustagen wesentlich bei. Auf dem deutschen Arzneimittelmarkt gibt es etwa 200 verschiedene Medikamente gegen Schmerzen und Gelenkentzündungen bei Rheuma und Arthrose, die bei den Krankenkassen jährlich mit 200 Millionen Euro zu Buche schlagen. Zudem sind diese Medikamente die am häufigsten verordneten überhaupt.

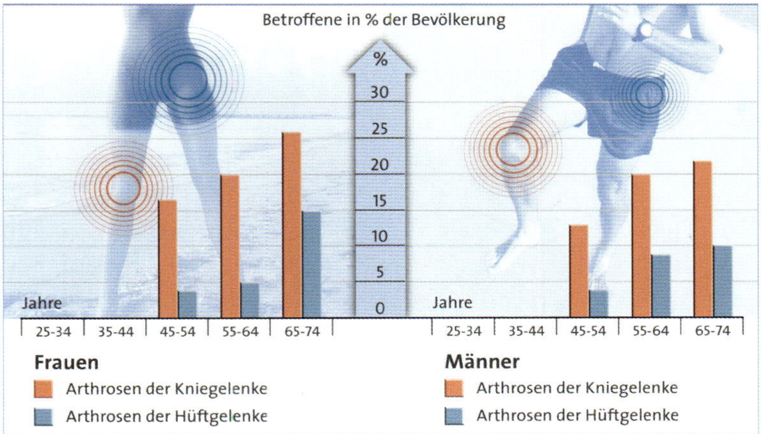

Arthrose ist vor allem ein Problem des Alters: Im Röntgenbild nachweisbare Knie- und Hüftgelenksarthrosen treten ab dem 6. Lebensjahrzehnt deutlich häufiger auf.

Gleichzeitig nimmt die Zahl der Operationen, bei denen zerstörte Gelenke gegen künstliche ausgetauscht werden, kontinuierlich zu. Weltweit setzen Ärzte derzeit über 500 000 solcher Prothesen im Jahr ein; in Deutschland sind es allein 80 000 Kniegelenke – Tendenz steigend.
Angesichts der explodierenden Kosten und der fehlenden Mittel im Gesundheitswesen werden insbesondere in der Nachbehandlung von Patienten z. B. nach Gelenkoperationen weitere Kürzungen unausweichlich sein. Schon seit längerem haben gesetzlich Krankenversicherte Schwierigkeiten, genügend krankengymnastische Behandlungen vom Arzt verschrieben und von ihren Kassen bezahlt zu bekommen. Hier müssen neue, kostengünstigere Therapieformen entwickelt und etabliert werden, die vermehrt auf das Eigeninteresse der betroffenen Menschen setzen, aktiv am Erhalt oder Rückgewinn ihrer Gelenkfunktion mitzuwirken.

Studien zum Thema Schmerzen bei Kniearthrose haben nachgewiesen, dass ein Training der kniegelenksumgebenden Muskulatur

Was man in der Sporttherapie unter **Kraftausdauer** versteht, erklären wir Ihnen auf Seite 50.

Ein künstliches Gelenk heißt in der Fachsprache *Endoprothese*, weil es in den Körper (griech. *endon* = innen, innerhalb) eingesetzt wird.

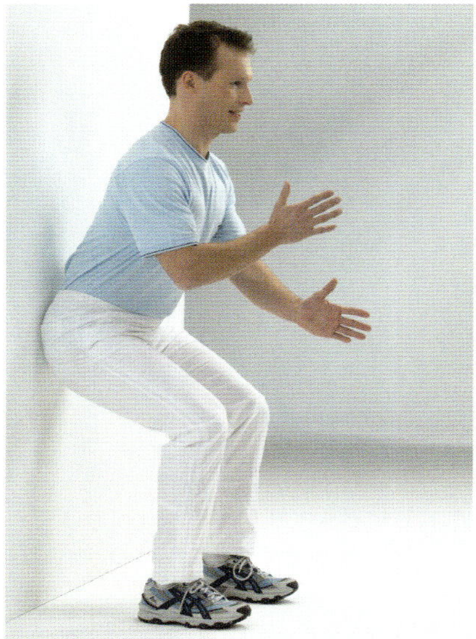

unter anderem **Maximalkraft und Kraftausdauer** erhöht und damit verbunden auch die Beschwerden im Kniegelenk bessert. Auf diese Weise können einerseits Gelenkoperationen hinausgezögert, andererseits die durch Operation und Nachbehandlung entstehenden Krankheitstage reduziert werden.

Im Zuge dieser Erkenntnis begann die Abteilung Sportmedizin der Universitätsklinik Tübingen im Jahre 1996 mit der Einrichtung so genannter **Hüftsportgruppen.** Diese sporttherapeutischen Kurse erstrecken sich jeweils über ein halbes Jahr und sind für Menschen mit Hüftgelenksarthrose gedacht, die sich noch ohne Gehhilfen fortbewegen können und nicht unmittelbar vor einer Operation stehen, aber auch für Patienten, die mindestens ein halbes Jahr nach dem Einsatz einer (sicher verankerten) Hüft-Endoprothese wieder ohne Stützen laufen können. Eigene Untersuchungen der Abteilung Sportmedizin belegen, dass es gerade diesen Patienten noch beträchtlich an Kraftausdauer fehlt und dass sie Probleme mit dem Gleichgewicht haben. Das konsequente Üben in der Hüftsportgruppe hilft solche Mängel zu beheben: Es verringert die Gelenkbeschwerden, sorgt für ein besseres Gleichgewicht und schafft so mehr Sicherheit und Lebensqualität. Dank des Trainings verlängert sich zudem die Haltbarkeit der eingesetzten Prothese.
Im Herbst 2002 wurde das Hüftsport-Konzept der Universitätsklinik

Tübingen aufgrund zunehmender Anfragen von Ärzten und Patienten in Zusammenarbeit mit der Berufsgenossenschaftlichen Unfallklinik Tübingen verändert und erweitert, um auch für Menschen mit Kniearthrose solche Sportgruppen anbieten zu können. Inzwischen haben über 400 Patienten einen entsprechenden Kurs absolviert – mit großem Erfolg.

Für die Teilnahme gelten ähnliche Voraussetzungen wie bei den Hüftsportgruppen. Trainiert wird einmal wöchentlich in Gruppen zu 12 bis 16 Personen und unter Anleitung sporttherapeutisch geschulter Physiotherapeuten. Die gemeinsamen Übungsstunden sollen die Teilnehmer zum einen motivieren, zu Hause in eigener Regie weiterzuüben, und ihnen zum anderen die nötige körperliche Fitness verschaffen, damit sie sich beispielsweise den von Sportvereinen angebotenen Seniorensportgruppen anschließen können.

Werden Sie aktiv – dieses Buch unterstützt Sie dabei!

Der Erfolg der Kniesportgruppen und der immer wieder geäußerte Wunsch der Teilnehmer nach praktischen Vorlagen zum Mitnehmen für das Üben daheim hat uns dazu bewogen, dieses Buch zu schreiben. Nun hat zwar nicht jeder von Kniebeschwerden Betroffene die Möglichkeit, eine Kniesportgruppe zu besuchen, gleichwohl aber die Zeit, zu Hause selbstständig ein von Fachleuten entwickeltes Übungsprogramm allein oder mit einem Partner durchzuführen. Für diejenigen, die körperlich in der Lage und willens sind, anhand eines solchen Programms so oft wie möglich – am besten täglich – zu trainieren, ist dieser Ratgeber gedacht. Das können übrigens auch Menschen sein, deren Beschwerden nicht

TIPP

Zu Hause üben

Auch wenn Sie nicht an den Tübinger Kniesportgruppen teilnehmen können, aber die Übungen im praktischen Teil unseres Ratgebers regelmäßig durchführen wollen: Die Voraussetzungen sind die gleichen. Deshalb sagen wir Ihnen ab Seite 56 noch einmal ausführlich, was Sie beachten müssen, bevor Sie mit dem Üben beginnen! Näheres zu den Kniesportgruppen finden Sie im Internet unter *www.gelenkschule-tuebingen.de.*

> Typisch für die eingeschränkte Funktion des Kniegelenks ist die *Instabilität*: ein »schwammiges« Gefühl im Knie, Unsicherheit beim Gehen, Treppensteigen oder Heben oder sogar ein seitliches »Wegknicken« des Gelenks bei Belastung.

in erster Linie auf eine Arthrose zurückgehen, sondern auf eine **Kniegelenksverletzung**, die z. B. einen Kreuzbandriss, einen Kniescheiben- oder einen Meniskusschaden zur Folge hatte. In allen diesen Fällen ist eine Operation notwendig, nach der die Funktion des Kniegelenks zunächst beeinträchtigt ist – und auch hier sorgt Kniesport wieder für mehr Beweglichkeit und Sicherheit.

Was die Arthrose betrifft, wollen wir Ihnen in einer kurzen **Einführung** erläutern, wie sie überhaupt entsteht, warum sie Schmerzen verursacht und die Beweglichkeit der Gelenke einschränkt, natürlich auch, wie sie behandelt und wann operiert wird. »Ein Blick ins Knie« – auf Bau und Mechanik des Kniegelenks – hilft Ihnen, all dies besser zu verstehen, und ist für das richtige Trainieren nützlich.

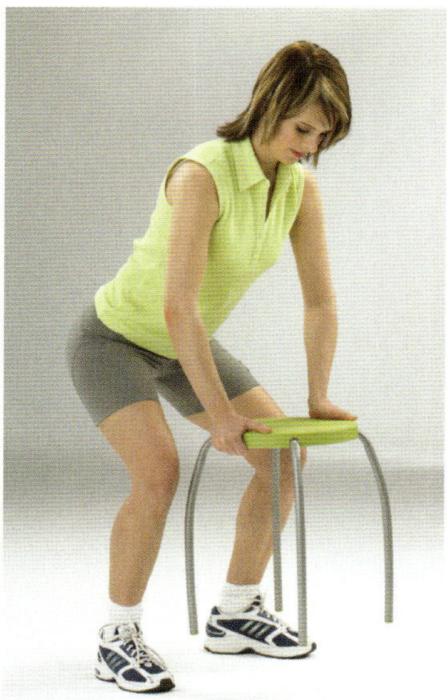

Der praktische Teil des Buches startet mit einer **Knieschule** (Buchstabe A, ab Seite 71), die sich an alle Menschen mit Knieproblemen richtet und selbst Kniegesunden die Möglichkeit gibt, mit einfachen Mitteln frühzeitig vorzubeugen: Sie lernen, wie Sie im Alltag, etwa beim Aufstehen aus dem Sitzen, beim Hinlegen oder beim Bücken und Heben, Ihre Kniegelenke schonen können. Gleichzeitig finden Sie hier Tipps, die Ihnen das Durchführen der nachfolgenden Übungen erleichtern.

Diese **100 Übungen** (Buchstaben B bis H) stellen wir Ihnen im Anschluss an die Knieschule vor. Sie sind nach ihren unterschiedlichen Zielsetzungen – etwa Dehnung, Kräftigung, Verbesserung der Beweglichkeit, Gleichgewichtsschulung – geordnet und miteinander kombinierbar. Einfache, direkt umsetzbare Beschreibungen und Fotos veranschaulichen die einzelnen Übungsschritte. Wo nötig, geben wir Ihnen Hinweise, worauf Sie beim Üben besonders achten sollten. Im Anhang des Ratgebers (ab Seite 165) stehen übersichtliche **Pläne** für die ersten zwölf Übungswochen, die zeigen, wie sich die verschiedenen Übungen kombinieren lassen, und damit den Einstieg ins tägliche Üben erleichtern. Nach diesen Mustern können Sie sich selbst ein 15- bis 20-minütiges **»Knie-aktiv«-Programm** für jeden Tag zusammenstellen und immer wieder variieren.

Sie werden sehen: Regelmäßiges und konsequentes Üben steigert nicht nur Ihre körperliche Fitness und die Belastbarkeit Ihrer Kniegelenke, es fördert auch Ihr Körper- und »Knie«-Bewusstsein und hilft Ihnen damit, über ein kniefreundliches Alltagsverhalten Ihre Beschwerden in den Griff zu bekommen. Auf diese Weise erreichen Sie langfristig ein körperliches und seelisches Wohlbefinden, das Ihnen die Motivation und das Selbstvertrauen gibt, mit Freude aktiv zu sein.

Ziele	1. Woche	2. Woche	3. Woche	4. Woche	5. Woche	6. Woche
Körperwahrnehmung verbessern *(3–5 min)*	G1 Auflagefläche spüren *(S. 146)*	G1 Atmung wahrnehmen *(S. 146)*	G1 Entspannungsvorstellungen *(S. 146)*	G3|4|5 Massage mit Säckchen oder Ball *(S. 147)*	G6 Entstauende Ausstreichungen *(S. 148)*	G7|8 Gewicht wahrnehmen *(S. 149)*
Schonend mobilisieren *(2 min)*	B1 Einbeiniges Radfahren *(S. 84)*	B2 a,b Beugen und Strecken *(S. 84)*	B3 Scheren in Bauchlage *(S. 85)*	B4 a,b Fußwippen im Sitzen *(S. 85)*	B5 a,b Zappelphilipp 1 *(S. 86)*	B6 a,b Zappelphilipp 2 *(S. 86)*
	B10 a Pendeln auf dem Tisch *(S. 88)*	B10 a Pendeln auf dem Tisch *(S. 88)*	B10 a Pendeln auf dem Tisch *(S. 88)*	B10 a Pendeln auf dem Tisch *(S. 88)*	B10 a Pendeln auf dem Tisch *(S. 88)*	B10 a Pendeln auf dem Tisch *(S. 88)*
Muskeln dehnen *(4–5 min)*	C1 a,b Oberschenkel-Rückseite *(S. 98)*	C5 Oberschenkel-Vorderseite *(S. 100)*	C9 Oberschenkel-Innenseite *(S. 102)*	C8 Oberschenkel-Innenseite *(S. 102)*	C10 a,b Unterschenkel-Rückseite *(S. 103)*	C10 c Unterschenkel-Rückseite *(S. 103)*
	C9 Oberschenkel-Innenseite *(S. 102)*	C4 a,b Oberschenkel-Rückseite *(S. 100)*	C6 Oberschenkel-Vorderseite *(S. 101)*	C11 a,b Hüftbeugemuskulatur *(S. 104)*	C6 Oberschenkel-Vorderseite *(S. 101)*	C2 a,b Oberschenkel-Rückseite *(S. 99)*
Muskeln kräftigen *(6–8 min)*	E1 a,b Brücke *(»Bridging«, S. 118)*	E1 c,d,e Brücke, Variationen *(S. 118)*	E4 a,b Kniespann *(S. 119)*	E7 Wadenspanner *(S. 122)*	E12 a,b,c Skifahrersitz *(S. 125)*	E12 d,e,f Skifahrersitz *(S. 125)*
	E2 a,b Kick mit dem Innenrist *(S. 119)*	E3 a,b Kick mit dem Außenrist *(S. 119)*	E5 Scherenschritt seitlich *(S. 120)*	E8 a,b Knie-Flex rückwärts *(S. 122)*	E10 a,b Knie-Ex vorwärts *(S. 124)*	E11 a,b Wadendrücken *(S. 124)*
Aufbautraining Ergometer *(zusätzlich)*	F 25 Watt 60 U/min 10 min	F 30 Watt 60 U/min 11 min	F 35 Watt 60 U/min 12 min	F 40 Watt 60 U/min 13 min	F 45 Watt 60 U/min 14 min	F 50 Watt 60 U/min 15 min

So sieht der Übungsplan für Einsteiger aus. Anhand ihrer Kennzeichnung mit Buchstaben und Nummern sowie verschiedenen Farben können Sie die einzelnen Übungen im Buch leicht finden. (siehe Seite 167)

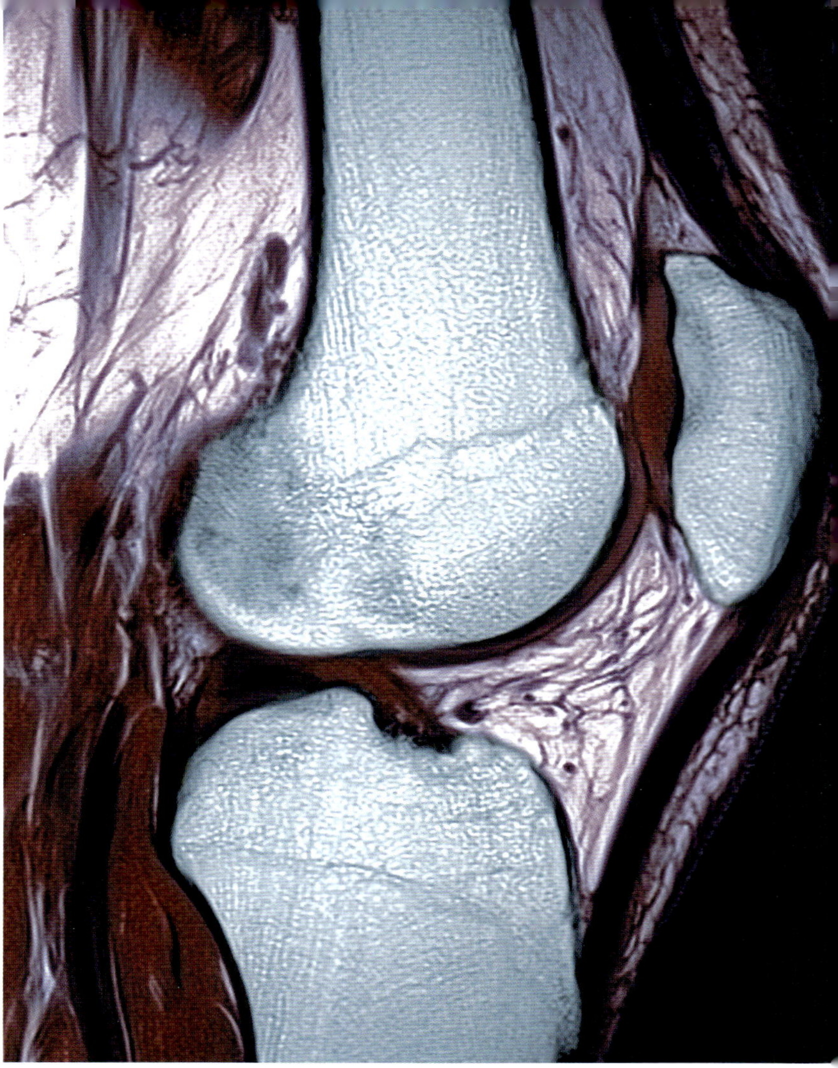

Magnetresonanztomographie eines gesunden Kniegelenks. Oberschenkelknochen, Kniescheibe und Schienbein sind hellblau angefärbt; das Wadenbein ist in dieser seitlichen Aufnahme nicht zu sehen.

Ein Blick ins Knie

Die Menisken 18

Die Seitenbänder 19

Die Kreuzbänder 20

Die Gelenkkapsel 20

Die Kniescheibe 20

Der Gelenkknorpel 21

Die Muskulatur 22

Warum so viel zur Anatomie? 23

Ein Blick ins Knie

Das Kniegelenk ist das größte Gelenk des menschlichen Körpers. Es verbindet den Unterschenkel mit dem Oberschenkel. Als **Drehwinkelgelenk** ist es in zwei Ebenen beweglich; man sagt auch: Es besitzt zwei Freiheitsgrade. In einer Ebene lässt es sich beugen und strecken, in einer zweiten nach innen bzw. außen drehen – allerdings nur in gebeugtem Zustand.

Die Stabilität des Kniegelenks gewährleisten seine verschiedenen Bestandteile (s. Abbildung rechts): Menisken, Seiten- und Kreuzbänder, Gelenkkapsel, Kniescheibe, Gelenkknorpel und Muskulatur.

Die Menisken

Im Kniegelenk stehen sich die beiden runden Gelenkknorren (*Kondylen*) des Oberschenkelknochens und die beiden geraden Gelenkflächen des Schienbeins gegenüber. Da die Gelenkkörper also von der Form her nicht genau zueinander passen, berühren sie sich nur an zwei Stellen.

Durch ihre Pufferfunktion verringern die Menisken den Spitzendruck im Kniegelenk etwa um die Hälfte und entlasten damit den Gelenkknorpel.

Für den Ausgleich dieser Unebenheiten und für die Vergrößerung der Auflagefläche sorgen zwei halbmondförmige Knorpelscheiben: der *laterale* (seitliche bzw. Außen-) und der *mediale* (in der Mitte gelegene bzw. Innen-) *Meniskus*. Sie stabilisieren das Kniegelenk, indem sie beim Anbeugen wie Bremsklötze verhindern, dass der Oberschenkel auf dem Schienbein zu weit nach vorne gleitet, und sie unterstützen die Drehbewegung des Gelenks in gebeugtem Zustand. Gleichzeitig verteilen die Menisken das auf den Knien ruhende Gewicht über eine größere Fläche und dämpfen Stoß- und Druckbelastungen.

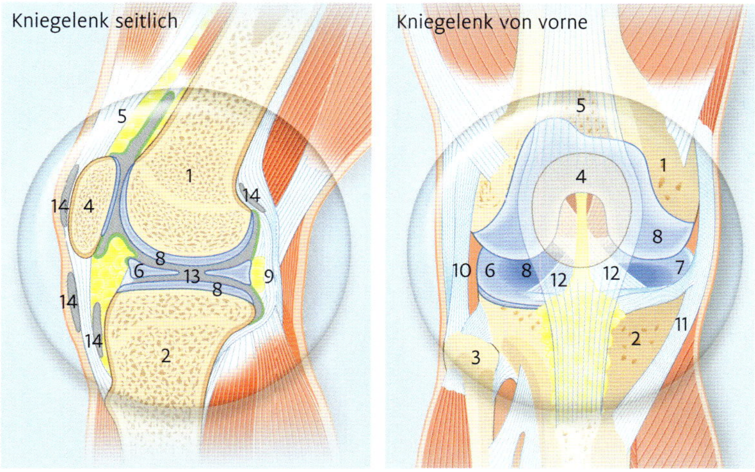

Komplizierte Mechanik, zahlreiche Bauteile: Oberschenkelknochen (1), Schienbein (2), Wadenbein (3), Kniescheibe (4) mit Sehne des Oberschenkel-Streckmuskels (5), Außen- (6) und Innenmeniskus (7), Gelenkknorpel (8), hinterer Teil der Gelenkkapsel (9), äußeres (10) und inneres Seitenband (11), Kreuzbänder (12). In der Vorderansicht nicht mit dargestellt: mit Gelenkschmiere gefüllter Gelenkspalt (13), Gelenkinnenhaut (grün), Schleimbeutel (14)

Die Seitenbänder

Von außen wird das Kniegelenk durch gerade verlaufende Bänder, das äußere und das innere Seitenband, stabilisiert. Bei gestrecktem Knie sind sie aufs Höchste gestrafft, ab einer Beugung von 30 Grad entspannt. Neben der seitlichen Verstärkung des Kniegelenks liegt ihre Hauptaufgabe darin, die Drehung nach außen zu begrenzen. Das innere Seitenband ist auf breiter Fläche mit der Gelenkkapsel und dem Innenmeniskus verwachsen. Durch seitliche Gewalteinwirkung können diese Bänder verletzt werden.

Die Kreuzbänder

An besonders beanspruchten Gelenken wie dem Knie finden sich mit Gelenkschmiere gefüllte **Schleimbeutel**, die als zusätzliche Gleitlager und Puffer dienen.

Von innen halten die beiden **Kreuzbänder** das Kniegelenk zusammen: Sie verbinden die Gelenkflächen von Oberschenkel und Schienbein miteinander und überkreuzen sich im Gelenkinneren – daher der Name. Die Kreuzbänder verhindern vor allem in der Beugestellung, in der die Seitenbänder erschlafft sind, das Gleiten des Schienbeinkopfes nach vorne oder nach hinten und bewahren so das Gelenk vor einer Verrenkung. Seitwärtsbewegungen des Unterschenkels, besonders nach innen, sind dank der Kreuzbänder nur bis zu einem gewissen Ausmaß möglich, um Verdrehungen vorzubeugen.

Die Gelenkkapsel

Einen zusätzlichen Schutz gegen unerwünschte Bewegungen bietet die bindegewebige **Kapsel**, die das Kniegelenk umschließt. Sie besteht aus einer derben Faserhülle, die innen mit einer zarten Schleimhaut, der Gelenkinnenhaut (*Synovialis*), ausgekleidet ist. Verstärkt wird die Kapsel durch mehrere Bänder, die der Kapselwand direkt anliegen oder mit ihr verwachsen sind (darunter auch das innere Seitenband, vgl. Seite 19).

Die Kniescheibe

Als einzelner kleiner Knochen liegt die Kniescheibe (*Patella*) vor den Gelenkknorren des Oberschenkelknochens. Mit ihrer Vorderseite ist sie in die Sehne des Oberschenkel-Streckmuskels eingewachsen (s. Abbildung auf Seite 19). Das hat zwei Gründe: Zum einen wird sie dadurch in ihrer Position gehalten. Zum anderen dient die Kniescheibe dazu, die Kraft des Oberschenkelmuskels auf den Unterschenkel zu übertragen. Die Sehne allein würde bei dieser Richtungsumlenkung der Muskelkraft schnell Schaden nehmen.

Beim Vorwärtsbewegen des Kniegelenks fungiert die Kniescheibe als Bremse gegen das Überstrecken. Außerdem bietet sie dem Gelenkinneren einen gewissen Schutz.

Damit die Kniescheibe beim Beugen und Strecken des Knies reibungslos über den Oberschenkelknochen gleiten kann, ist sie nach hinten wie ein asymmetrisches Dreieck geformt, dessen Kante genau in eine entsprechende Vertiefung am Oberschenkelknochen passt.

Der Gelenkknorpel

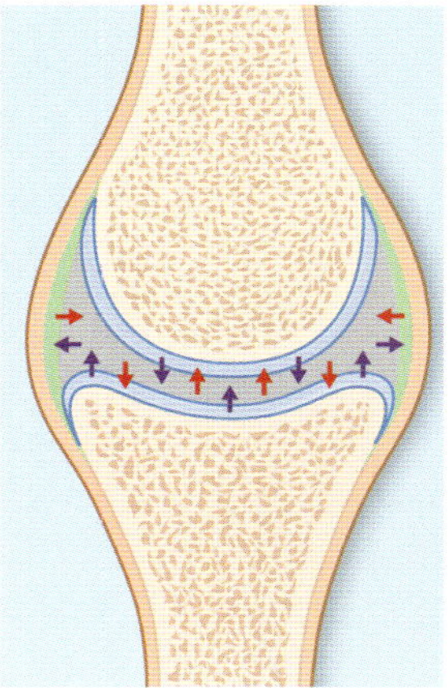

Der Stoffwechsel des Gelenkknorpels: Die Versorgung mit Nährstoffen (rote Pfeile) und der Abtransport von »Schlacken« (violette Pfeile) laufen über die Gelenkinnenhaut.

Alle knöchernen Gelenkanteile – Kniescheibe (nur auf der Rückseite), Oberschenkel-Gelenkknorren und Schienbein-Auflageflächen – sind mit einer glatten, dünnen Knorpelschicht überzogen. Sie schützt den Knochen bei Belastung wie eine Art Stoßdämpfer. Zusammen mit der Gelenkschmiere (*Synovia*), einer zähen Flüssigkeit, die den Gelenkspalt füllt und von der Gelenkinnenhaut gebildet wird, vermindert der Knorpel die Reibung bei Bewegungen.

Der Knorpel enthält keine Blutgefäße und wird deshalb über die gut durchblutete Gelenkinnenhaut versorgt. Sie gibt Nährstoffe in die Gelenkflüssigkeit ab, die dann in die Knorpelschicht einsickern. Abfallprodukte werden mit der verbrauchten Gelenkflüssigkeit wiederum über die Gelenkinnenhaut abtransportiert. Dieser Vorgang der Ver- und Entsorgung wird als *Diffusion* bezeichnet. Jede Bewegung »ölt« das Gelenk mit frischer Schmiere und bewirkt

WICHTIG

Kostbarer Knorpel

Körpergewebe wie der Knorpel besitzen bei Verletzungen eine sehr geringe Regenerationsfähigkeit. Hat das Knorpelgewebe einmal Schaden erlitten, ist die Arthrose folglich nicht weit – dazu später mehr.

gleichzeitig die Verteilung der Nährstoffe im Gelenkspalt. Bei Bewegungsmangel wird der Knorpel regelrecht »unterernährt«. Daher sind Bewegung und Belastung der Gelenke so wichtig für die Funktionstüchtigkeit und Lebensdauer des Knorpels.

Die Muskulatur

Entsprechend ihrer Funktion lassen sich die Muskeln, die auf das Kniegelenk wirken, in drei verschiedene Gruppen einteilen: **Kniestrecker, Kniebeuger** und **Knierotatoren** – letztere sind für die Drehbewegungen zuständig. Zu den Kniestreckern gehört beispielsweise der schon erwähnte vierköpfige (aus vier verschiedenen Muskelsträngen bestehende) vordere Oberschenkelmuskel, Kniebeuger sind u. a. der Halbsehnen- und der Zwillingswadenmuskel (s. Abbildung gegenüber). Die Drehung nach innen ermöglichen z. B. der Plattensehnen- und der Schneidermuskel, für die Drehung nach außen ist der zweiköpfige Schenkelmuskel verantwortlich.

Der vordere Oberschenkelmuskel (*Musculus quadriceps femoris*) gehört zu den größten Muskeln unseres Körpers.

Wenn man den Ursprung aller dieser Muskeln betrachtet, stellt man fest, dass die meisten von ihnen sich über zwei Gelenke erstrecken. So beginnt etwa der **gerade Schenkelmuskel**, einer der vier Stränge des vorderen Oberschenkelmuskels, am Darmbeinstachel, einem knöchernen Vorsprung des Darmbeins nahe dem Hüftgelenk. Dann führt er am Oberschenkelknochen entlang und schließlich als Sehne (samt der eingewachsenen Kniescheibe) über das Kniegelenk zur vorderen Schienbeinkante. Er zieht sich also über das Hüft- und Kniegelenk (linkes Bild).
Der Zwillingswadenmuskel wiederum reicht vom Knie bis zum oberen Sprunggelenk: Er setzt am inneren und äußeren Gelenkknorren des Oberschenkelknochens an und verläuft hinter dem Kniegelenk entlang des Schien- und Wadenbeins mittels der Achillessehne zum Fersenhöcker (rechtes Bild).

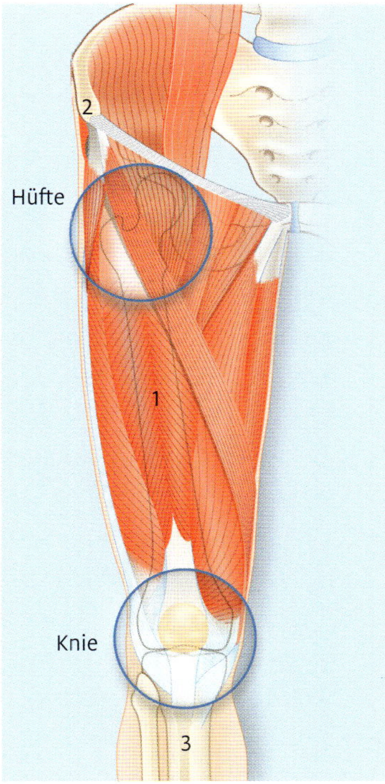

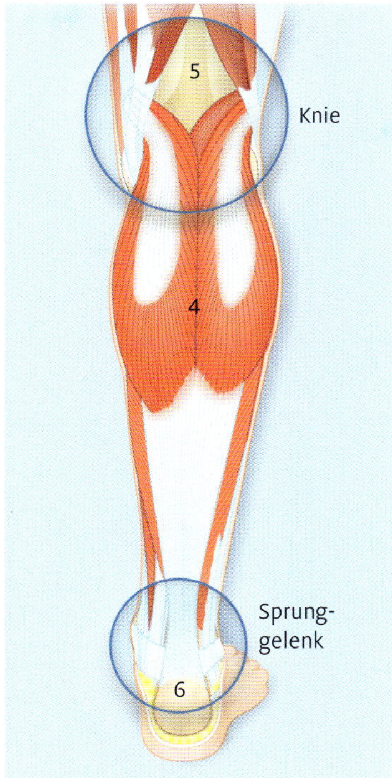

Ein Muskel bedient zwei Gelenke. Erstes Beispiel: Der gerade Schenkelmuskel (1), Teil des vorderen Oberschenkelmuskels, entspringt am Darmbein (2) nahe dem Hüftgelenk und endet am Schienbein unterhalb des Knies (3). Zweites Beispiel: Der Zwillingswadenmuskel (4) zieht sich vom unteren Ende des Oberschenkelknochens (5) bis zum Fersenhöcker (6).

Warum so viel zur Anatomie?

Wichtig sind diese Zusammenhänge für die Sporttherapie und für Ihr persönliches Training. Denn sie bedeuten, dass man das Kniegelenk nicht isoliert trainieren, sondern auch die anderen Gelenke – Hüft- und Sprunggelenk – mit einbeziehen sollte. Im praktischen Teil des Ratgebers sind deshalb, wie Sie sehen werden, eine ganze Reihe Übungen enthalten, die dieser Tatsache Rechnung tragen.

Erläuterung zum
Röntgenbild auf
Seite 35

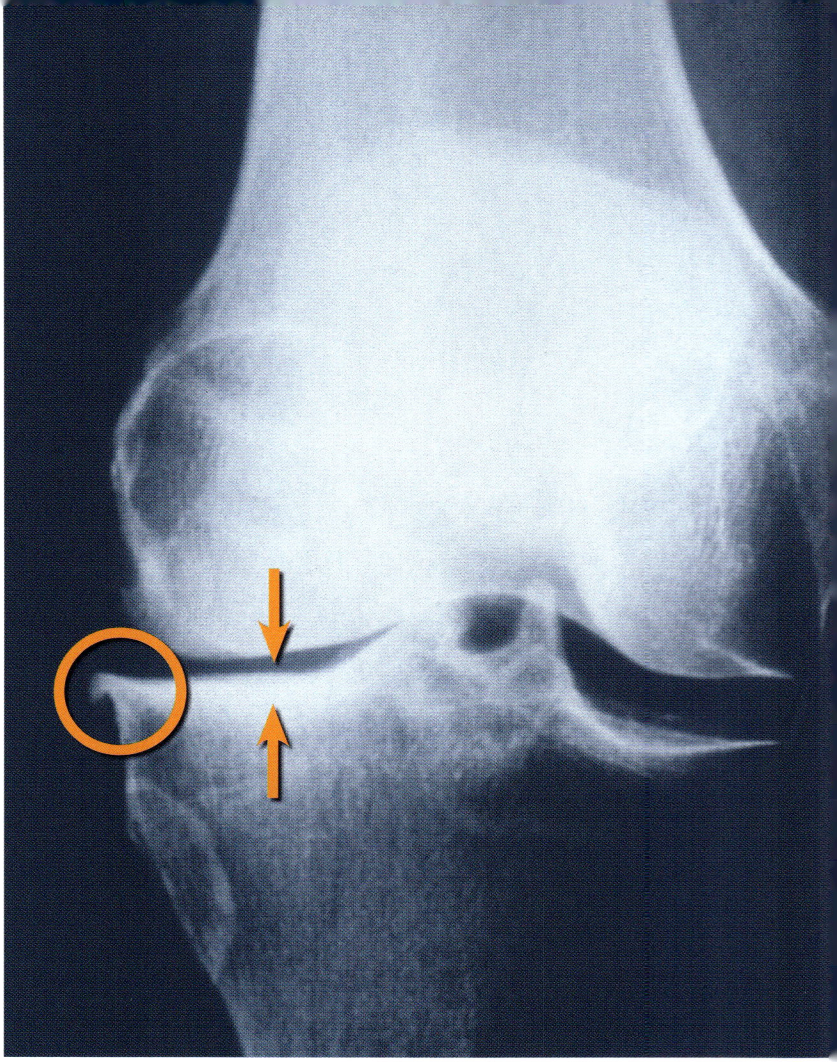

Gelenkverschleiß: die Kniearthrose

Die Knie erkranken am häufigsten an Arthrose 26

Wie entsteht Gelenkverschleiß? 26

Bewegungsmangel verschlimmert die Arthrose: ein Teufelskreis 27

Steter Tropfen höhlt den Stein 28

»Stumme« und »aktivierte« Arthrose 29

Ursachen der Kniearthrose 31

Angeborene oder erworbene Fehlstellungen 31

Fehlbelastung 32

Knochenbrüche und Gelenkverletzungen 33

Entzündungen 33

So stellt der Arzt die Diagnose 34

Von der Bandage bis zur Operation: die Behandlung 36

Medikamente gegen Schmerzen und Entzündung 37

Physikalische Therapie und Physiotherapie für eine bessere Gelenkfunktion 37

Orthopädische Hilfen zur Entlastung der Gelenke 39

Wenn nichts mehr geht: die Operation 40

Wie lässt sich einer Kniearthrose vorbeugen? 43

Die Knie erkranken am häufigsten an Arthrose

Im März 2003 veröffentlichte die Deutsche Arthrose-Hilfe das Ergebnis einer Umfrage, die sie unter 65 000 Mitgliedern durchgeführt hatte. Mit Abstand am häufigsten litten die Befragten an einer Arthrose der Kniegelenke (s. Grafik gegenüber). Von den 65 000 Personen wurden 10 400 – das entspricht 16 Prozent – innerhalb von drei Jahren operiert. Dabei betraf die Hälfte aller dieser arthrosebedingten Operationen das Kniegelenk (vgl. auch Abbildung auf Seite 42). Auffällig ist, dass sich bei vielen Menschen nicht nur ein Gelenk, sondern mehrere arthrotisch verändert haben. Besonders bei Älteren sind oft mindestens drei, teilweise sogar sechs oder mehr Gelenke erkrankt.

Warum ist gerade das Knie so anfällig für Abnutzung und Verschleiß? Zum einen liegt das an der aufwändigen Konstruktion dieses Gelenks und seinem vergleichsweise komplizierten Bewegungsmechanismus (vgl. Seite 18). Zum anderen muss das Kniegelenk fast unser gesamtes Körpergewicht tragen, das sich beim Laufen und Springen noch um ein Vielfaches erhöht.

LEXIKON

Gonarthrose

Der medizinische Fachbegriff für den Verschleiß des Kniegelenks leitet sich ab vom griechischen *gony* für Knie und *arthron* für Gelenk.

Arthrose ist übrigens nicht nur eine Alterserscheinung. Mehr zu den Ursachen einer Kniearthrose lesen Sie ab Seite 31.

Wie entsteht Gelenkverschleiß?

Unter einer Arthrose versteht man, wie Sie bereits wissen, eine **degenerative,** also verschleißbedingte Erkrankung der Gelenke. Dabei kommt es zu Veränderungen am Knorpel – und später auch am Knochen –, die sich in den meisten Fällen zunächst »schleichend« und unbemerkt vollziehen.

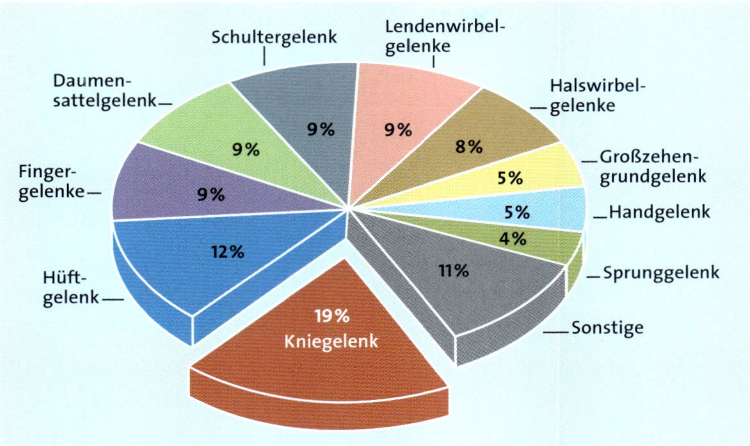

Die häufigsten »Kandidaten« für eine Arthrose sind, wie die Grafik zeigt, die beiden großen Körpergelenke – das Knie und die Hüfte. Sie werden den stärksten Belastungen ausgesetzt und tragen das meiste Gewicht.

Bewegungsmangel verschlimmert die Arthrose: ein Teufelskreis

Mit dem Fortschreiten der Arthrose verschlimmern sich meist auch die Schmerzen. Um diesen Schmerzen zu entgehen, wird das betroffene Gelenk in der Regel geschont, d. h. so wenig wie möglich belastet und nicht mehr ausreichend bewegt. Das hat schwerwiegende Folgen: Zum einen leidet der Knorpel unter Mangelernährung, denn er wird nur bei Bewegung mit Nährstoffen versorgt; dadurch gehen weitere Knorpelzellen zugrunde. Zum anderen gerät die Muskulatur beider Beine oder Arme mit der Zeit aus ihrer normalerweise austarierten Balance, wenn die gesunde Seite vermehrt und die kranke weniger benutzt wird. Da Muskeln nur kräftig bleiben, solange man sie regelmäßig beansprucht, steht am Ende ein deutlicher Muskelschwund (*Atrophie*) auf der Seite des an Arthrose erkrankten Gelenks. Vor allem bei Arthrose an den Knie- und Hüft-, aber auch an den Sprunggelenken bedeutet das merkliche Beeinträchtigungen bei der Koordination der Bewegungen;

Teufelskreis Arthrose: Schonhaltung und Muskelschwund verschlimmern die Krankheit immer weiter.

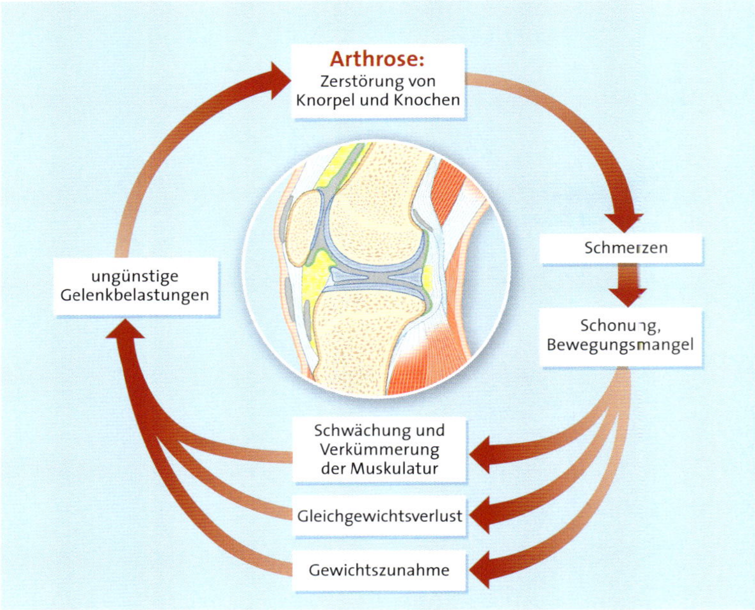

besonders die Gleichgewichtsfähigkeit leidet darunter. Die resultierende Schonhaltung verstärkt die ungünstige Belastung des betroffenen Gelenks, was sich wiederum negativ auf den Krankheitsverlauf auswirkt: Unmittelbare Folge ist die Verschlechterung der Arthrose.

Steter Tropfen höhlt den Stein

Ständige mechanische Beanspruchung über viele Jahre schädigt also die schützende Knorpelschicht auf den Gelenkflächen. Da sich die Knorpelzellen nur begrenzt regenerieren können, dünnt die Knorpelauflage allmählich aus, das Knorpelgewebe wird rau und rissig und verliert seine Elastizität. Der Knorpel ist nun nicht mehr in der Lage, seine Aufgabe als Stoßdämpfer und Druckverteiler zu

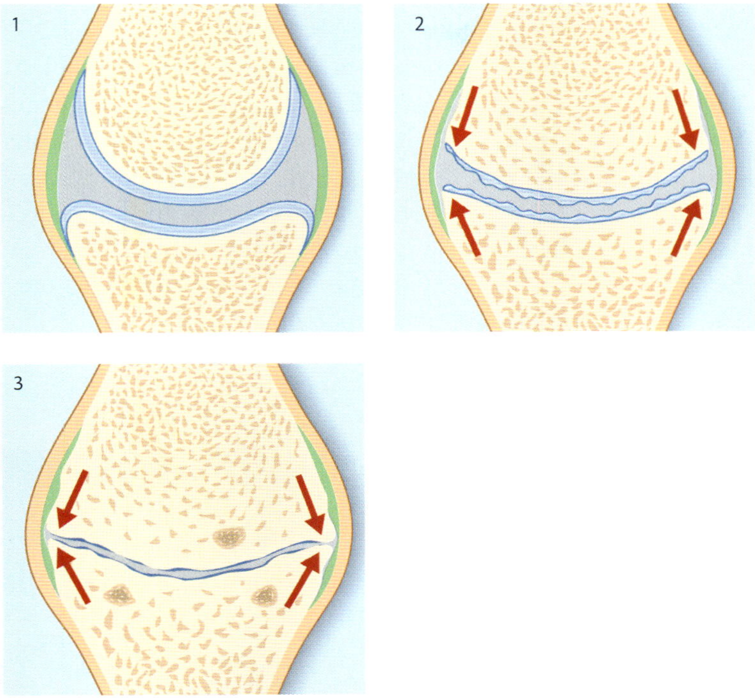

Gelenkschäden durch Arthrose: Im gesunden Gelenk (1) schützt eine glatte Knorpelschicht (blau) den Knochen. Knorpelabrieb dünnt diese Schicht aus und raut sie auf. Mit der Zeit entstehen größere Knorpeldefekte. Der ungeschützte Knochen reagiert mit Verdichtung und Kalkeinlagerungen auf die zunehmende Belastung und versucht, durch Anbauten an den Gelenkrändern (rote Pfeile) die Gelenkfläche zu vergrößern (2). Im Spätstadium kann der Knorpel ganz verschwinden, der Gelenkspalt verschmälert sich deutlich (3).

erfüllen. Die Gelenkflächen gleiten nicht mehr »wie geschmiert« gegeneinander. Durch die vermehrte Belastung und Reibung wird schließlich auch der Knochen angegriffen und zerstört (vgl. Abbildungen 1–3); das Gelenk reagiert mit Schmerzen und lässt sich nur noch eingeschränkt bewegen.

»Stumme« und »aktivierte« Arthrose

Der Knorpelabrieb allein tut nicht weh, da sich im Knorpelgewebe keine Schmerz vermittelnden Nervenfasern befinden. Die Ärzte sprechen von einer »ruhenden« oder »stummen« Arthrose. Schmerzen entstehen erst, wenn es im Gelenk zu einer

Entzündungsreaktion kommt: Die beschädigte Knorpelschicht setzt Substanzen frei, die ihrerseits den Knorpel angreifen und die Gelenkinnenhaut reizen. Das Immunsystem der Gelenkinnenhaut wiederum betrachtet die winzigen abgeschilferten Knorpel- und Knochenteilchen in der Gelenkflüssigkeit als Fremdkörper und versucht sie mit Hilfe von Abwehrzellen und bestimmten Botenstoffen zu beseitigen. Diese komplizierten Vorgänge führen zu einer Entzündung der Gelenkinnenhaut, die sich durch Schmerzen, eine Schwellung und manchmal auch eine Erwärmung des erkrankten Gelenks äußert – die Arthrose ist »aktiviert«.

Typische Beschwerden bei Arthrose

Anfangssymptome

- Anlaufschmerz: Die Gelenke sind nach längerem Sitzen oder Liegen wie »eingerostet«
- Belastungsschmerz: ein leichter Schmerz, der sich unter Belastung verstärkt
- Ermüdungsschmerz

Symptome bei fortgeschrittener Erkrankung

- Dauerschmerz
- Muskelschmerz: in der Muskulatur, die das Gelenk steuert und stabilisiert

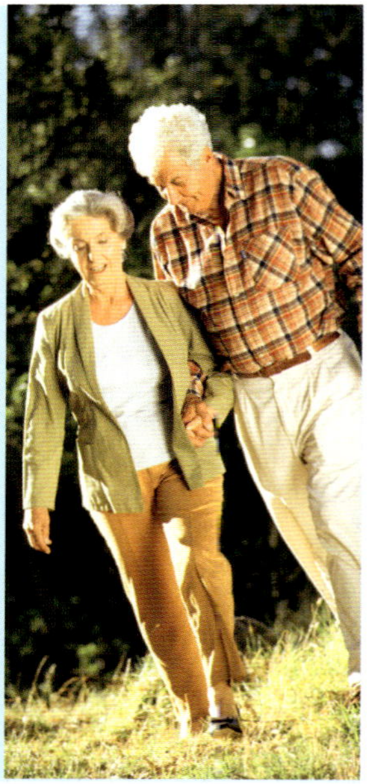

Ursachen der Kniearthrose

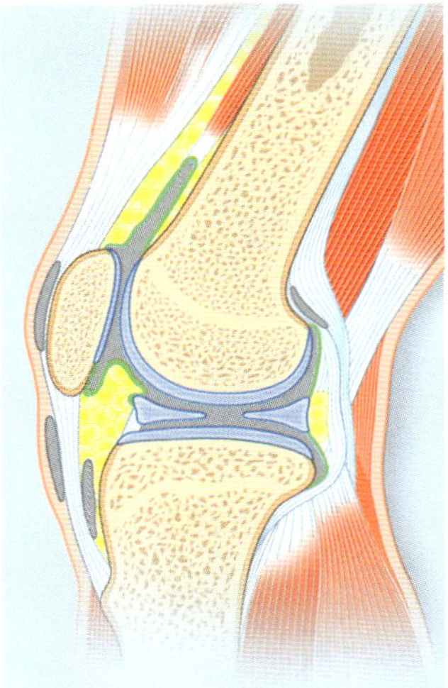

Eine Gonarthrose kann sowohl den Gelenkbereich zwischen Oberschenkel und Schienbein – und hier wiederum die *mediale* (Innen-) oder die *laterale* (Außen-)Seite – als auch den Gelenkbereich zwischen Oberschenkel und Kniescheibe betreffen (*Femoropatellargelenk*). Wo der Verschleiß ansetzt, hängt wesentlich von seinen Ursachen ab. Zu den wichtigsten zählen Fehlstellungen und Fehlbelastungen der Gelenke, Verletzungen, Entzündungen und eine erbliche Veranlagung.

Auch die Kniescheibenarthrose am *Femoropatellargelenk* beginnt meist im jüngeren Alter und führt vor allem zu Problemen beim Aufstehen, Heben von Lasten, Treppensteigen und Springen. Mögliche Ursachen sind z. B. eine angeborene Fehlbildung oder eine seitliche Verschiebung der Kniescheibe, bedingt durch eine Schwäche des Oberschenkelmuskels.

Angeborene oder erworbene Fehlstellungen

Am Knie tritt eine Arthrose meist einseitig auf, d.h. entweder an der Innen- oder an der Außenseite des Kniegelenks. Im ersten Fall verändert sich die Beinachse allmählich in Richtung **O-Bein** (*Varum*-Stellung), im zweiten in Richtung **X-Bein** (*Valgum*-Stellung). Umgekehrt führen angeborene oder erworbene O-Bein-Stellungen zuerst zu einer Innenkniearthrose, X-Bein-Stellungen dagegen zur Außenkniearthrose (s. dazu Abbildung auf Seite 32). Erworbene Fehlstellungen können Folge von Knochenbrüchen, Meniskusschäden oder Bänderrissen sein; mehr darüber im Abschnitt »Knochenbrüche und Gelenkverletzungen«.

Gelenkfehlstellungen bleiben nicht ohne Folgen: Das Körpergewicht wird nicht, wie es bei normaler Beinstellung in der »Idealachse« sein sollte, durch die Kniemitte auf den Fuß übertragen, sondern über die äußere (X-Bein) oder die innere Gelenkhälfte (O-Bein). So kommt es auf Dauer zu Bänderschäden und zum einseitigen Verschleiß der Kniegelenke.

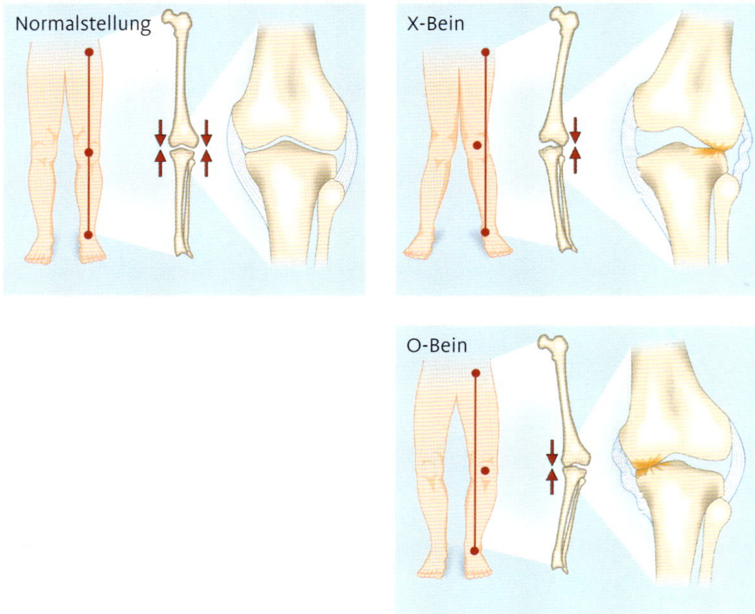

Fehlbelastung

Für jedes Gelenk gibt es eine Stellung, in der die Belastung gleichmäßig auf die verschiedenen Gelenkbereiche verteilt ist – die **Idealachse.** Weicht die tatsächliche Gelenkposition von dieser Idealachse ab, kommt es zu einer erhöhten Belastung bestimmter Gelenkbereiche. An solchen Stellen ist dann der Knorpelabrieb stärker, was eine Arthrose begünstigen kann.

Aber nicht nur die Überbeanspruchung, sondern auch die Schonung eines Beins über längere Zeit, z. B. um Schmerzen zu vermeiden, bringt Probleme mit sich, denn sie verstärkt natürlich die Belastung der Knorpel- und Knochenstrukturen der anderen Seite. Arthrosegefährdet sind die Knie außerdem bei Menschen, die sportlichen Extrembelastungen ausgesetzt sind – z. B. Profi-Fußballer oder Alpinskifahrer – oder Berufe ausüben, bei denen sie häufig lange auf den Knien oder in der Hocke arbeiten müssen, wie z. B. Fliesenleger, Maurer oder Gärtner.

Knochenbrüche und Gelenkverletzungen

Jede Formveränderung beeinträchtigt die Gelenkfunktion. Wächst der Knochen nach einem Bruch nicht exakt zusammen, reicht eine Stufe von weniger als einem Millimeter im Gelenk aus, um arthrotische Veränderungen einzuleiten. Meniskusschäden oder die operative Entfernung eines Meniskus führen nach rund 15 Jahren zur Kniearthrose. Aber auch Gelenklockerungen, verursacht z. B. durch einen Bänderriss, bringen vermehrten mechanischen Verschleiß mit sich, da das Gelenk nicht mehr punktgenau arbeiten kann.

Ebenso wirken sich etwa Einblutungen in den Gelenkspalt nachteilig aus: Beim Abbau des Blutes bilden sich aggressive Endprodukte, die die Knorpelschicht dauerhaft schädigen.

Entzündungen

Durch Überlastung kann der Gelenkknorpel an bestimmten Stellen verstärkt abnutzen. Es gibt aber auch Erkrankungen, die das Knorpelgewebe insgesamt angreifen oder schwächen. Hier entwickelt sich eine Arthrose meist als Spätfolge. Zu diesen Erkrankungen gehören **bakterielle Gelenkinfektionen**, das **chronische Gelenkrheuma** (Fachbegriff: *rheumatoide Arthritis*) und Stoffwechselstörungen wie die **Gicht**.

WISSENSWERT

Übergewicht

Überzählige Pfunde bedeuten für alle Gewicht tragenden Gelenke eine zusätzliche Belastung, vor allem aber für die Knie. Allerdings bedingt Übergewicht allein noch nicht die Entwicklung einer Arthrose, erhöht jedoch bei vorgeschädigten Gelenken oder Fehlstellungen das Risiko erheblich.

WICHTIG

Erbliche Veranlagung

kann ebenfalls schuld am (frühzeitigen) Auftreten einer Arthrose sein. Dabei wird nicht die Erkrankung selbst vererbt, sondern nur die Neigung, an Arthrose zu erkranken. Das heißt: Wenn Mutter oder Vater unter Arthrose leiden, bekommen die Kinder nicht zwangsläufig auch eine Arthrose. Das hängt vielmehr von weiteren, hier geschilderten Einflüssen ab.

Bakterien können zum einen direkt über eine Verletzung oder eine Injektion in Gelenknähe, zum anderen indirekt über die Blutbahn in die Gelenkflüssigkeit gelangen und sich dort ausbreiten. Abwehrmaßnahmen des Immunsystems, die diese Bakterien beseitigen sollen, lösen eine Entzündungsreaktion im Gelenk aus. Der dabei entstehende Eiter enthält zahlreiche Substanzen, die »Gift« für den Knorpel sind und ihm irreparable Schäden bis zur völligen Zerstörung zufügen können. Glücklicherweise kommen solche Gelenkinfektionen bei uns nur noch selten vor.

Die **rheumatoide Arthritis** beruht auf einer Fehlreaktion des Immunsystems: Es verwechselt, vereinfacht und verkürzt gesagt, körpereigene Zellen der Gelenkinnenhaut z. B. mit Krankheitserregern und bekämpft sie mit allen Mitteln. Der Körper richtet sich also gegen sich selbst – daher die Bezeichnung *Autoimmunerkrankung*, von griech. *autos* = selbst). Infolgedessen entzündet sich die Gelenkinnenhaut, wuchert in den Gelenkspalt hinein und greift den Knorpel, schließlich sogar den Knochen an.

Der Stoffwechselkrankheit **Gicht** liegt meistens eine erblich bedingte Schwäche der Nieren zugrunde, Harnsäure in ausreichender Menge auszuscheiden. Die vom Körper nicht verwertbare Harnsäure lagert sich in Form von Kristallen in den Gelenken ab und verursacht dort Entzündungen, die wiederum dem Knorpel zusetzen.

So stellt der Arzt die Diagnose

Wie erwähnt, ist eine Arthrose anfangs meist beschwerdelos (»stumm«) – auch am Knie. Gelegentlich kann ein Ziehen oder Steifheitsgefühl auftreten. Manche Betroffene haben den Eindruck einer gewissen Kälteempfindlichkeit oder Wetterfühligkeit, andere meinen, das Knie sei irgendwie kraftlos geworden. Allmählich entwickelt sich ein nicht genau lokalisierbarer (*diffuser*) Schmerz, insbesondere bei Belastungen. Manchmal hinterlässt erst ein größerer »Einsatz« deutliche Schmerzen, die nach Schonung wieder abklingen. Danach wird der Arzt stets gezielt fragen (Stichwort »Belastungs- oder Ermüdungsschmerz«, s. Seite 30).

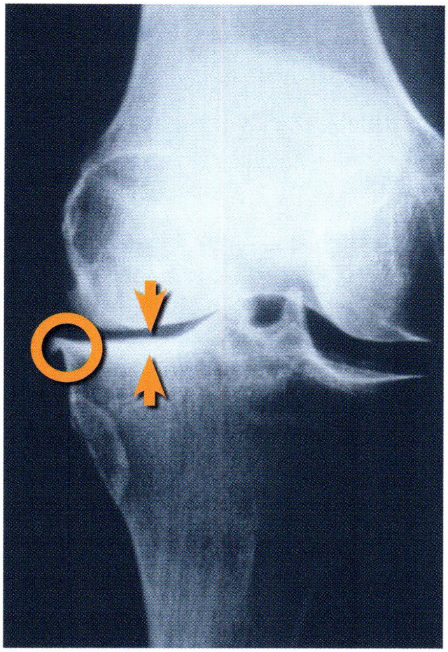

Am aussagekräftigsten für den Arzt sind neben der Krankengeschichte und der körperlichen Untersuchung die Röntgenbilder, die immer in zwei Aufnahmeebenen einschließlich einer schrägseitlichen Darstellung der Kniescheibe angefertigt werden.

Das Röntgenbild zeigt ein arthrotisch verändertes Kniegelenk von vorn. Deutlich zu erkennen (farbig markiert): typischer Knochensporn (im Kreis), Verschmälerung des Gelenkspalts (Pfeil oben) und Verdichtung der Knochenstruktur (Pfeil unten).

Ist das Knie geschwollen und fühlt es sich heiß an, so hat sich ein Erguss gebildet, der gezielter Maßnahmen bedarf, u. U. Absaugen (Gelenk*punktion*) mit Untersuchung der Flüssigkeit und intensiver entzündungshemmender Therapie (mehr dazu ab Seite 37). Je nach Ausmaß kann der Arzt einen solchen Erguss entweder bei der **körperlichen Untersuchung** oder mittels **Ultraschall** feststellen. Es ist einleuchtend, dass derartige Symptome eine »aktivierte« Arthrose anzeigen. Während das Fortschreiten einer »stummen« Arthrose, die im **Röntgenbild** jedoch schon nachweisbar ist, mit der richtigen Dosis Aktivität – z. B. mit unseren Übungen – lange Zeit »gebremst« werden kann, muss die aktivierte Arthrose abgeklungen sein, bevor langsames und vorsichtiges Üben möglich wird.

Andere bildgebende Verfahren wie die *Computer-* und *Magnetresonanztomographie* sowie die *Arthroskopie* (Gelenkspiegelung) bleiben speziellen Fragestellungen vorbehalten.

Teilweise ist schon angeklungen, worauf der Arzt sein Augenmerk richtet. Dem Betroffenen selbst würde eine Verformung des Gelenks natürlich nicht verborgen bleiben, zumal sie ihn oft schmerzhaft behindert. Dann ist die Arthrose allerdings bereits fortgeschritten – die Gelenkkapsel hat sich verhärtet, und an den Gelenkrändern haben sich die für Arthrose typischen Knochensporne gebildet, die man im Röntgenbild erkennen kann (s. Seite 35). Der geschulte Orthopäde wird noch mehr Veränderungen finden: verkürzte oder verkümmerte Oberschenkelmuskeln, eine Achsabweichung des Beins oder eine Teilverrenkung des Gelenks, weil die Gelenkpartner nicht mehr richtig zusammenpassen (*Subluxation*).

Von der Bandage bis zur Operation: die Behandlung

Vor dem Beginn einer Therapie steht die **Beratung durch den Arzt.** Er wird Sie über Ihre Erkrankung, deren Entstehung und Verlauf informieren sowie über die Behandlungsmöglichkeiten aufklären.

Je nachdem, wie weit die Kniearthrose fortgeschritten ist und wie sehr sie den Betroffenen persönlich beeinträchtigt, kommt entweder eine **konservative** oder eine **operative** Therapie in Frage. Sofern möglich, wird der Arzt immer erst konservativ behandeln. Dabei wird er bzw. der behandelnde Physiotherapeut vor allem versuchen, die Schmerzen zu lindern, Gelenkbeweglichkeit und Gehleistung und damit die Lebensqualität seines Patienten zu verbessern. Gleichzeitig soll die Behandlung den Fortgang der Krankheit verzögern.

Die **konservative** Therapie umfasst als Sammelbegriff alle nicht operativen Therapien. Bei der Kniearthrose gehören dazu die Behandlung mit Medikamenten, die physikalische Therapie und die Versorgung mit orthopädischen Hilfen. In der **operativen** Therapie unterscheidet man grundsätzlich zwischen gelenkerhaltenden, gelenkversteifenden oder gelenkersetzenden Eingriffen.

Medikamente gegen Schmerzen und Entzündung

Eine Behandlung mit Medikamenten dient bei Kniearthrose in erster Linie dazu, Schmerzen und Entzündung im Gelenk zu bekämpfen. Dafür steht eine Vielfalt unterschiedlicher Arzneimittel zur Verfügung, die ihre Wirkung je nach Anwendungsweise *systemisch*, d. h. im gesamten Körper, oder *lokal*, nämlich vor Ort am erkrankten Gelenk, entfalten können. Vor allem mit Substanzen aus der Gruppe der *nichtsteroidalen Antirheumatika (NSAR)* lassen sich sowohl die Entzündungsaktivität als auch die Schmerzen erfolgreich eindämmen. Dazu gehören z. B. die Wirkstoffe *Diclofenac, Ibuprofen* oder *Indometacin*. Die Anwendungsmöglichkeiten der verschiedenen Medikamente sind in der Tabelle auf Seite 38 zusammengefasst.

LEXIKON

Nichtsteroidale Antirheumatika

Medikamente gegen Gelenkrheuma, die auch bei Arthrose und anderen entzündlichen Erkrankungen eingesetzt werden und keine Steroide, d. h. nicht mit dem Kortison verwandt sind; sie heißen auch Antiphlogistika (Mittel gegen Entzündung oder Entzündungshemmer) und wirken gleichzeitig schmerzlindernd.

Physikalische Therapie und Physiotherapie für eine bessere Gelenkfunktion

Unter dem Oberbegriff »physikalische Therapie« versteht man alle physikalischen (naturgegebenen) Mittel und Methoden – z. B. Bewegung, Massage, Wärme oder elektrischer Strom –, die die Genesung erkrankter bzw. geschädigter Gewebe unterstützen oder beschleunigen können.

Bewegungsbäder, Wärme- (Fango, Moor, Paraffin) und Kälteanwendungen, Elektrotherapien wie die *Iontophorese*, Magnetfeldtherapie und Ultraschallbehandlung sowie verschiedene manuelle Techniken (z. B. Massage) dienen vor allem dazu, durch eine Kniearthrose verursachte Schmerzen zu lindern. Die Physiotherapie (Krankengymnastik) zielt dagegen auf eine Kräftigung und Dehnung der kniegelenksumgreifenden Muskulatur, um die Gelenkbeweglichkeit zu verbessern und damit auch den angegriffenen

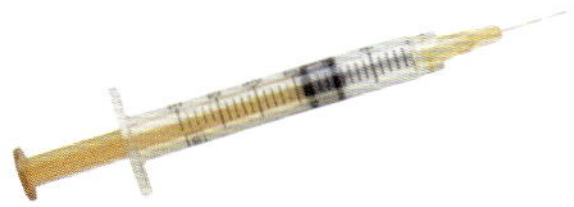

So helfen Medikamente bei Kniearthrose

Intraartikuläre Injektion

Wirkungsweise:
Arzneimittel werden direkt ins Gelenk gespritzt und wirken nur dort.

Wirkstoffe*

- *Kortison* (stark entzündungshemmend)
- Knorpelschutz- oder -aufbaupräparate (zur Kräftigung des Gelenkknorpels; z. B. *Hyaluronsäure*)

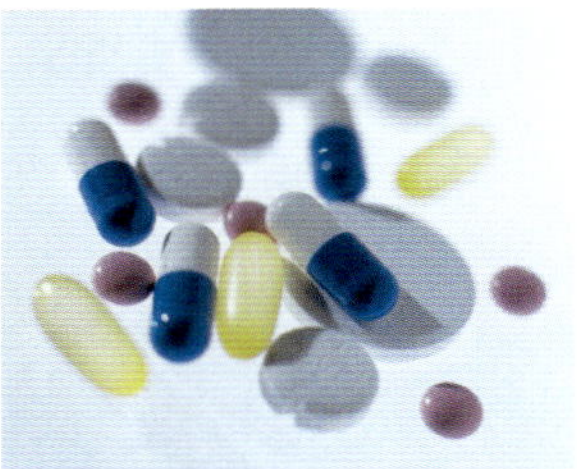

Systemische Therapie

Wirkungsweise:
Arzneimittel gelangen entweder über den Darm in die Blutbahn (Tabletten, Tropfen, Zäpfchen u. a.) oder gleich ins Blut (Spritze in einen Muskel = intramuskuläre Injektion) und wirken im ganzen Körper.

Wirkstoffe*

- *Nichtsteroidale Antirheumatika* (schmerzstillend und entzündungshemmend)
- Reine *Analgetika* (schmerzstillend; z. B. *Paracetamol*)
- Knorpelschutz- oder -aufbaupräparate (z. B. *Glucosaminsulfat*)

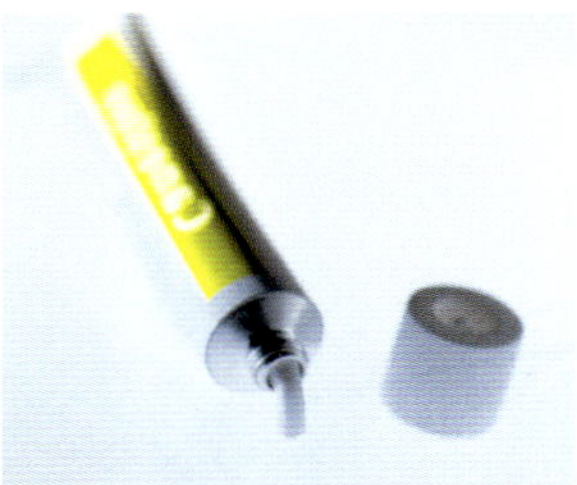

Lokale Therapie

Wirkungsweise:
Arzneimittel werden im Gelenkbereich aufgetragen (Salbenverbände, Sprays), eingerieben (Salben, Gele) oder als Pflaster aufgeklebt und dringen durch die Haut ein.

Wirkstoffe*

Nichtsteroidale *Antirheumatika* (s. oben)

* Unter dem Wirkstoff versteht man die chemische Bezeichnung eines Medikaments – nicht den Präparatenamen des Pharmaherstellers, unter dem es in der Apotheke verkauft wird.

Knorpel vor weiterem Verschleiß zu schützen. Hier ist – anders als bei den zuvor genannten Maßnahmen – die aktive Mitarbeit des betroffenen Patienten gefragt und für den Erfolg unerlässlich.

Orthopädische Hilfen zur Entlastung der Gelenke

Schuhzurichtungen an Konfektionsschuhen wie z. B. Pufferabsätze, Sohleneinlagen, Schuhranderhöhungen oder Fersenkissen, die der Orthopädieschuhmacher anfertigt, sowie Bandagen und Gehhilfen vom Orthopädietechniker gelten vor allem als unterstützende Begleitmaßnahmen der eingeleiteten Arthrosetherapie. Inzwischen hat man herausgefunden, dass bereits die alleinige Anwendung von Bandagen und Gelenkschienen (Fachbegriff: *Orthesen*) Schmerzen lindern und die Gelenkfunktion verbessern kann.

In speziellen Fällen lässt sich durch den Einsatz entlastender Arthroseschienen sogar das Fortschreiten der Erkrankung hinausschieben.

Für das Kniegelenk bietet die Orthopädietechnik verschiedene Stützbandagen, Schienen und andere Stabilisationshilfen. Je nach Bedarf stehen weiche, halbstarre und starre Bandagen zur Verfügung. Sie sollen zum einen Fehlbelastungen und Verletzungen vermeiden helfen, zum anderen auch Instabilitäten im Gelenk zumindest teilweise ausgleichen. Die stabilisierende Wirkung wird je nach Härte und Konstruktionsmerkmalen der Orthese über einen unterschiedlich starken mechanischen Druck auf Haut und Muskulatur – etwa mittels Stahlfedern oder -bügeln – erreicht, der die Eigenwahrnehmung verbessert und dadurch die Reaktionsbereitschaft der Muskulatur erhöht. Einige ausgewählte Beispiele für einfachere und komplexe Orthesen haben wir auf der nächsten Seite abgebildet.

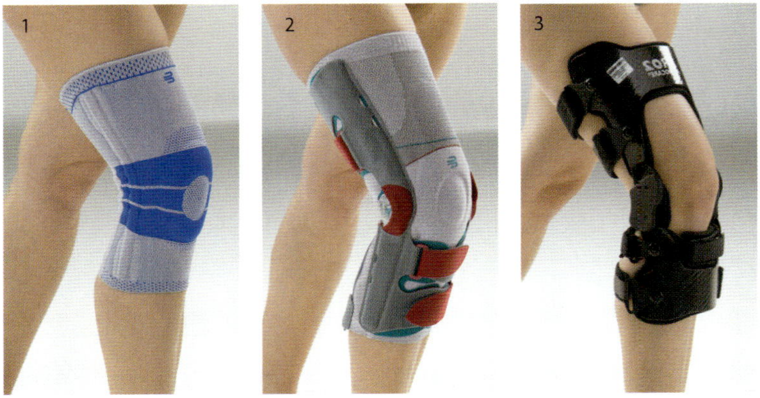

Stützen für das Kniegelenk: Bandage mit eingearbeiteten seitlichen Verstärkungselementen und gepolsterter Kniescheibenführung (1); komplexe Stabilisationsorthese mit starren Elementen und eingebauter Drehachse mit variabel einstellbarem Bewegungsbereich (2); Schiene mit individueller Größen- und Passformanpassung über Klettbänder, Bewegungsbegrenzung und Aussparung der Kniescheibe (3)

In der Regel wird eine Orthese vom Arzt verschrieben. Einfachere Bandagen wie die im linken Bild (1) dargestellte können Sie auch selbst im Orthopädiefachhandel kaufen.

Grundsätzlich sollten Sie Bandagen oder Schienen nicht dauernd tragen, damit sich Ihr Knie nicht zu sehr an die von außen unterstützte Stabilisierung gewöhnt. In bestimmten Situationen – beispielsweise wenn Sie mit schweren Lasten Treppen steigen müssen – können Orthesen jedoch durch Instabilitäten verursachte Beschwerden verhindern oder abmildern. Zum Knien oder langen Sitzen eignen sich insbesondere die engen und bei gebeugtem Gelenk auch etwas einschnürenden Bandagen nicht.

Wenn nichts mehr geht: die Operation

Die Vielfalt der operativen Maßnahmen können wir an dieser Stelle leider aus Platzgründen nur streifen. Wenigstens die – aus Sicht des Kniegelenks – wichtigsten wollen wir Ihnen aber kurz vorstellen.

Insbesondere bei jüngeren Menschen, bei denen die Arthrose noch nicht so weit fortgeschritten ist, versucht man, mit **gelenkerhaltenden** Eingriffen wie z. B. Umstellungsoperationen (*Osteotomien*) die mechanische Beanspruchung des Kniegelenks zu verringern und so den Fortgang der Erkrankung zu bremsen. Dabei wird der Achsenfehler (X- oder O-Bein, s. Abbildung auf Seite 32) durch Entnahme eines Knochenkeils in Gelenknähe korrigiert.

Meist ist aber nach einigen Jahren langsam fortschreitender Kniearthrose eine weitere, häufig die **gelenkersetzende,** Operation erforderlich. Beim *endoprothetischen* Gelenkersatz (s. Seite 12) werden die zerstörten Gelenkanteile entfernt und – falls nötig, unter Korrektur einer Fehlstellung – durch künstliche Gelenkteile ersetzt. Wegen der mittlerweile geringen Komplikationsraten und des großen Erfolgs verwendet man vor allem **Schlitten-** oder **Totalendoprothesen (TEP).** Diese Operationen stehen am Ende einer arthrotischen Entwicklung und führen in den meisten Fällen zu Beschwerdefreiheit. Sie ermöglichen eine deutlich höhere Belastbarkeit der Kniegelenke und verbessern damit die Lebensqualität erheblich.

Gelenkversteifende Operationen kommen heute nur noch in Ausnahmefällen oder nach Versagen der gelenkersetzenden Operationen in Frage. Eine neuere Entwicklung in der operativen Therapie der Kniearthrose ist dagegen die **Knorpel-Knochen-Transplantation.** Dafür werden aus unbelasteten Randbereichen des Kniegelenks kleine Knorpel-Knochen-Stückchen herausgestanzt und dort eingesetzt, wo die Knorpelschicht bereits zerstört ist. Bei fortgeschrittener Arthrose ist diese Methode jedoch nur begrenzt anwendbar, da hier der Knorpel schon zu großflächig abgenutzt und daher nicht genügend eigenes gesundes Gewebe zur Einbindung des »Ersatzmaterials« vorhanden ist.

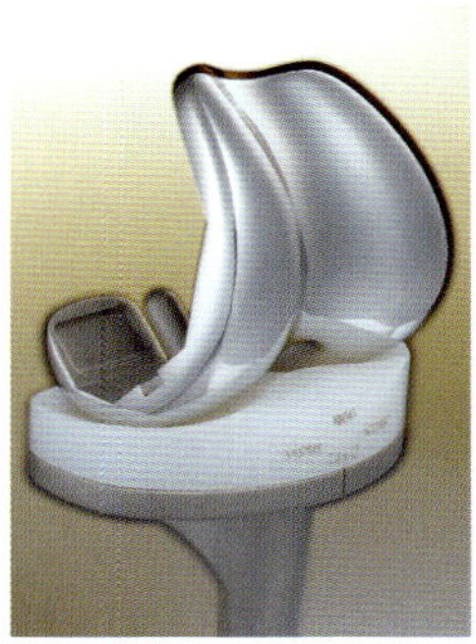

Die Schlittenprothese (**Uni**kompartiment-Prothese) ersetzt **ein**seitig zerstörte Gelenkflächen (innere oder äußere Gelenkhälfte). Sind die Gelenkflächen auf **beiden** Seiten zerstört, wird eine **Bi**kompartiment-Prothese (s. Bild) gewählt. Die Bänder bleiben jeweils erhalten. Eine Totalendoprothese ersetzt dagegen das gesamte Gelenk einschließlich der Bänder.

Arthrosebedingte Operationen betreffen am häufigsten das Kniegelenk. Das ergab eine Umfrage unter 65 000 Mitgliedern der Deutschen Arthrose-Hilfe (vgl. Seite 26).

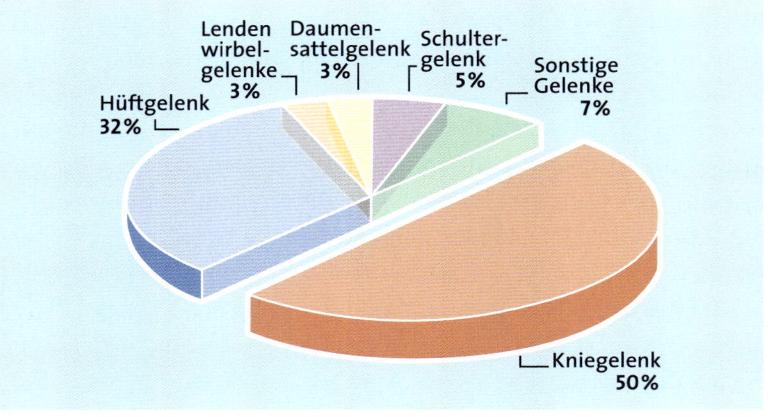

Wissenswert

Operation ja oder nein – wovon hängt die Entscheidung ab?

- **Ursachen der Kniearthrose** Nach einer bakteriellen Infektion beispielsweise wird der Arzt ein künstliches Gelenk erst dann einsetzen, wenn die Infektion behandelt und sicher abgeheilt ist.
- **Stadium und bisheriger Verlauf** Wie weit und wie schnell ist die Arthrose fortgeschritten?
- **Schmerzen und Einschränkung der Beweglichkeit**
- **Weitere Gelenkerkrankungen** Sind andere Gelenke ebenfalls an Arthrose oder auch an einer rheumatischen Arthritis erkrankt, so kann eine Prothese für Entlastung sorgen.
- **Alter** Bei älteren Menschen wird eine Prothese in der Regel weniger belastet und hält länger.
- **Allgemeinzustand** Gibt es Umstände, die den Operationserfolg beeinträchtigen könnten (z. B. Begleiterkrankungen, Übergewicht)?
- **Arbeitssituation und Aktivitätsgrad** Wie stark wird das operierte Gelenk später durch die berufliche Tätigkeit oder sportliche Aktivitäten beansprucht?

Wie lässt sich einer Kniearthrose vorbeugen?

Damit konservative oder operative Behandlungsmaßnahmen gar nicht erst notwendig werden, ist es wichtig, der Entwicklung einer Arthrose so früh wie möglich vorzubeugen. Natürlich weiß nicht jeder Mensch von vornherein, dass er Arthrose bekommen wird. Deshalb gilt diese Feststellung in erster Linie für »Risikopatienten« – also für diejenigen, bei denen das Risiko, an einer Kniearthrose zu erkranken, erhöht ist. Dazu gehören bestimmte Berufsgruppen (z. B. Fliesenleger oder Bauarbeiter), Leistungssportler, Menschen mit Beinfehlstellungen oder Knieverletzungen, entzündlichen Gelenkerkrankungen oder mit einer erblichen Veranlagung zur Arthrose (vgl. Abschnitt »Ursachen der Kniearthrose«, Seite 31).

Vorbeugungsmöglichkeiten gegen Kniearthrose

Was Sie selbst tun können	Was der Arzt tun kann
Übergewicht vermeiden oder abbauen **Gesund leben** durch • ausgewogene, d. h. vitamin- und ballaststoffreiche, fettreduzierte **Ernährung** (viel Obst und Gemüse, Vollkorn- und fettarme Milchprodukte, wenig Fleisch, Wurst und Süßigkeiten) • regelmäßige **Bewegung** (gelenkschonende Aktivitäten wie Radfahren oder Schwimmen)	**Für intakte und funktionsfähige Kniegelenke sorgen** durch • Behandlung von **Gelenkinstabilitäten** (z. B. Kreuzbandriss) und Fehlstellungen • Erhalt bzw. sparsame Teilentfernung verletzter **Menisken** • Beseitigung mechanischer **Fremdkörper** im Gelenk (z. B. Knorpel- oder Knochenteilchen) • Exakter anatomischer Wiederaufbau bei gelenknahen **Knochenbrüchen**

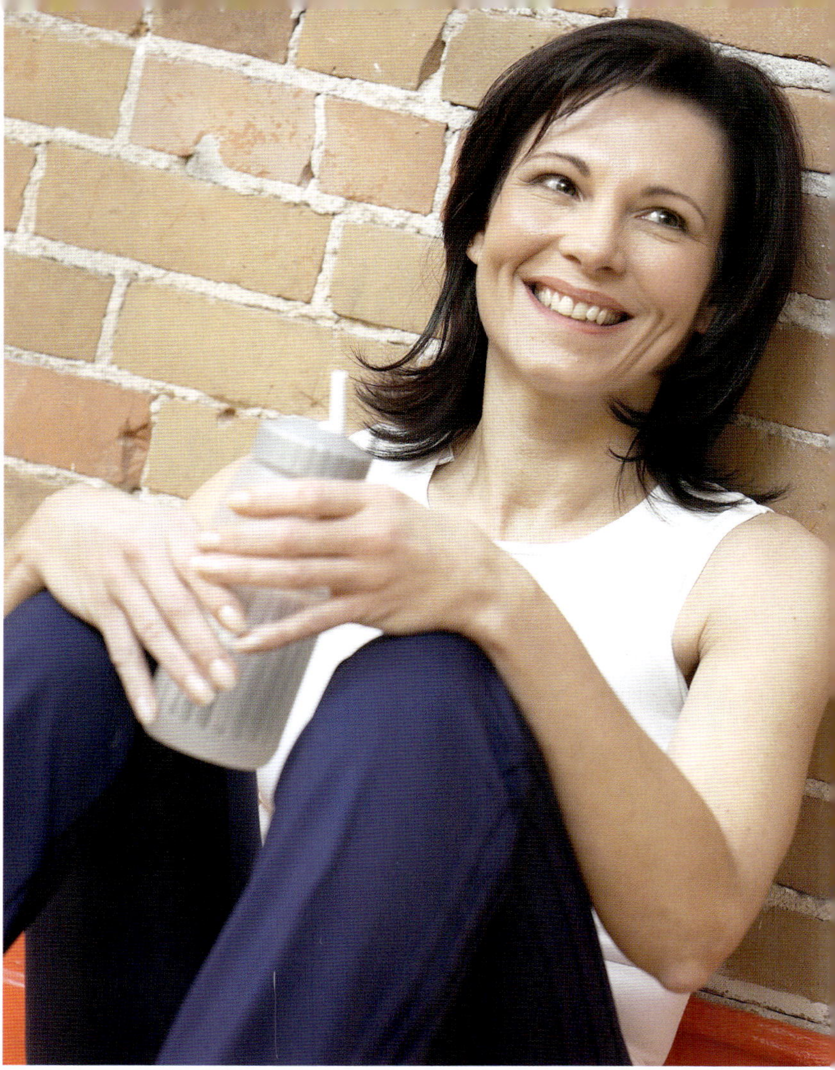

Was Sport bei Kniearthrose bewirken kann

Warum ist Sport bei Arthrose so wichtig? 46

Empfehlenswerte Sportarten bei Kniearthrose 49

Gymnastik 50

Sanftes Kraftausdauertraining 50

Schwimmen und Aquajogging 51

Fahrrad- und Ergometertraining 52

Walking 53

Skilanglauf 54

Sonstige Sportarten 54

Warum ist Sport bei Arthrose so wichtig?

Als therapeutisches Mittel zur Bekämpfung von Arthrose galt Sport noch vor einigen Jahren als umstritten. Die meisten Ärzte erteilen nach wie vor bei Arthrose ein allgemeines Sportverbot. Dieser Auffassung kann man – unter Vorbehalt – zustimmen, da selbstverständlich nicht jede Art von Sport bei arthrotischen Erkrankungen uneingeschränkt sinnvoll und zu befürworten ist. Verletzungsrisiken (z. B. beim Skifahren, Fußball- oder Handballspielen), Überbelastung und einseitige Beanspruchung (z. B. beim Squash) können gerade arthrosegeschwächte Gelenke erheblich gefährden und sollten unbedingt vermieden werden.

Inzwischen haben jedoch zahlreiche wissenschaftliche Untersuchungen den großen therapeutischen (und nicht zuletzt auch volkswirtschaftlichen) Nutzen bestimmter bei Arthrose geeigneter sportlicher Aktivitäten belegt. Aus dieser Vielzahl von Studien lassen sich etliche Erkenntnisse über sinnvolle Sportarten und Sportprogramme für Arthrosepatienten ableiten. Unter ihnen nehmen Konzepte für Menschen mit Kniearthrose einen besonders wichtigen Platz ein. Gleichzeitig bestätigen die Untersuchungen auch, dass sich Bewegungsmangel und fehlende sportliche Aktivität negativ auf eine bestehende Arthrose auswirken.

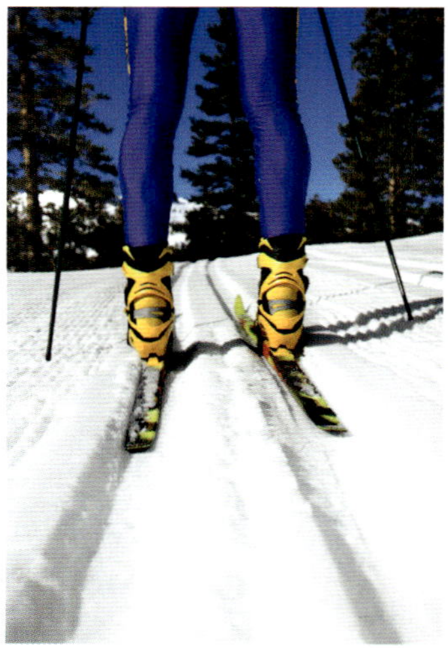

Im Gegensatz zum eher riskanten, die Gelenke belastenden alpinen Skifahren eignet sich der Skilanglauf sehr gut für Arthrosekranke.

Wie der »Teufelskreis« auf Seite 28 eindrücklich zeigt, kommt es im Verlauf der Erkrankung zu Schmerzen und dadurch meist zur Schonung (*Immobilität*) des betroffenen Gelenks. Die fortschreitende Abnutzung des Knorpels geht deshalb in der Regel auch mit einer Schwächung der gelenkumgebenden Muskulatur einher. Dieses Nachlassen der Kraft, vor allem die Abnahme der so genannten »schnell zuckenden« Muskelfasern, aber auch die verminderte Gelenkbeweglichkeit führen zu Störungen der Koordinationsfähigkeit (s. auch Seite 28).

Zu dieser speziell durch die Arthrose verursachten Entwicklung treten allgemeine altersbedingte Veränderungen hinzu: Ab dem 20. Lebensjahr verliert ein untrainierter Mensch jährlich etwa ein halbes Prozent Muskelmasse, das meist durch Fett ersetzt wird. Mit der Zeit macht sich dieser wachsende Verlust vor allem in der sinkenden Leistungsfähigkeit unseres Stütz- und Bewegungssystems und hier insbesondere der gelenkstabilisierenden Muskulatur bemerkbar. Außerdem nimmt die Muskelkraft nicht gleichmäßig ab, was die Entstehung von muskulären *Dysbalancen* (Ungleichgewichten) begünstigt. Die Folgen: eine Verkürzung und Verkümmerung der Muskulatur – die Knie lassen sich nicht mehr ganz strecken und/oder beugen. Dem kann man durch ausgewählten und richtig dosierten Sport gezielt entgegenwirken.

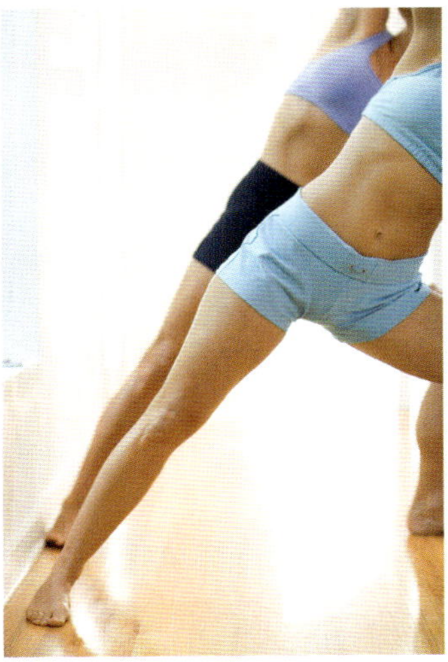

WISSENSWERT

Was Sport bei Arthrose erreichen soll

- Linderung der Schmerzen
- Erhaltung und Verbesserung der Gelenkfunktion
- Ablenkung von den Beschwerden und – beim Training in der Gruppe – Kontakt/Austausch mit anderen Betroffenen
- Motivation zur regelmäßigen Bewegung

Was Sport bei Kniearthrose bewirken kann

Sportarten wie Badminton oder Squash und Kontaktsport, z. B. Ballspiele wie Fuß- oder Handball, sind aus diesen Gründen für Menschen mit Arthrose tabu.

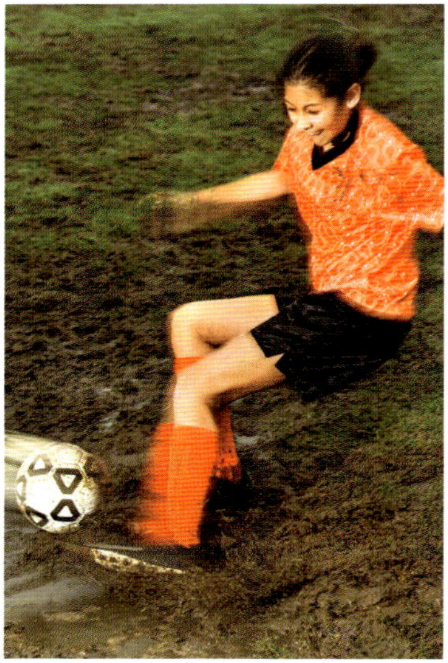

Es gibt eine Vielzahl von Sportarten, die bei Arthrose geeignet sind. Grundsätzlich sollte die ausgeübte Sportart folgende Bedingungen erfüllen:

- Sie darf keine plötzlichen starken Belastungen der Gelenke mit sich bringen;
- Extrembewegungen der Gelenke, insbesondere intensive Dreh- und Abstoppbewegungen, sollten nicht vorkommen;
- sie darf die Gelenke nicht einseitig belasten;
- es sollten keine großen Kraftspitzen (über 65 Prozent der Maximalkraft) mit starker Kniebeugestellung (Beugewinkel größer als 90 Grad) auftreten;
- sie sollte mit gleichmäßigen, rhythmischen Bewegungen einhergehen und geringe Bewegungsenergien erfordern.

Ferner gibt es vor der Entscheidung für eine passende Sportart wichtige Fragen, die aus ärztlicher Sicht geklärt werden müssen und die Sie als Arthrosebetroffene(r) deshalb für sich persönlich mit dem Arzt besprechen sollten (vgl. Seite 55):

- In welchem Zustand befindet sich die Muskulatur des betroffenen Gelenks?
- Wie häufig sind bisher Schmerzen als Zeichen einer »aktivierten« Arthrose aufgetreten?

- → Hat sich das Gelenk auf den Röntgenaufnahmen der letzten Jahre sichtbar verändert?
- → Welche Sportart wäre Ihnen als Patient(in) am liebsten?
- → Haben Sie diese Sportart bereits früher, eventuell sogar über längere Zeit, ausgeübt?

Mehrere wissenschaftliche Untersuchungen haben gezeigt, dass bei Arthrose vor allem Kraft, Ausdauer, Beweglichkeit, Gangverhalten und die elektrische Ansteuerung des Nerv-Muskel-Systems beeinträchtigt sind. Ziel eines Sportprogramms, das sich an Menschen mit Arthrose richtet, muss es daher neben der krankengymnastischen Arbeit sein, Beweglichkeit, Muskelkraft und Gleichgewichtsfähigkeit zu verbessern. Auch sollten Kraftausdauer und Energiestoffwechsel der Muskulatur gesteigert werden, sodass sich Gelenkbelastungen im Alltag möglichst gut ausgleichen und damit reduzieren lassen.

Empfehlenswerte Sportarten bei Kniearthrose

Gymnastik ganz allgemein, sanftes Kraftausdauertraining, Schwimmen und Aquajogging, Fahrrad- und Ergometertraining, Walking und Skilanglauf gehören zu den Sportarten, die sich für Menschen mit einer Kniearthrose besonders gut eignen. Welche Vorteile gerade diese Aktivitäten für Muskulatur und Gelenke bieten und was Sie beim Ausüben unbedingt beachten sollten, wollen wir Ihnen hier näher erläutern.

WISSENSWERT

Nerven steuern Muskeln

Nerven kontrollieren unsere Bewegungen. Dazu sendet das Gehirn elektrische Signale aus, die über das Rückenmark und weitere Nervenbahnen zu den entsprechenden Muskeln gelangen und die Muskelfasern zum An- oder Entspannen bringen.

Durch eine Arthrose kann die Ansteuerung dieses Nerv-Muskel-Systems gestört sein: Die Muskulatur reagiert langsamer, das Sturzrisiko steigt.

Gymnastik

Gymnastikübungen bilden sozusagen die Basis aller sportlichen Betätigung. Das gilt für jeden Sport treibenden Menschen und für Arthrosegeschädigte erst recht. Dabei sollen vor allem die verkürzten Muskeln gedehnt und die geschwächten gekräftigt werden. Ziel ist es, sowohl muskuläre Dysbalancen auszugleichen als auch die Beweglichkeit der Muskel-Gelenk-Strukturen zu verbessern.
Eine wesentliche Rolle spielt die Gymnastik bei der Vor- und Nachbereitung sportlicher Aktivitäten – beispielsweise zum Aufwärmen und Lockern der Muskulatur vor dem Joggen oder Walken und zum Entspannen danach (s. auch unsere Dehnungsübungen, Einheit C, ab Seite 97).

Sanftes Kraftausdauertraining

Eine **Serie** besteht aus mehreren Wiederholungen einer Übung »am Stück«, also ohne Unterbrechung. Nach einer Ruhepause folgt dann die nächste Serie.
Unter einer **Trainingseinheit** versteht man die Gesamtheit aller Übungen eines täglichen Sportprogramms.

Eine Säule der Sporttherapie, wenn nicht gar ihr wichtigster Bestandteil überhaupt, ist das Training der **Kraftausdauer.** Darunter versteht man die Widerstandskraft gegen Ermüdungserscheinungen bei lang anhaltender Beanspruchung der Muskulatur. Eine Verbesserung der Kraftausdauer verzögert nicht nur das Ermüden, sie senkt auch das Verletzungsrisiko erheblich. Allerdings sollte man immer darauf achten, ausreichende Pausen zwischen den »Serien« und Trainingseinheiten einzulegen. Denn mit zunehmendem Alter – und besonders bei älteren Arthrosekranken – verlängern sich die nach Anstrengungen notwendigen Erholungsphasen beträchtlich.

Ausdauersportarten wie Schwimmen, Radfahren und Walking (dazu gleich mehr) sind speziell für ältere Arthrosekranke, aber auch für ältere Menschen generell von Vorteil. Regelmäßig betrieben, haben sie günstige Auswirkungen auf das Herz-Kreislauf-System, indem sie beispielsweise den Blutdruck senken, und können

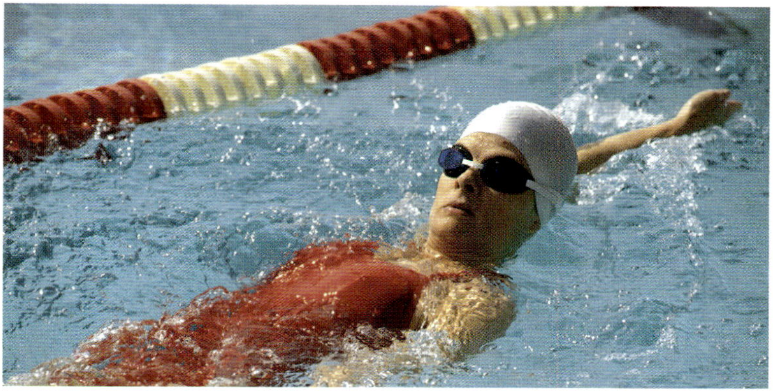

Für Menschen mit Kniearthrose empfehlenswert: Rückenkraulen und Kraulen

so einige altersbedingte Krankheiten wie etwa die *Arteriosklerose* (Arterienverkalkung) positiv beeinflussen. Außerdem führt die regelmäßige sportliche Aktivität zu vermehrter Fettverbrennung und damit zur Gewichtsabnahme, was wiederum die Gelenke spürbar entlastet.

Schwimmen und Aquajogging

Aufgrund seiner besonderen Eigenschaften ist Wasser ein ideales Trainingsmedium. Durch den **Auftrieb** des Wassers wird die Last, die die Gelenke sonst zu tragen haben, deutlich reduziert: Bei einer Wassertiefe bis zum Hals beträgt sie nur noch 15 Prozent des Körpergewichts. Das ermöglicht schonende Bewegungen ohne größere Druckbelastung, die den Gelenkstoffwechsel anregen und die Gelenkmechanik verbessern. Wassertemperaturen um die 30 °C steigern zudem das körperliche und psychische Wohlbefinden.

Ebenfalls von Vorteil ist der **Wasserdruck.** Untersuchungen haben gezeigt, dass dieser *hydrostatische* Druck eine entstauende Wirkung auf die Blut- und Lymphgefäße der Beine hat und in Kombination mit dem aktiven Bewegen im Wasser dafür sorgt, dass sich Schwellungen und Ergüsse in den Kniegelenken zurückbilden und damit die Beweglichkeit der Gelenke wieder zunimmt.

Schließlich fordert das Arbeiten gegen den **Wasserwiderstand** sehr viel mehr Koordination und Kraft von der beteiligten Muskulatur als die Bewegung »an Land«. Der Wasserwiderstand lässt sich deshalb einerseits gezielt zur Muskelkräftigung nutzen, gibt andererseits zusammen mit dem Auftrieb aber auch Sicherheit und Führung beim noch unsicheren Bewegen.

Als Schwimmarten sind **Rückenkraulen** und **Kraulen** dem Brustschwimmen unbedingt vorzuziehen, da Letzteres die Kniegelenke durch Scher- und Drehbewegungen unnötig strapaziert. Das **Aquajogging** mit Auftriebsweste bietet eine hervorragende Möglichkeit, auch bei fortgeschrittener Kniearthrose ein Bewegungstraining unter fast vollständiger Entlastung durchzuführen. Dabei können Arm- und Fußpaddel oder andere Hilfsmittel die Balance und Stabilität im Wasser unterstützen oder den Bewegungswiderstand verstärken.

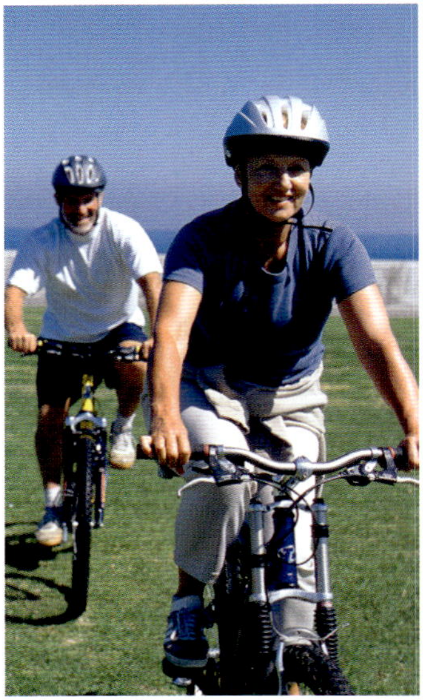

Fahrrad- und Ergometertraining

Das Radfahren und – noch viel besser steuerbar – das Ergometertraining haben sich bei Arthrose als sehr effektiv erwiesen. Für Menschen mit Kniearthrose liegt der Nutzen entsprechender Trainingsprogramme besonders in der Kräftigung der kniegelenksumgreifenden Muskulatur. Neuere wissenschaftliche Untersuchungen haben gezeigt, dass eine Schwäche des vierköpfigen Oberschenkelmuskels (*Musculus quadriceps femoris,* vgl. Seite 22) den Gelenkverschleiß beschleunigt. Genau dieser Muskel wird beim Radfahren hauptsächlich eingesetzt und gekräftigt. Um unnötige Gelenkbelastungen zu vermeiden und die Beweglichkeit zu fördern, sollte man sowohl auf dem Fahrrad als auch auf dem Ergometer mit möglichst kleinen Übersetzungen und einer mittleren Trittfrequenz trainieren. Detaillierte Anleitungen und Tipps dazu finden Sie im Übungsteil unseres Ratgebers ab Seite 138.

Welche Sportart für Sie persönlich in Frage kommen könnte und ob ihre Ausübung trotz Kniearthrose vertretbar, also nicht mit zu hohem Risiko verbunden wäre, sollten Sie unbedingt mit Ihrem Orthopäden oder Physiotherapeuten besprechen.

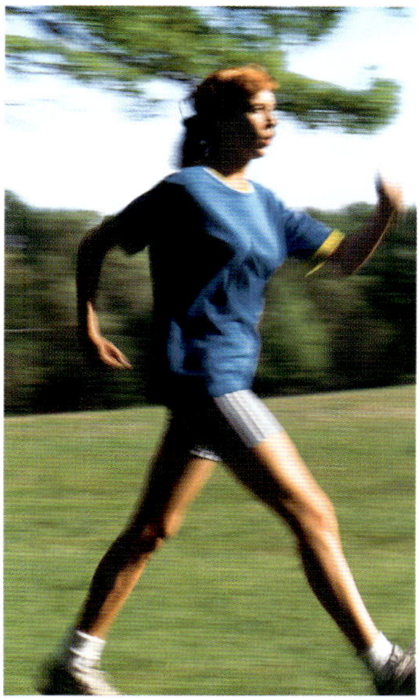

Walking

Beim Joggen beträgt die Stoßbelastung für die Kniegelenke das Sieben- bis Neunfache des Körpergewichts, beim Walken sinkt sie dagegen auf das Drei- bis Vierfache. Vor allem für Menschen mit einer beginnenden Arthrose sind Walking und Nordic Walking, bei dem zusätzlich Stöcke eingesetzt werden, einfach erlernbare Sportarten, die vorrangig Ausdauer und Beweglichkeit fördern. Wichtig: Schuhe mit ausreichender Stütz- und Dämpfungsfunktion helfen dabei, die Gelenkbelastung weiter zu reduzieren. Auch der Untergrund, auf dem »gewalkt« wird, ist hier von entscheidender Bedeutung: Besonders geeignet sind weiche Wald- und Rasenböden.

Skilanglauf

Für den Skilanglauf sprechen in erster Linie seine harmonischen Bewegungen: Es treten kaum Stoßbelastungen der Gelenke auf. Zudem wird eine Vielzahl von Muskeln angesteuert (Kraftausdauer). Da die Möglichkeiten zum Skilanglauf mangels Schnee auf die Wintermonate begrenzt bleiben, eignet er sich jedoch nur als Ergänzungssport.

Sonstige Sportarten

Es gibt eine ganze Reihe weiterer Sportarten, deren Ausübung bei Kniearthrose in Frage kommt – allerdings nur unter bestimmten Voraussetzungen. Unsere große Tabelle in der hinteren Umschlagklappe des Ratgebers stellt noch einmal geeignete und weniger sinnvolle sportliche Aktivitäten für Menschen mit Kniearthrose

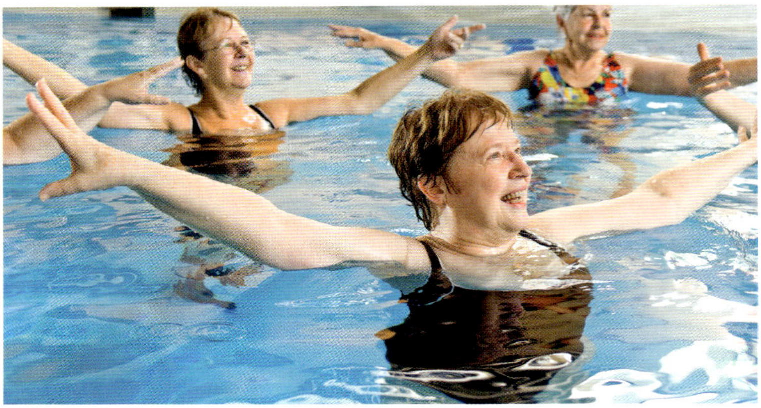

Aquatraining und Aquajogging: eine gute Wahl, wenn Sie Sport treiben möchten

zusammen. Natürlich können solche Angaben grundsätzlich nur allgemeiner Natur sein; eine sinnvolle Sportempfehlung muss darüber hinaus immer auch die persönlichen Umstände des Betroffenen berücksichtigen (vgl. Seite 48). Im Wesentlichen sind dabei drei Faktoren von Bedeutung:

Zum **ersten** spielt es eine Rolle, welche Sportart Sie schon vor Beginn Ihrer Arthrosebeschwerden betrieben und dabei eine gewisse Erfahrung und Sicherheit erreicht haben. So wäre es beispielsweise nicht sinnvoll, nach der Diagnose »Kniearthrose« mit dem Inline-Skaten oder dem alpinen Skilaufen neu anzufangen. Auf der anderen Seite spricht nichts dagegen, dass ein Skilehrer, der jahrzehntelang sicher und sturzfrei Ski gefahren ist, dieser Sportart in »arthroseangepasster« Form weiter nachgeht.
Zum **zweiten** muss natürlich Ihre körperliche Verfassung ins Kalkül gezogen werden: Für Übergewichtige bieten sich Sportarten wie Schwimmen, Aquajogging oder Radfahren an, bei denen das Körpergewicht nicht zur zusätzlichen, »negativen« Belastung wird. Und wenn das erkrankte Kniegelenk nicht stabil genug ist, sollten Sie auf Sportarten verzichten, bei denen es genau darauf ankommt – z. B. Kegeln, Tanzen oder Bergwandern.

Das Radfahren setzt allerdings eine Mindestbeweglichkeit von 100 Grad beim Kniebeugen voraus.

Schließlich sind zum **dritten** auch die spezifischen Bewegungsmuster der einzelnen Sportarten zu bedenken, die mehr oder weniger belastend sein können. Beim Schwimmen etwa sollten Sie dem Kraulbeinschlag gegenüber dem Brustbeinschlag (Scherbelastung auf die Kniegelenke) immer den Vorzug geben. Grundsätzlich meiden sollten Sie Sportarten mit starken Stoß-, Biege- und Scherbelastungen, extremen Beschleunigungs- und Abbremsbewegungen, die möglicherweise durch »Gegnerkontakt« auch noch unkontrolliert ablaufen könnten, z. B. Fußball, Handball oder Squash.

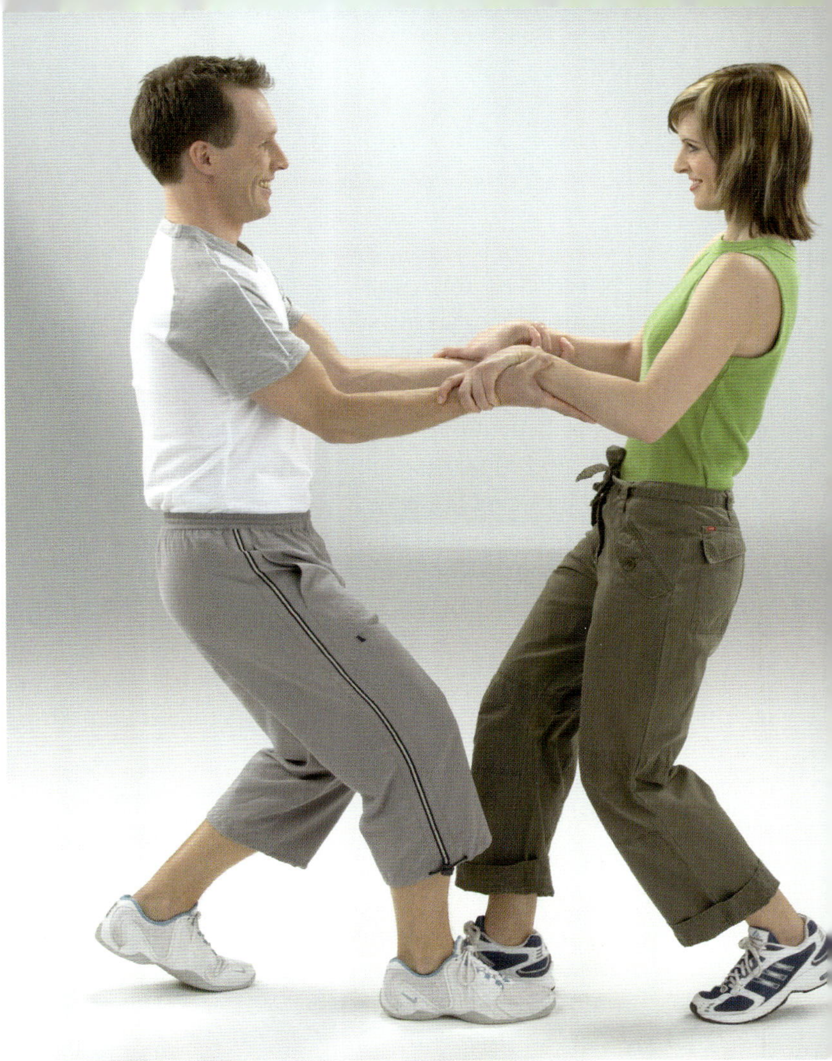

Das Kniesport-Konzept

Was Sie im Übungsteil erwartet 58

Für wen sind die Übungen gedacht? 59

Das »Knie-aktiv«-Programm für jeden Tag 59

Gut ausgerüstet: Kleidung und Schuhe 60

Wissenswertes zu Sportgeräten und Hilfsmitteln 61

Gymnastikmatte 61

Gymnastikball 62

Sitzball (Therapieball) 62

Gewichtsmanschetten 62

Thera-Band® 63

Was lässt sich mit dem Training erreichen? 64

So üben Sie richtig: 8 Regeln für den Kniesport 65

8 Übungseinheiten
= 8 Farben und
8 Buchstaben

A
B
C
D
E
F
G
H

Was Sie im Übungsteil erwartet

Wie Sie bereits wissen, wurde unser Kniesport-Konzept ursprünglich für Patienten mit Kniearthrose zum gemeinsamen Üben in der Gruppe entwickelt. Damit Sie für ein effektives Training nicht nur auf wöchentliche Gruppentreffen mit einem Kursleiter angewiesen sind, sondern selbst so oft wie möglich zu Hause aktiv werden können, haben wir in diesem Ratgeber eine ausreichend große Auswahl geeigneter Übungen aus dem Kniesport-Konzept für Sie zusammengestellt. Zur besseren Orientierung sind diese Übungen, einschließlich der Knieschule, in acht verschiedene Einheiten eingeteilt, die wir mit den Großbuchstaben A bis H und einem Farbleitsystem gekennzeichnet haben. Das Spektrum reicht vom Erlernen schonender, leicht nachvollziehbarer Bewegungsabläufe für den Alltag über Dehnung und Kräftigung der Muskulatur bis hin zum Training von Gleichgewicht und Körperwahrnehmung. Den krönenden Abschluss bilden Übungen, die Sie zusammen mit einem gleichgesinnten Partner oder einer Partnerin durchführen können.

Angeschlagene Gelenke reagieren empfindlich auf andauernde und intensive Druckbelastungen. Deshalb sind unsere Übungen so ausgelegt, dass z. B. lange statische Muskeldehnungen in extremen Gelenkpositionen vermieden werden.

Die einzelnen Einheiten sind, dem Prinzip der Kniesportgruppen folgend, wiederum so aufgebaut, dass sich der Schwierigkeitsgrad der Übungen allmählich steigert. Man beginnt z. B. in liegender Position, kommt dann zum Sitzen und Stehen und nimmt schließlich das eine oder andere Gerät hinzu – Gymnastik- oder Sitzball, Thera-Band®, Therapiekreisel oder auch ein einfaches Handtuch. Vor jedem Kapitel finden Sie eine kurze Einleitung, die erklärt, worauf die nachfolgenden Übungen zielen und was Sie beim Ausführen besonders beachten sollten, sowie, wenn nötig, konkrete Vorgaben zur Übungsdauer und -intensität.

Für wen sind die Übungen gedacht?

Unser Übungsangebot richtet sich an Menschen mit Kniearthrose-Beschwerden, einschließlich derjenigen, die bereits ein künstliches Gelenk eingesetzt bekommen haben und wieder fit werden wollen. Es eignet sich aber auch für andere Interessierte, die z. B. wegen einer Kniegelenksverletzung (Bänderriss, Meniskusschaden u. a.) operiert werden mussten und die Beinmuskulatur trainieren möchten, um ihr Knie wieder voll belasten zu können. Obendrein ist es ein gutes »Fitnesstraining«, etwa vor einer größeren Belastung wie dem Skiurlaub oder einer Bergwanderung – auch für den Partner bzw. die Partnerin.

Nicht jede Übung ist unterschiedslos für alle sinnvoll, die etwas für ihr Knie tun wollen. Hier spielen die individuellen Gegebenheiten jedes Einzelnen eine wichtige Rolle: beispielsweise die persönliche Leistungskraft, der Zustand und die Belastbarkeit des geschwächten Kniegelenks sowie das Stadium einer bestehenden Arthrose. Sobald Ihnen eine Übung Schmerzen verursacht, sollten Sie ohnehin sofort damit aufhören und sie auch nicht in Ihr tägliches Programm aufnehmen. Wenn Sie im Zweifel sind, ob und wie oft Sie eine bestimmte Übung durchführen sollten, holen Sie sich fachlichen Rat: Fragen Sie am besten Ihren behandelnden Arzt oder Physiotherapeuten oder, falls Sie regelmäßig ein Fitness-Studio besuchen, das sporttherapeutisch geschulte Personal vor Ort.

TIPP

Trainingstagebuch

Bestimmt gibt es unter den vielen Übungen welche, die Sie besonders gern machen, und andere, die Ihnen Schwierigkeiten bereiten. Da Sie die Übungen in Ihrem persönlichen Trainingsprogramm immer wieder wechseln sollten, ist es sinnvoll, wenn Sie Vorlieben oder Probleme in einem Trainingstagebuch festhalten und so auch Ihre Fortschritte dokumentieren. Im Anhang des Ratgebers (Seite 169) finden Sie dazu eine Vorlage, die Sie sich kopieren können.

Das »Knie-aktiv«-Programm für jeden Tag

Natürlich können Sie nicht alle Übungen einer Einheit oder gar des ganzen Übungsteils nacheinander machen – dazu sind es zu viele. Stattdessen sollen Sie sich aus unserem reichhaltigen

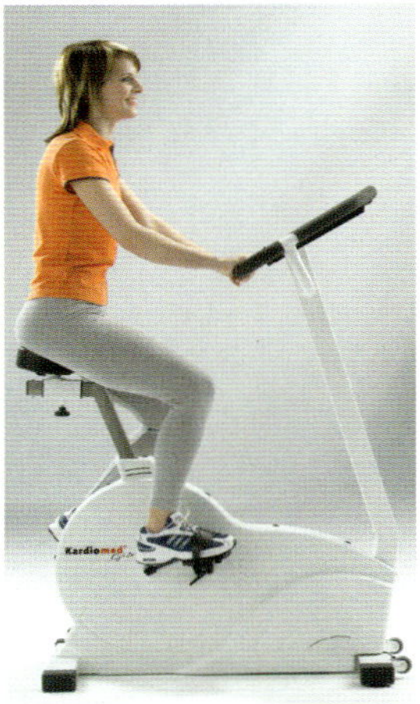

Für das Training auf dem Fahrradergometer sollten Sie Ihre Knie so weit beugen können, dass Ober- und Unterschenkel einen Winkel von ungefähr 100 Grad bilden. Nur wenn Ihr Ergometer einen verstellbaren Pedalradius besitzt (mehr dazu auf Seite 140), sind auch 80 Grad genug.

Angebot ein **15- bis 20-minütiges Trainingsprogramm für jeden Tag** zusammenstellen. Wie ein solches Trainingsprogramm etwa für Menschen mit Kniearthrose aussehen könnte und welche Übungen sich dafür gut kombinieren lassen, zeigen wir Ihnen anhand beispielhafter **Übungspläne** für Einsteiger und Fortgeschrittene, die im Anhang des Ratgebers (ab Seite 167) abgedruckt sind. Beachten Sie außerdem unsere **8 Regeln zum Kniesport** auf Seite 65. Interessierte mit Arthrose sollten allerdings für das Programm einige wichtige Voraussetzungen mitbringen: Sie sollten

- → nicht auf Gehhilfen angewiesen sein;
- → nicht unmittelbar vor einer Prothesen-Operation stehen oder die Operation schon mindestens vier bis sechs Monate hinter sich und ihre physiotherapeutische Nachbehandlung weitgehend abgeschlossen haben;
- → nicht unter einer so sehr fortgeschrittenen Arthrose leiden, dass sie auch in Ruhe starke Schmerzen verspüren.

Auf keinen Fall dürfen Sie die Übungen dann durchführen, wenn sich Ihre Kniearthrose gerade in einer »aktivierten« Phase befindet, wenn Sie also eine Entzündung im Gelenk haben (vgl. dazu Seite 30), und auch nicht, wenn das Gelenk aus anderen Gründen entzündet ist, wenn Sie gerade operiert wurden oder wenn Ihre Kniegelenke extrem instabil sind.

Gut ausgerüstet: Kleidung und Schuhe

Grundsätzlich sollten Sie zum Üben bequeme, nicht einengende **Kleidung** wählen, die Ihre Bewegungsfreiheit nicht einschränkt und die Durchblutung nicht behindert. Zu empfehlen sind z. B. weite Hosen ohne Gürtel und locker fallende T-Shirts.

Bei allen Übungen im **Liegen** oder **Sitzen** sind keine Schuhe notwendig – im Gegenteil: Sie beeinträchtigen sogar die Wahrnehmung und das Spüren über die Fußsohle. Übungen im **Stehen,** bei denen die Beingelenke das Körpergewicht tragen müssen, sollten Sie dagegen immer mit **Schuhen** durchführen. Geeignet sind feste Sport- oder Halbschuhe mit gedämpfter Sohle und Fersenführung, die die Sprunggelenke stabilisieren und damit die Stand- und Trittsicherheit insgesamt verbessern (keine Ballettschläppchen oder Sandalen). Fortgeschrittene können auch barfuß üben. Das erhöht den Schwierigkeitsgrad, denn es erfordert zusätzliche Stabilität in den Fußgelenken und im Fußgewölbe. Auf keinen Fall sollten Sie bei Übungen im Stehen nur Socken tragen: Auf Parkett- oder Fliesenboden besteht Rutsch- und Sturzgefahr!

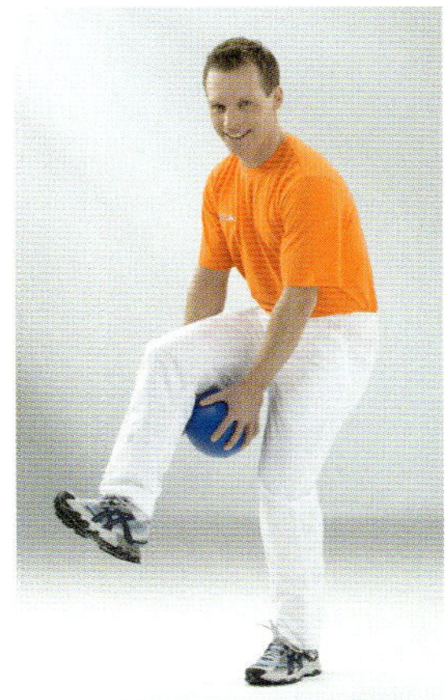

Vor allem wenn Sie, wie z. B. bei einigen unserer Gleichgewichtsübungen, auf einem Bein stehen müssen, sind gute Schuhe wichtig, die einen festen Halt geben.

Wissenswertes zu Sportgeräten und Hilfsmitteln

Alle Geräte und Hilfsmittel für unsere Übungen erhalten Sie im Orthopädie- oder Sportartikelfachgeschäft; viele können Sie auch per Katalog oder im Internet bei einem Sportgeräteversand bestellen. Was Sie beim Kauf und bei der Anwendung beachten sollten, sagen wir Ihnen hier.

Gymnastikmatte

Für unsere Übungen im Liegen und Sitzen auf dem Boden brauchen Sie eine feste und bequeme Unterlage – am besten eine Gymnastikmatte. Diese Matten gibt es in verschiedenen Farben und Größen zu kaufen. Natürlich können Sie sich stattdessen auch auf einen (weichen) Teppich legen.

Aufpumpen können Sie Gymnastik- und Sitzbälle an der Tankstelle – oder Sie nehmen beim Kauf gleich eine spezielle Ballpumpe mit.

Gymnastikball

In vielen Übungen arbeiten wir mit einem, in den Partnerübungen sogar mit zwei Gymnastikbällen. Ein solcher Ball hat ca. 15 cm Durchmesser und lässt sich unterschiedlich hart aufpumpen – es kommt darauf an, ob der Ball bei den Übungen zusammengedrückt werden oder auf dem Boden aufspringen soll.

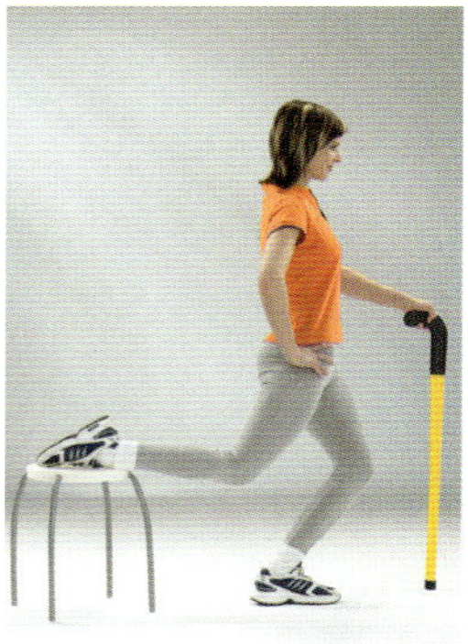

Manchmal werden Sie anfänglich vielleicht **Stützhilfen** brauchen, um Ihr Gleichgewicht halten zu können, z. B. bei Übungen im Einbeinstand oder auf dem Therapiekreisel. Geeignet sind Gymnastikstäbe (auf die richtige Länge achten – je nach Körpergröße!), Unterarm-Gehstützen, umgedrehte Hockeyschläger (s. Bild) oder auch ein Besenstiel.

Sitzball (Therapieball)

Wer normal groß ist, benötigt im Allgemeinen einen Sitzball von 65 cm Durchmesser; für sehr kleine (unter 150 cm) oder sehr große Personen (über 190 cm) gibt es Bälle mit 55 bzw. 75 cm Durchmesser. Pumpen Sie den Ball nicht zu prall auf, da er sonst seine federnden Eigenschaften verliert, zu wenig Auflagefläche bietet und zu stark ins Rollen kommt – Sie würden beim Üben zu wackelig und unsicher sitzen. Wichtig ist Ihre Sitzhöhe auf dem Ball, die Sie durch entsprechende Luftfüllung regulieren können: Ideal ist eine Sitzhöhe, bei der die Oberschenkel nicht waagrecht auf einer Linie mit den Knien stehen, sondern leicht nach unten geneigt sind.

Gewichtsmanschetten

Zur Kräftigung der Beinmuskulatur verwenden wir bei einigen Übungen Gewichtsmanschetten in zwei Ausführungen: 0,5 und 1 kg. In der Regel beginnt man mit der 0,5-kg-Manschette und wechselt später zum höheren Gewicht. Kräftige Männer können natürlich auch gleich mit 1 kg einsteigen, während Frauen unserer Erfahrung nach oft bei 0,5 kg bleiben. Wie Sie sich entscheiden, hängt auch von Ihrer individuellen Konstitution (Körpergewicht, Größe, Kraft) und Ihren Beschwerden ab. Vielleicht können Sie vor dem Kauf bei einem Bekannten oder bei Ihrem Physiotherapeuten ausprobieren, mit welchem Gewicht Sie besser zurechtkommen.

Thera-Band®

Unserem Ratgeber ist ein rotes Thera-Band® beigelegt. Das Thera-Band® gibt es in verschiedenen Längen und in mehreren Widerstandsstärken, die sich farblich unterscheiden. Für den Einstieg in den Kniesport ist das rote Band am besten geeignet.

Achtung: Das Band enthält reines Naturlatex.
Bei Latexallergie nicht verwenden!

Weitere Hinweise zum Gebrauch:

- Für Übungen, bei denen das Thera-Band® als Schlinge benutzt werden soll, binden Sie die Enden in benötigter Länge zu einem Doppelknoten, der sich fest zusammenziehen muss. Der Knoten lässt sich in der Regel später leicht wieder lösen.
- Vermeiden Sie eine Beschädigung des Bandes z. B. durch scharfkantige Ringe, lange bzw. spitze Fingernägel oder das Profil Ihrer Schuhsohlen.
- Untersuchen Sie das Band vor dem Gebrauch auf seitliche Einrisse, Löcher oder andere Schäden, damit es während des Übens nicht reißen kann.
- Machen Sie nur sichere Übungen, wie wir sie vorstellen! Vermeiden Sie Übungen, die ein Zurückschlagen des Bandes in Richtung Kopf ermöglichen. Kinder bitte nur unter Aufsicht üben lassen.
- Lagern Sie das Band möglichst kühl, am besten bei Zimmertemperatur.
- Ist das Band feucht oder schwitzig geworden, so spülen Sie es nur mit klarem Wasser ab. Hängen Sie es flächig zum Trocknen auf (nicht in der Sonne oder auf dem Heizkörper!). Reiben Sie es danach leicht mit Talkum oder Babypuder ein, damit es wieder griffig wird und bleibt. Verwenden Sie zum Desinfizieren des Bandes nur Alkohol aus der Apotheke.

Tipp

Eine sinnvolle Ergänzung unseres Kniesport-Konzeptes ist das Training auf dem Fahrradergometer. Hinweise zum Kauf, zur Ausstattung und zur richtigen Einstellung des Ergometers lesen Sie ab Seite 139.

Was lässt sich mit dem Training erreichen?

Vorrangiges Ziel des Kniesport-Konzeptes und speziell des »Knie-aktiv«-Programms ist es, die **körperliche Leistungsfähigkeit** den Möglichkeiten des Einzelnen entsprechend gezielt zu erhöhen, zu erhalten oder auch wieder aufzubauen. Dabei haben für Patienten mit Kniearthrose vor allem die konditionellen Leistungsfaktoren **Kraft, Beweglichkeit** und **Koordination / Gleichgewicht** sowie – in etwas geringerem Maße – **Ausdauer** eine besondere Bedeutung. Sie werden zwar in den verschiedenen Übungseinheiten getrennt trainiert, lassen sich aber nur theoretisch voneinander abgrenzen, da z. B. die Schulung des Gleichgewichts nachweislich auch die Kraft steigert.

Für alle, die es genauer wissen wollen…

…hier die bewegungstherapeutischen Ziele des Kniesport-Konzeptes. Einige Übungseinheiten greifen diese Ziele direkt auf und setzen sie in die Praxis um, andere verfolgen mehrere Absichten gleichzeitig:

- gezieltes Trainieren von Alltagsaktivitäten wie Bücken, Heben, Tragen sowie Erlernen von Bewegungsübergängen z. B. vom Sitzen zum Stehen oder vom Stehen zum Liegen auf dem Boden und wieder zurück **Einheit A** (ab Seite 71);
- Erhalten und schonendes Erweitern der Beweglichkeit der Beingelenke, insbesondere des Kniegelenks **Einheit B** (ab Seite 83);
- Anregen des Gelenkstoffwechsels durch sinnvolle Wechsel von Be- und Entlastung **Einheiten B, F** (ab Seite 139);
- Regulieren der Muskelspannung und Verbessern der Dehnfähigkeit der kniegelenksumgebenden Muskulatur **Einheit C** (ab Seite 97);
- Erhalten und Verbessern der Gleitfähigkeit von Kapsel und Bindegewebsstrukturen um das Kniegelenk herum **Einheit C;**

- Schulen des Gleichgewichts in Ruhe und in Bewegung auf stabilen (Boden) und beweglichen Unterlagen (z. B. Sitzball, Therapiekreisel) **Einheit D** (ab Seite 107);
- Verbessern der Kraftausdauer und bedingt auch der Maximalkraft der kniegelenksumgebenden Muskulatur **Einheit E** (ab Seite 117);
- Trainieren der Stabilität der Beingelenke. Dabei wird besonders auf eine möglichst physiologische Beinachse geachtet (Hüft-, Knie- und Sprunggelenke sollen eine gerade Linie bilden) **Einheiten D, E;**
- Fördern der spezifischen Körperwahrnehmung, besonders hinsichtlich der Muskelan- und -entspannung, einer funktionellen Beinachsenbelastung (korrekte Beinachse auch bei Aktionen oder Übungen mit gebeugten Knien) und einer aufrechten Körperhaltung **Einheit G** (ab Seite 145).

So üben Sie richtig: 8 Regeln für den Kniesport

Bevor Sie nach der notwendigen Theorie nun aktiv werden und mit den ersten Übungen beginnen, sollten Sie sich noch diese acht Grundsätze ansehen. Sie gelten allgemein für das praktische Üben und für unser »Knie-aktiv«-Programm im Besonderen.

1. Führen Sie die Übungen stets genau nach Anleitung aus – Qualität geht hier eindeutig vor Quantität. Vermeiden Sie grundsätzlich ruckhaft-abruptes und hektisches Bewegen. Unbekannte Bewegungsabläufe probieren Sie zunächst langsam. Kontrollierte Bewegungen schützen – auch im Alltag – die Kniegelenke vor Fehlbelastungen. Achten Sie stets auf Ihre Sicherheit!

WICHTIG

Die Knieschule

ist ein wichtiger Teil des Kniesport-Konzeptes und gleichzeitig Voraussetzung für viele Übungen: eine Anleitung zum kniegelenkschonenden Verhalten, die nicht nur Arthrose-Betroffene, sondern alle Menschen mit Knieproblemen in die Lage versetzen soll, ihren Alltag aktiv, sicher, mobil und selbstständig zu meistern. Sie bildet daher den Auftakt des Übungsteils.

2. Keine der vorgeschlagenen Übungen soll Beschwerden auslösen oder bestehende Schmerzen verschlimmern. Sie selbst spüren am besten, welche Übungen Ihnen gut tun und welche nicht effektiv und sinnvoll sind.

3. Achten Sie beim Üben immer darauf, ruhig und regelmäßig zu atmen und nicht die Luft anzuhalten. Mit einem einfachen Trick verhindern Sie, dass es zur Pressatmung kommt: Kombinieren Sie die Atmung mit den Bewegungsübungen – atmen Sie aus, wenn Sie in die Kniebeuge gehen, und wieder ein, wenn Sie sich aufrichten.

4. Beginnen Sie bei einseitigen Übungen grundsätzlich mit der gesunden oder weniger geschädigten Seite. Bei manchen Übungen bietet es sich an, die Durchführung mit Hilfe eines Spiegels zu kontrollieren – z. B. wenn es darum geht, die Beine bei Belastung im Stand in der korrekten Beinachse zu halten.

5. Schaffen Sie sich für Ihr **persönliches Übungsprogramm** zu Hause **täglich 15 bis 20 Minuten** Freiraum. Am besten klappt es mit dem Trainieren, wenn es zur festen Gewohnheit wird.

6. Richten Sie sich beim Zusammenstellen Ihres persönlichen Übungsplans stets nach den Beispielen auf Seite 167/168. **Einsteiger** sollten immer mit Übungen zur Körperwahrnehmung (G) beginnen, wie es unser »Knie-aktiv«-Programm 1 vorschlägt. **Fortgeschrittene** hingegen können gleich mit der schonenden Mobilisation (B) loslegen. Gleichgewichtsübungen (D) sind nur für Geübte, da sie eine gewisse Stabilität und Kraft voraussetzen. Falls Sie mit einem Partner trainieren wollen, können Sie anstelle der Kräftigungs- bzw. Gleichgewichtsübungen die entsprechenden Übungen im Kapitel H ab der 3. oder 4. Woche in Ihr Programm einbauen.

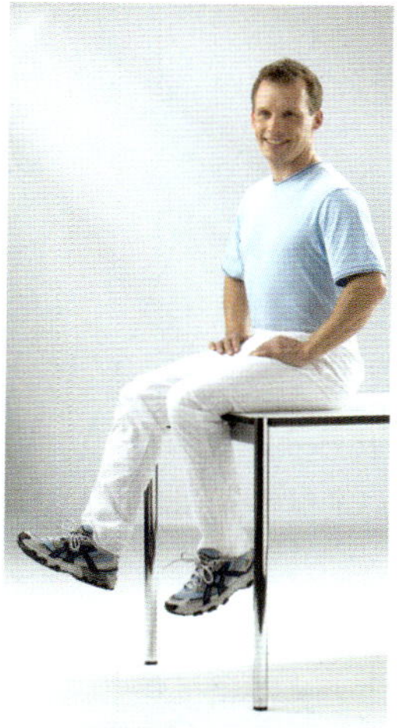

Einfach und überall durchführbar: das »Entlastungspendeln«

7. Versuchen Sie das in der Knieschule erlernte Wissen zum schonenden Umgang mit Ihren Knien sowie bestimmte Übungen aus Ihrem »Knie-aktiv«-Programm in den Alltag zu integrieren. Mit Übungen wie dem »Entlastungspendeln« (Seite 88) oder anderen schonenden Mobilisationsübungen können Sie zwischendurch immer wieder für Ausgleichsmomente zur täglichen Belastung sorgen.

8. Holen Sie bei Schmerzen oder zunehmenden Beschwerden unbedingt den Rat Ihres Arztes oder Physiotherapeuten ein.

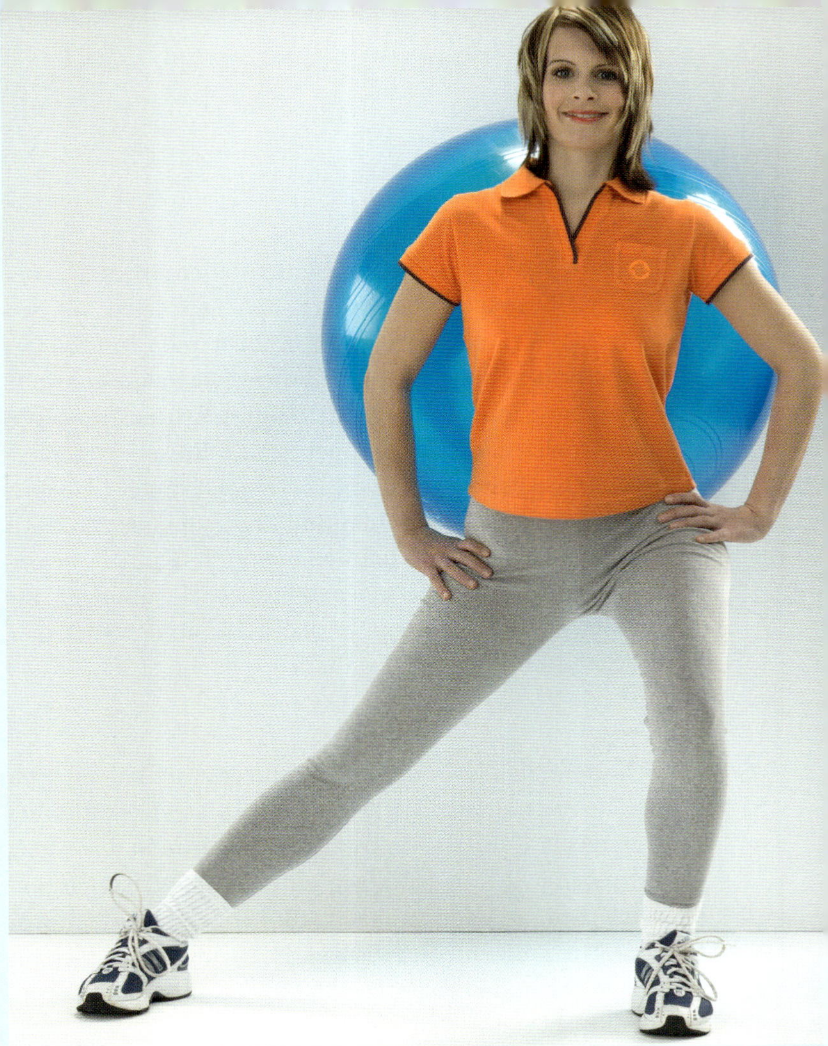

Übungen

A	Knieschule für den Alltag	71
B	Die Kniegelenke schonend mobilisieren	83
C	Die Muskeln dehnen	97
D	Das Gleichgewicht schulen	107
E	Die Muskeln kräftigen	117
F	Bewegen ohne zu belasten: das Fahrradergometer	139
G	Die Körperwahrnehmung verbessern	145
H	Gemeinsam sind wir stark: Training zu zweit	151

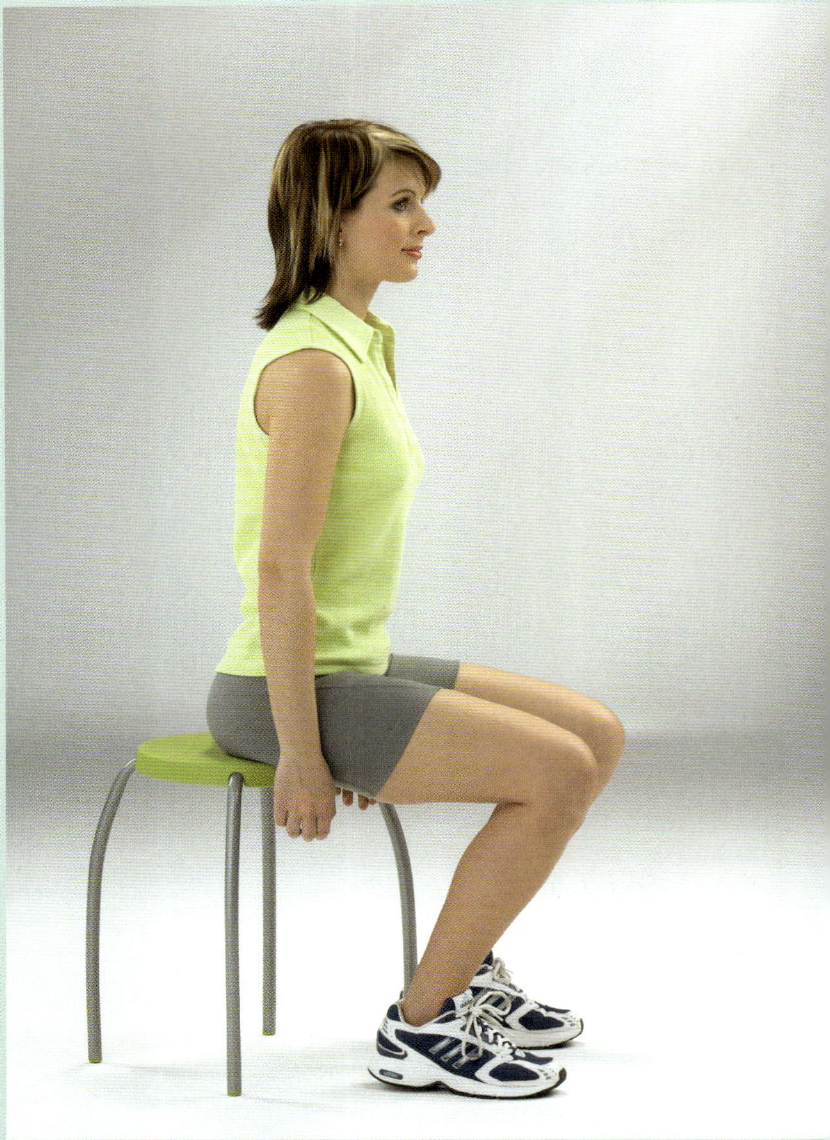

Bevor Sie in unser Übungsprogramm einsteigen (ab Seite 83), wollen wir Ihnen als Erstes zeigen, wie Sie Ihre Beine (insbesondere das betroffene Kniegelenk) in allen Belastungssituationen des Alltags, im Beruf und in der Freizeit schonend einsetzen, um Beschwerden von vornherein auf ein Mindestmaß zu reduzieren.

So können Sie sich daran gewöhnen, häufig wiederkehrende Bewegungsabläufe, z. B. das Aufstehen aus dem Sitzen, das Bücken und das Heben von leichteren oder schweren Gegenständen, aber auch das Treppengehen, möglichst kniefreundlich auszuführen. Weiterhin machen wir Sie mit zwei verschiedenen Wegen vertraut, vom Stehen in die Bauch- oder Rückenlage auf eine Matte am Boden zu kommen – die Ausgangspositionen für zahlreiche spätere Übungen.

Wenn Sie also z. B. aufgrund einer Kniearthrose Probleme haben, sich aus dem Stand auf den Boden zu legen, sollten Sie sich diese Bewegungsabfolgen genau anschauen und ganz bewusst angewöhnen, bevor Sie mit den einzelnen Übungen beginnen. So erleichtern Sie sich das tägliche Training, und nicht nur das: Auch die Haus- oder Gartenarbeit im Knien und das Aufstehen aus dem Kniestand werden Ihnen weniger Schmerzen bereiten – jetzt und in der Zukunft.

Die Knieschule entlastet Sie bei vielen Bewegungen

Falls Ihnen bestimmte Übungspositionen wie beispielsweise der Vierfüßlerstand oder die Bauchlage Beschwerden verursachen, finden Sie in unserem Knieschule-Kapitel außerdem einige hilfreiche Tipps zur Entlastung der Gelenke. Die gleiche Funktion haben diverse Hilfsmittel, die wir abschließend vorstellen wollen. So können Ihnen ein spezieller Schuhlöffel oder eine Greifzange mit langem Stiel das Bücken, eine Stehhilfe wiederum längeres Stehen ersparen.

Sie werden sehen: Es lohnt sich, die Regeln und Empfehlungen der Knieschule konsequent einzuhalten. Ihr angeschlagenes Gelenk wird es Ihnen danken! Ihr gesundes im Übrigen auch …

Belastende Bewegungsabläufe im Alltag

A1 Vom Sitz zum Stand

Bestimmt werden Sie täglich viele Male aus dem Sitzen aufstehen. Es lohnt sich also, sich diesen Bewegungsablauf bewusst zu machen und ihn zu verändern, sodass die Kniegelenke möglichst wenig belastet werden. Prägen Sie sich die einzelnen Schritte, die wir Ihnen zeigen, gut ein – so können Sie Über- oder Fehlbelastungen gezielt vermeiden.

Hinweis

Je tiefer die Sitzposition, desto größer die Druckbelastung der Kniegelenke beim Aufstehen!

So stehen Sie kniefreundlich auf

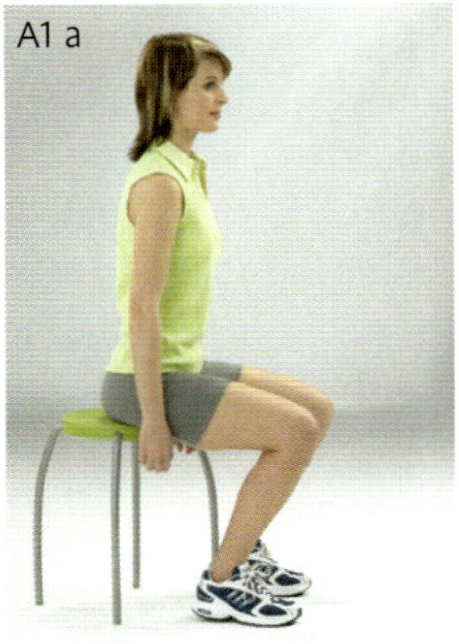

a. Füße auf den Boden stellen, Fersen möglichst nahe an die Sitzgelegenheit bringen.

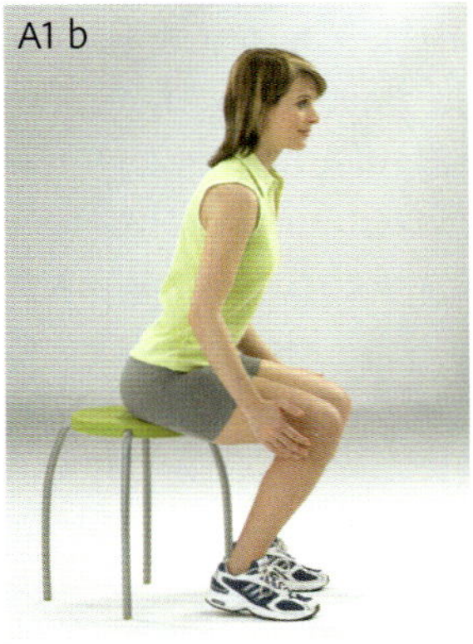

b. Oberkörper leicht nach vorne neigen.

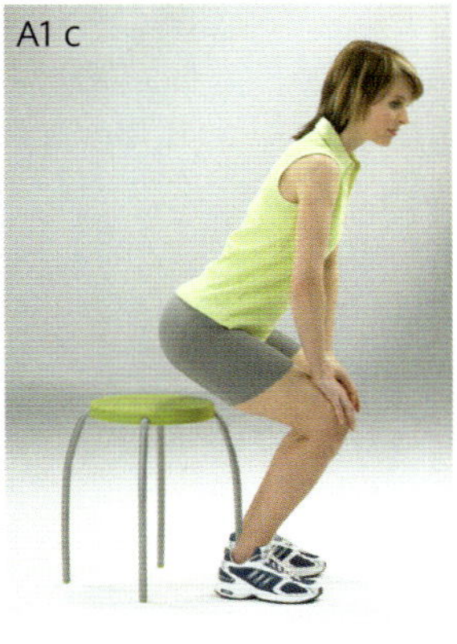

c. Gewicht nun auf die Beine verlagern, Arme dabei nach vorne mitschwingen lassen.

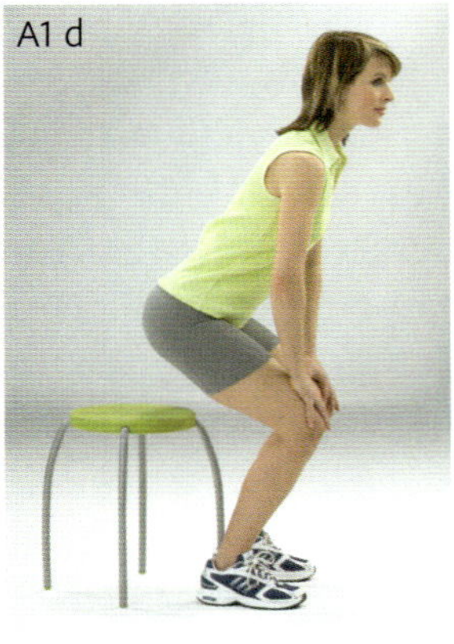

d. Beim Aufstehen die Hände am besten auf den Oberschenkeln oder Armlehnen des Stuhls abstützen.

Die »richtige« Beinachse

Damit Sie Ihre Knie möglichst physiologisch und achsgerecht belasten, sollten Sie immer auf die Stellung der Kniegelenke im Zusammenspiel mit den Hüft- und Sprunggelenken achten. Besonders wichtig ist das bei Schwäche der Beinmuskulatur (vor allem des vorderen Oberschenkelmuskels) und gleichzeitiger Instabilität des betroffenen Kniegelenks nach innen (oder) außen.

Am Beispiel des Bewegungsablaufs vom Sitzen zum Stehen wollen wir Ihnen richtige und falsche Haltungen vorführen.
Zur Kontrolle Ihrer eigenen Beinstellung setzen Sie sich am besten vor einen Spiegel.

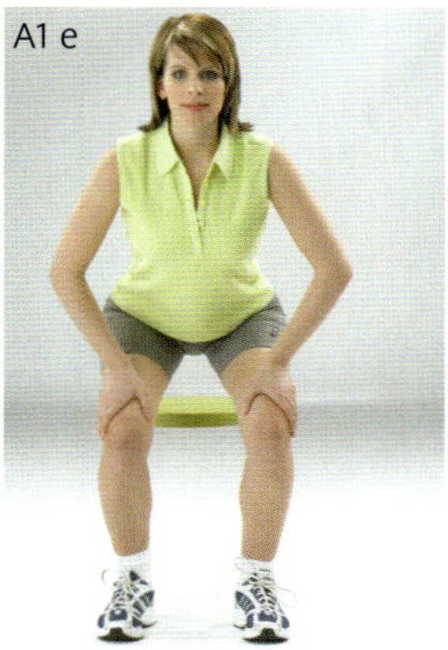

e. Korrekte Beinachse:
Die verlängerte Oberschenkellängsachse und die Fußlängsachse bilden eine gerade Linie. Das Kniegelenk bleibt über dem Sprunggelenk und verlagert sich nicht nach innen oder außen.

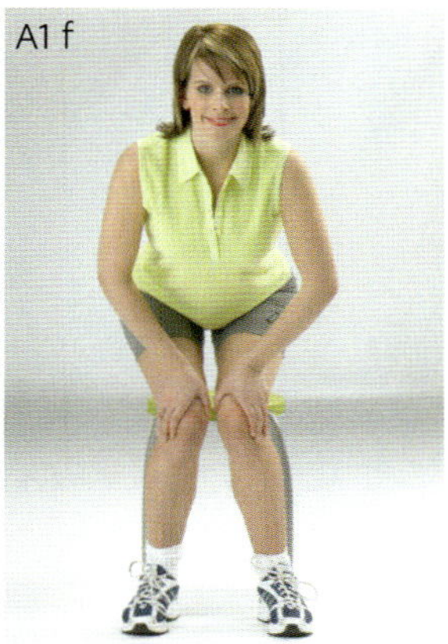

f. Fehlbelastung bei X-Bein-Tendenz:
Die Kniegelenke fallen aus der richtigen Beinachsenstellung heraus nach innen. Die Folgen: vermehrte Druckbelastung an den äußeren Kniegelenksanteilen und Überdehnung der inneren Bandstrukturen.

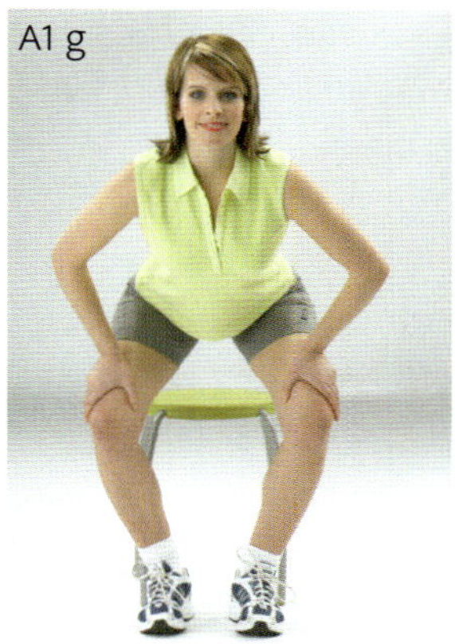

g. Fehlbelastung bei O-Bein-Tendenz:
Die Kniegelenke fallen aus der richtigen Beinachsenstellung heraus nach außen. Die Folgen: vermehrte Druckbelastung an den inneren Kniegelenksanteilen und Überdehnung der äußeren Bandstrukturen.

A 2 Vom Stand auf den Boden

Der Übergang vom Stehen zum Liegen auf eine Gymnastikmatte bereitet vielen Menschen mit Kniebeschwerden zumindest anfänglich Probleme. Zum besseren Erlernen haben wir den Bewegungsablauf in einzelne Schritte aufgeteilt und bieten Ihnen außerdem **zwei Varianten a - f** sowie **g - l** an. Finden Sie heraus, welche Variante für Sie besser geeignet ist, um sicher, kontrolliert und zunehmend ohne Hilfsmittel aus dem Stand in die Liegeposition zu gelangen. Zum Stehen kommen Sie genau in umgekehrter Reihenfolge zurück.

Variante 1: über Knie- und Vierfüßlerstand

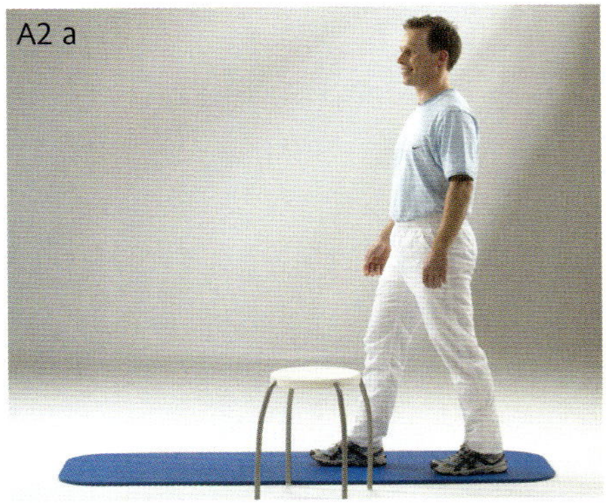

a. Schrittstellung einnehmen (bei Seitenunterschied mit dem kräftigeren Bein voran).

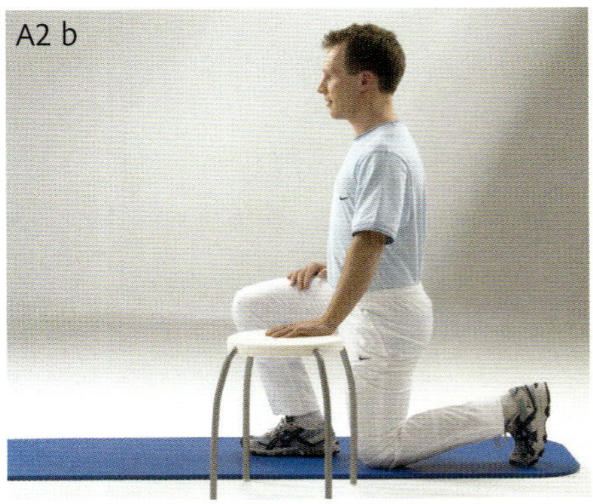

b. Nun langsam und kontrolliert durch Anwinkeln beider Beine in den Einbein-Kniestand gehen, dabei eventuell an einem Stuhl oder Hocker abstützen.

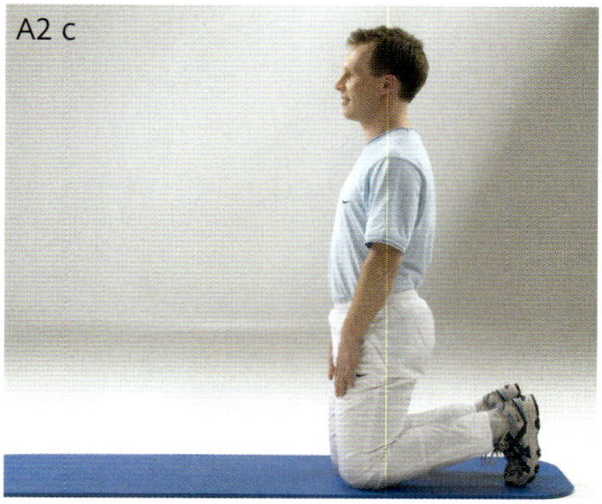

c. Mit dem zweiten Bein nachfolgen zum beidbeinigen Kniestand. Bei Beschwerden durch Druck die Kniegelenke unterpolstern (s. praktische Tipps Seite 78).

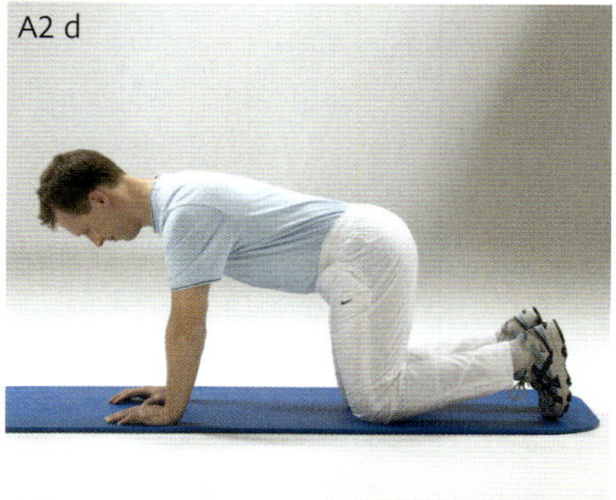

d. Auf den Händen nach vorne »krabbeln« bis zum Vierfüßlerstand.

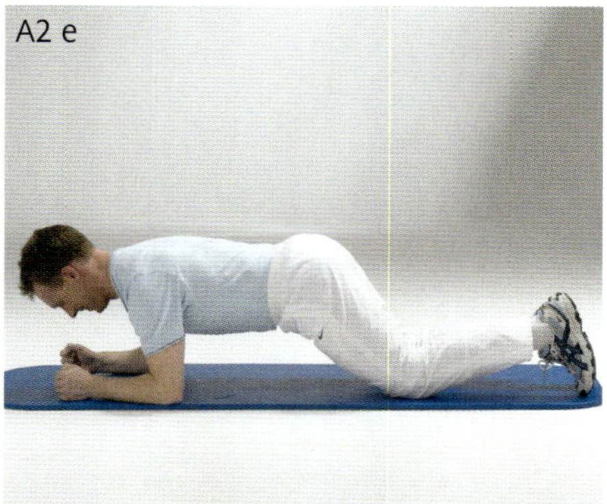

e. Auf beide Unterarme stützen. Dabei bewegen Sie sich weiter nach vorn kopfwärts.

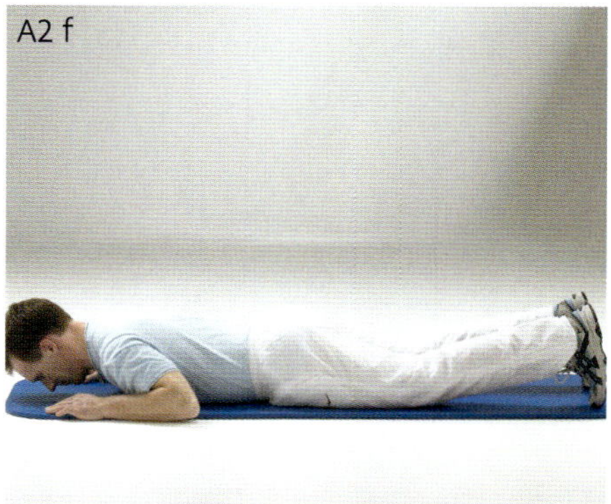

f. Auf den Bauch legen.

Variante 2: über Handstütz und seitliches Hinsetzen

Wenn Ihnen das Knien Schmerzen verursacht, empfiehlt sich die nun folgende Variante des Bewegungsablaufs, die Sie in die Rückenlage bringt:

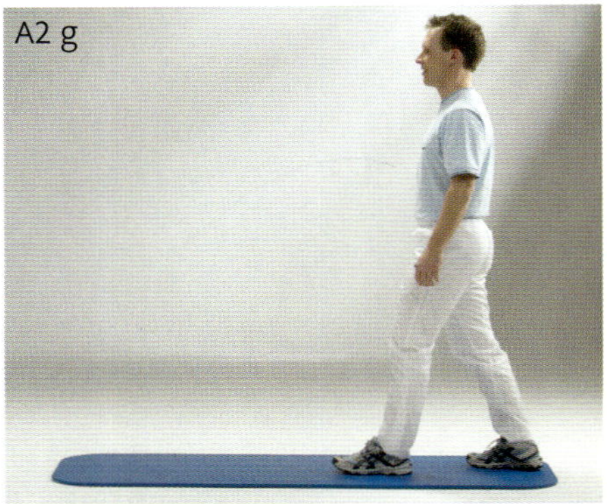

g. Schrittstellung einnehmen (bei Seitenunterschied mit dem kräftigeren Bein voran).

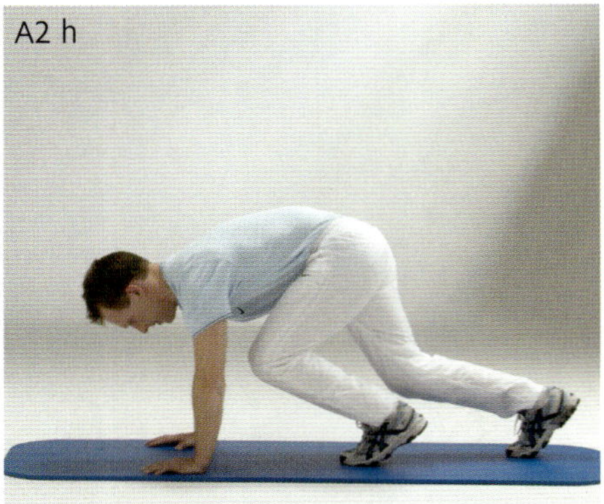

h. Das vordere Bein anwinkeln, das hintere gestreckt lassen. Nun den Oberkörper langsam nach vorne beugen bis zum Boden. Mit gestreckten Armen auf die Hände abstützen. Falls notwendig, einen Stuhl als Stützhilfe verwenden.

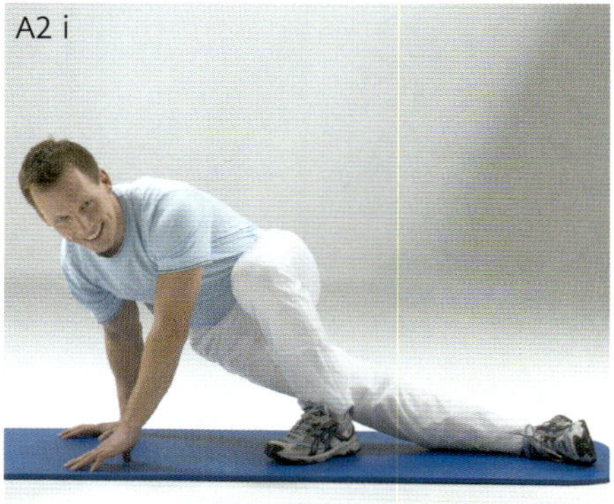

i. Hinteres Bein gestreckt nach innen drehen.

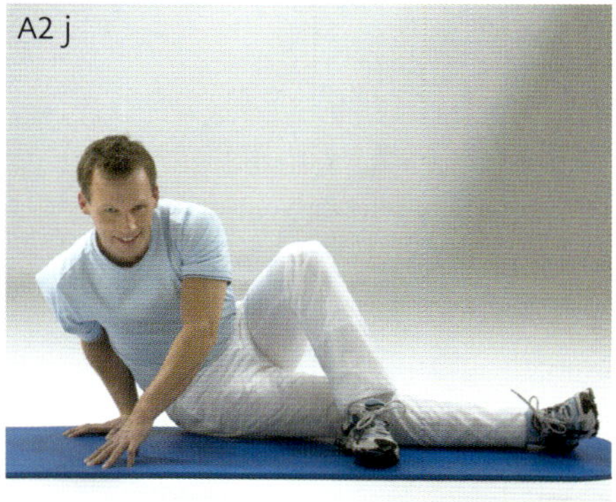

j. Auf die Seite setzen.

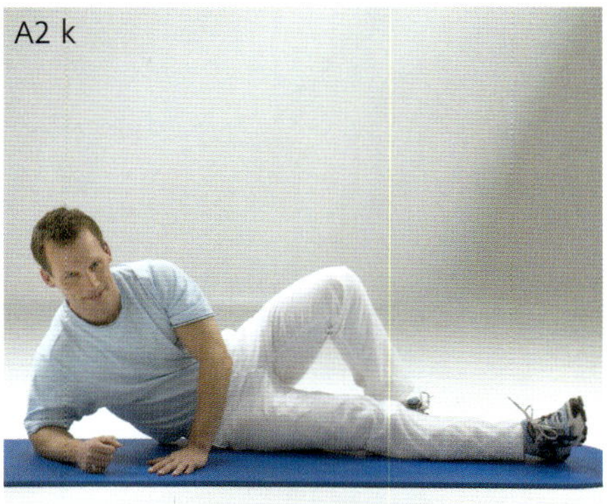

k. In Rückenlage drehen, dabei auf den Unterarmen abstützen.

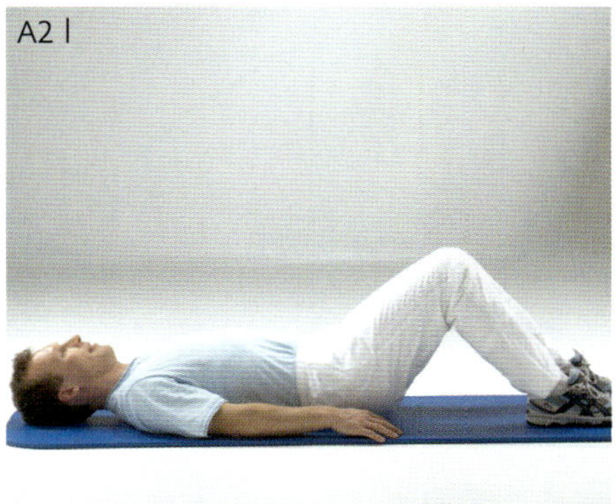

l. Auf den Rücken legen.

Was tun bei Beschwerden?

Sollten einzelne Schritte in den gezeigten Bewegungsabläufen oder Übungspositionen mit Schmerzen für Sie verbunden sein, können diese Tipps erfahrungsgemäß Abhilfe schaffen.

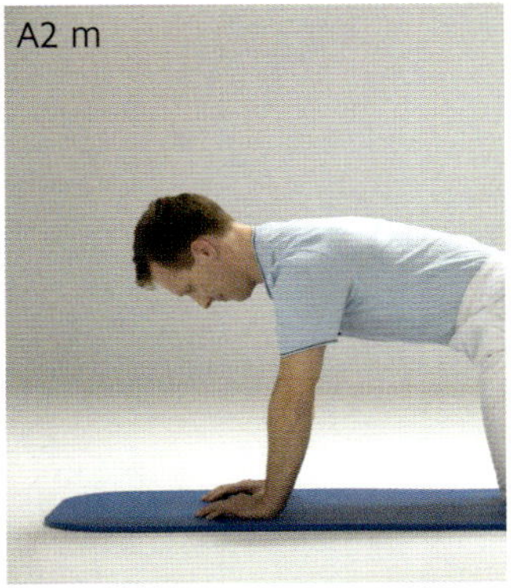

m. Bei Knieproblemen im **Vierfüßlerstand** lagern Sie die Unterschenkel auf einer Schaumstoff-Unterlage, um die Kniescheiben zu entlasten. Falls Sie keine Schaumstoff-Unterlage zur Verfügung haben: Ein kleines Kissen leistet hier ebenfalls gute Dienste.

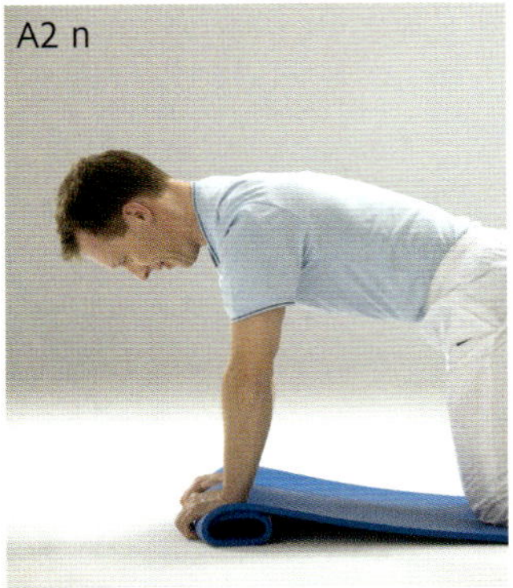

n. Bei Beschwerden durch das ungewohnte Gewicht auf den **Handgelenken** rollen Sie die Matte vorne ein.

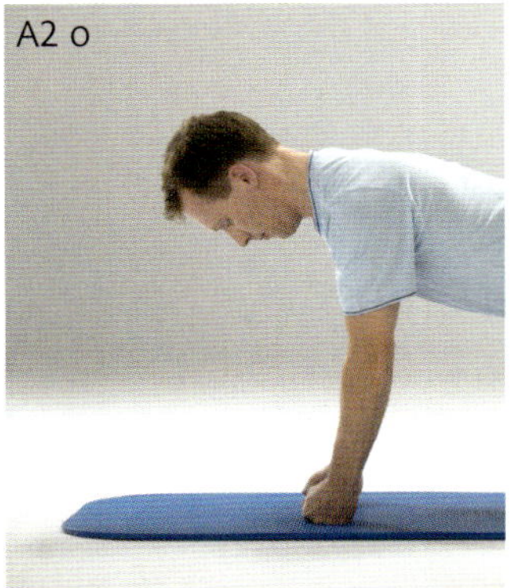

o. Sie können sich auch auf die Fäuste stützen, vor allem bei Schmerzen in den **Fingergelenken**.

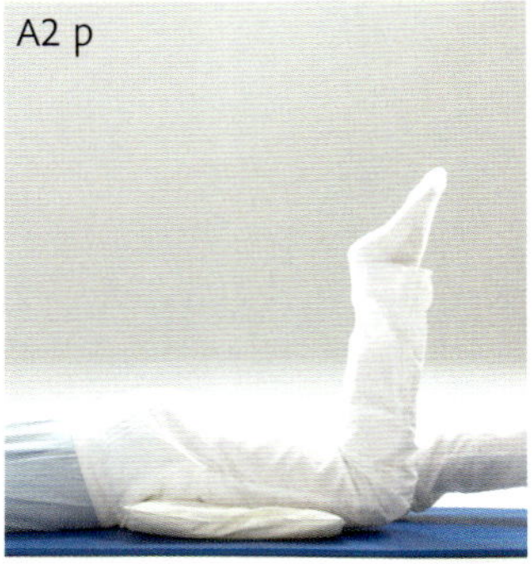

p. In der **Bauchlage** nimmt z. B. eine Decke oder ein geeignetes Kissen (wenige cm dick) unter dem Oberschenkel den Druck von der Kniescheibe.

A3 Bücken und Heben

Wie beim Übergang vom Sitzen zum Stehen ist auch beim Bücken und Heben die **korrekte Beinachsenstellung** besonders wichtig (Genaueres auf Seite 73), da die Beingelenke hier zusätzlich zum Körpergewicht noch die gehobene Last tragen müssen.

Heben Sie größere und schwere Gegenstände stets aus einer breiten Grätschstellung heraus an. (Foto **A3 a**, siehe unten). Die Knie sollten Sie, wenn möglich, höchstens bis zu einem 90-Grad-Winkel beugen, da sonst extreme Druckbelastungen (besonders hinter der Kniescheibe) entstehen.

Kleinere Gegenstände (z. B. einen Schlüssel) heben Sie dagegen am besten aus einer weiten Schrittstellung heraus an **(b)**. Das vordere Bein wird dabei stärker belastet als das hintere und in der Regel etwas mehr gebeugt. Stellen Sie deshalb eventuell das weniger schmerzhafte Bein nach vorne. Das Abstützen auf einem Hocker o. Ä. entlastet die Beingelenke und gibt Sicherheit.

Hinweis

Achten Sie darauf, dass Ihre Knie weder nach innen noch nach außen fallen (korrekte Beinachse) und dass Sie möglichst nahe am zu hebenden Gegenstand stehen.

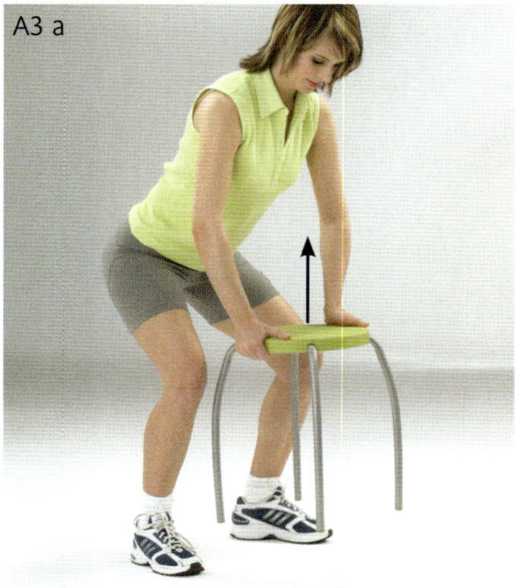
A3 a

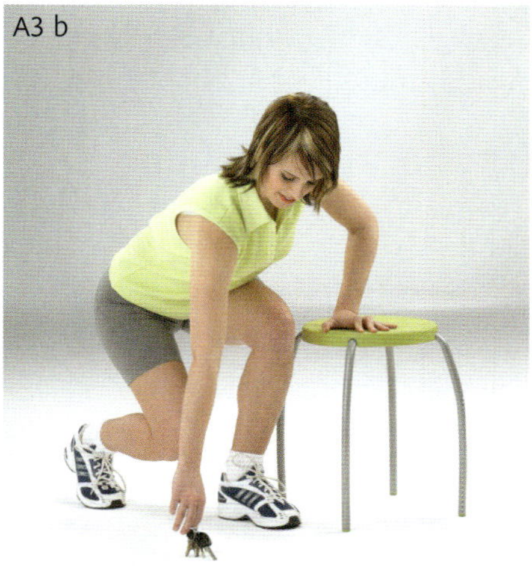
A3 b

A 4 Treppengehen

Das Treppengehen gehört zu den kräfteraubendsten Aktivitäten des täglichen Lebens. Bei ausreichender Gelenkstabilität ist das Treppengehen ein wichtiges Alltagstraining, auf das man nicht verzichten sollte. Menschen mit Knieproblemen macht jedoch vor allem das Treppabwärtsgehen aufgrund mangelnder Stabilität der Gelenke Schwierigkeiten. Die dafür notwendige Kraft gilt es schonend wieder zu erarbeiten, um nicht das betroffene Knie zu überlasten und möglichst keinen Reizzustand zu verursachen: Hier sind unsere Kräftigungsübungen an der Treppe gefragt (ab Seite 134). Bis es soweit ist, kann das Abstützen am Geländer Erleichterung bringen. Benutzen Sie dazu möglichst den Handlauf auf der gegenüberliegenden Seite des Beschwerdeknies.

Hilfsmittel zur Schonung der Kniegelenke

Es gibt eine Reihe praktischer Hilfsmittel (die übrigens zum Großteil erstattungsfähig und im Orthopädiefachhandel erhältlich sind), deren Einsatz die Wirbelsäule und vor allem die Beingelenke spürbar entlasten kann. Einige besonders sinnvolle Möglichkeiten wollen wir hier vorstellen. Allerdings ist der ständige Gebrauch solcher Hilfsmittel nicht zu empfehlen, damit man sich im Alltag nicht zu sehr daran gewöhnt. Denn dann werden viele wichtige Bewegungen nicht mehr ausgeführt und verlernt.

Unbedingt auf Hilfsmittel zurückgreifen sollten Sie jedoch, wenn bestimmte, jeden Tag wiederkehrende Aktivitäten wie etwa das Schuhe-Anziehen oder Bücken regelmäßig Beschwerden zur Folge haben oder wenn sich das geschädigte Knie schon in einem Reizzustand befindet, der sich ja nicht noch verschlimmern soll.

A 5 Strumpfanziehhilfe

Die Strumpfanziehhilfe besteht aus einer gewölbten Kunststoffschale und daran befestigten kräftigen Bändern. Socke oder Kniestrumpf werden zunächst über die Kunststoffschale und dann mit Hilfe der Bänder über Fußspitze und Ferse gezogen (s. unten). Je mehr Sie Ihren Arm auf diese Weise »verlängern«, desto weniger müssen Sie das Kniegelenk anwinkeln.

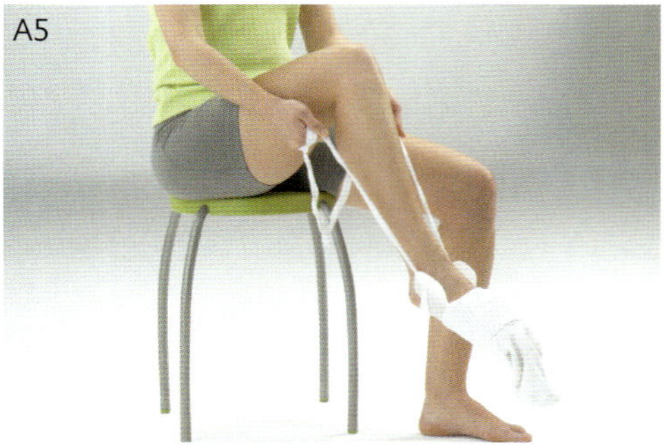

A6 Langer Schuhlöffel

Wenn Sie Ihr Knie aufgrund starker Schmerzen nur sehr eingeschränkt beugen können, bietet Ihnen ein langer Schuhlöffel die Möglichkeit, bequem in die Schuhe schlüpfen zu können.

A7 Greifzange

Mit diesem Werkzeug können Sie wie mit einem »verlängerten Arm« kleine und leichte Gegenstände wie z. B. einen Schlüsselbund vom Boden aufheben, ohne sich tief hinunterbücken zu müssen.

A8 Stehhilfe

Die praktischen, höhenverstellbaren Stehhilfen (es gibt mehrere Modelle, s. Fotos **a** und **b**) dienen dazu, bei längerem Stehen Gewicht von den Beinen an eine Sitzfläche abzugeben. Die Standhöhe verringert sich dadurch nur wenig; gleichzeitig werden die Beingelenke deutlich entlastet. Probieren Sie selbst aus, mit welchem Modell Sie am besten zurechtkommen.

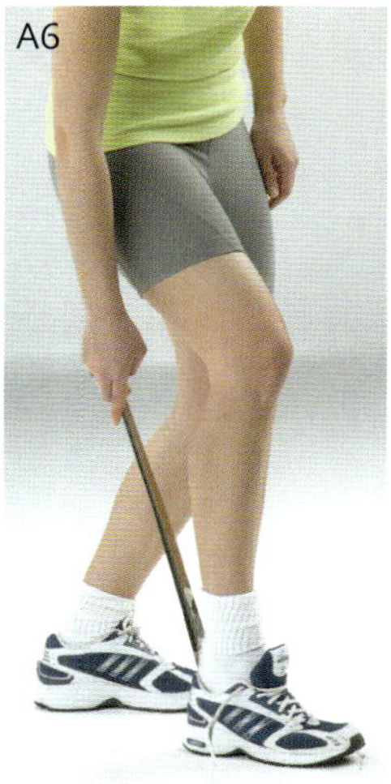
A6

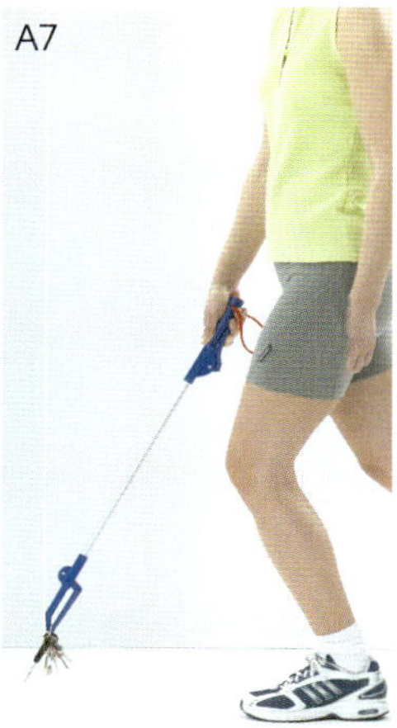
A7

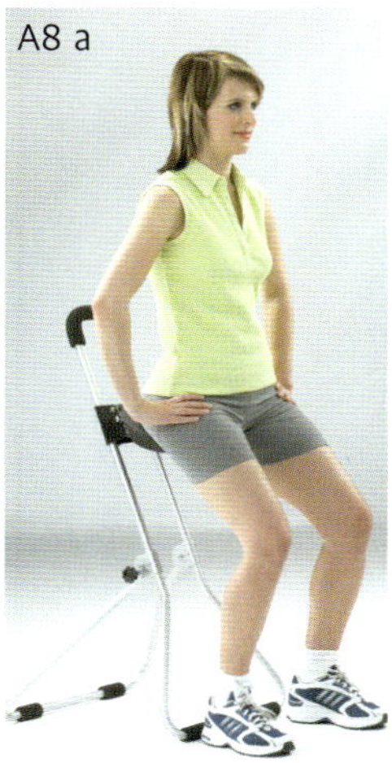
A8 a

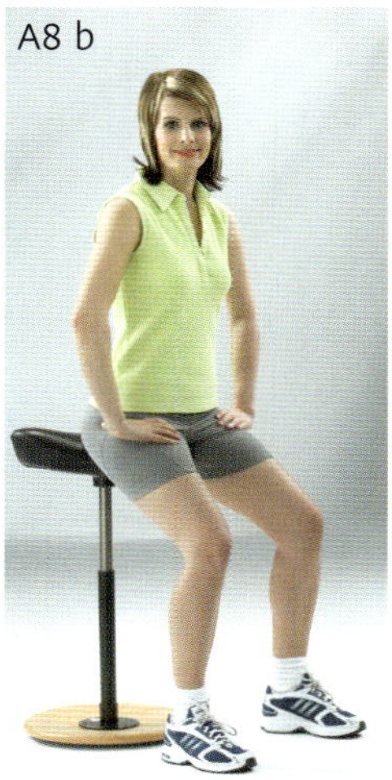
A8 b

B Die Kniegelenke schonend mobilisieren

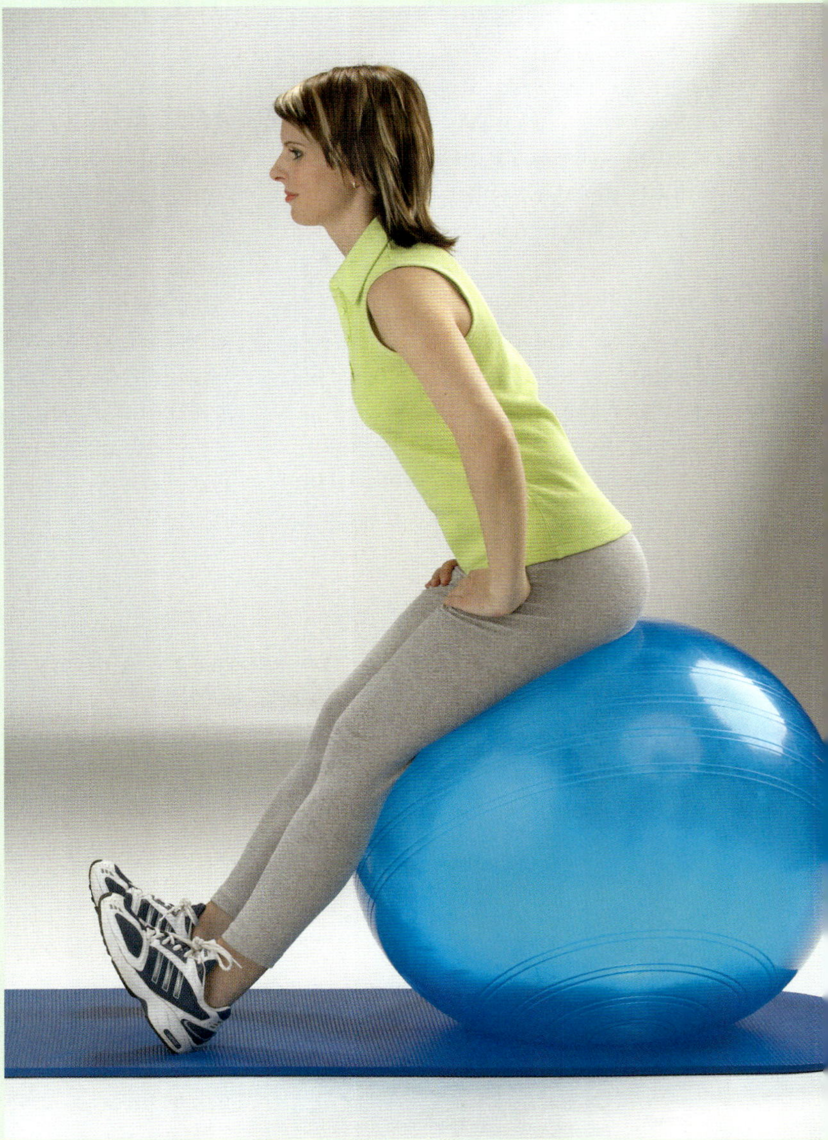

Mobilisationsübungen bilden als »Aufwärmphase« den Auftakt zu unserem Knie-aktiv-Programm. Überdies eignen sie sich dazu, zwischen den verschiedenen Gleichgewichts- (**Kapitel D ab Seite 107**) und Kräftigungsübungen (**Kapitel E ab Seite 117**) Ihre Muskulatur zu lockern.

Die Übungen stehen unter dem Motto »Schonend beweglicher werden«. Beginnen Sie mit dem Mobilisieren grundsätzlich in einem für Sie schmerzfreien Bewegungsbereich, und versuchen Sie sich während des Übens langsam an Ihre Spannungs- bzw. Schmerzgrenze herantasten – ohne sie zu überschreiten.

Es hat übrigens überhaupt keinen Sinn, die Gelenke in einen Schmerz hinein zu bewegen; vielmehr sollen die Übungen vorrangig dazu dienen, die Muskulatur zu entspannen und die Gelenke schonend und ohne Belastung »in Schwung zu bringen«. Deshalb haben wir für die Übungen nur Ausgangspositionen gewählt, in denen die Knie beim Bewegen nicht der Druckbelastung durch das volle Körpergewicht ausgesetzt sind – wie z. B. die Rückenlage auf der Matte oder das Sitzen auf einem Hocker.

Hinweise zur Übungsdauer und zu den Geräten

Pro Übung sollten Sie in der Regel **60 Sekunden** veranschlagen. Bei einbeinig durchgeführten Übungen wechseln Sie nach 30 Sekunden das Bein. Für diesen Zweck könnten Sie – wenn Sie es ganz genau nehmen wollen – eine Armbanduhr oder eine kleine Stoppuhr an Ihrem Übungsort bereithalten, damit Sie nicht die Sekunden mitzählen müssen. Das ist aber nicht unbedingt erforderlich, da die Übungszeiten nur als Richtschnur zu verstehen sind.

Bei den Übungen auf einem **Hocker oder Stuhl** sollten Sie darauf achten, dass Sie **nicht zu tief** sitzen, um starke Beugestellungen und dadurch hohe Druckbelastungen hinter der Kniescheibe zu vermeiden.

Zum Schluss noch ein paar **Sicherheitshinweise zum Sitzball**. Wenn Sie das erste Mal auf ihm sitzen und Übungen durchführen wollen, sollten Sie mit dem Rücken zur Wand sitzen, sodass der Ball nicht nach hinten wegrollen kann. Sie könnten zusätzlich auf beiden Seiten zwei Stühle als Haltemöglichkeit platzieren, falls Sie sich sehr unsicher fühlen.

Mobilisationsübungen ohne Geräte

B 1 Einbeiniges Radfahren

Fahren Sie in Rückenlage mit einem Bein Rad in der Luft. Das andere Bein ist dabei angewinkelt, die Arme liegen neben dem Oberkörper. Bewegen Sie beim »Treten« die Fußspitze nach unten und beim Hochziehen des Beins nach oben. Wechseln Sie nach 30 Sekunden das aktive Bein.

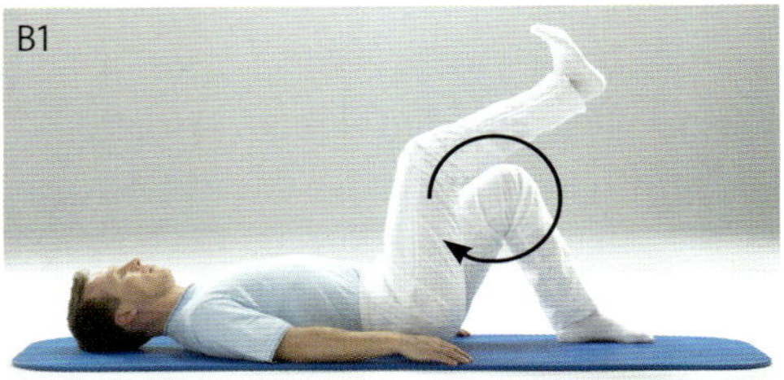

Variationen

- Fahren Sie abwechselnd vorwärts und rückwärts Rad.
- Machen Sie große und kleine Bewegungen mit den Beinen.
- Verändern Sie das Tempo.

B 2 Beugen und Strecken

Ein Bein bleibt ausgestreckt auf dem Boden. Ziehen Sie die Ferse des anderen Beins Richtung Po, während Sie die Fußsohle in Richtung Matte bewegen (a). Beugen Sie das Bein maximal bis zur Spannungsgrenze. Nun ziehen Sie die Fußspitze kniewärts, strecken das Bein und legen es wieder auf dem Boden ab (b). Dauer: 30 Sekunden.Anschließend wiederholen Sie die Übung mit dem anderen Bein.

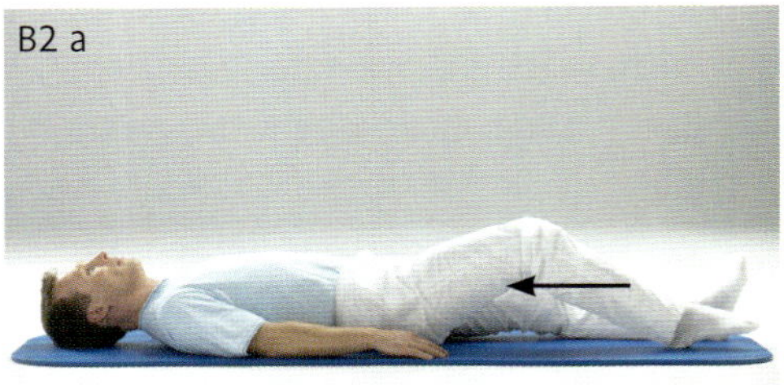

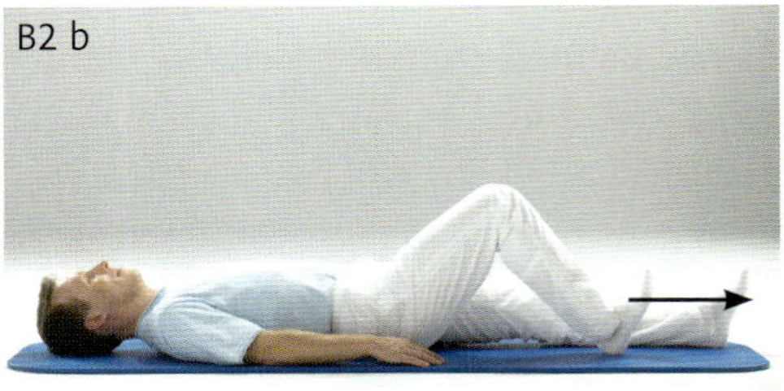

B 3 Scheren in Bauchlage

Ausgangsposition ist die Bauchlage. Scheren Sie im Wechsel beide Beine, indem Sie die Knie locker bis zur Spannungsgrenze beugen und anschließend die Unterschenkel wieder auf dem Boden ausstrecken. Beim Beugen sind Ihre Fußspitzen gestreckt, beim Ablegen ziehen Sie die Fußspitze wieder zum Knie. Wenn Ihnen beim Liegen auf dem Bauch der Druck auf die Kniescheibe Probleme bereitet, behelfen Sie sich mit einem Kissen oder Polster, das Sie unter den Oberschenkel legen (vgl. dazu auch Seite 78).

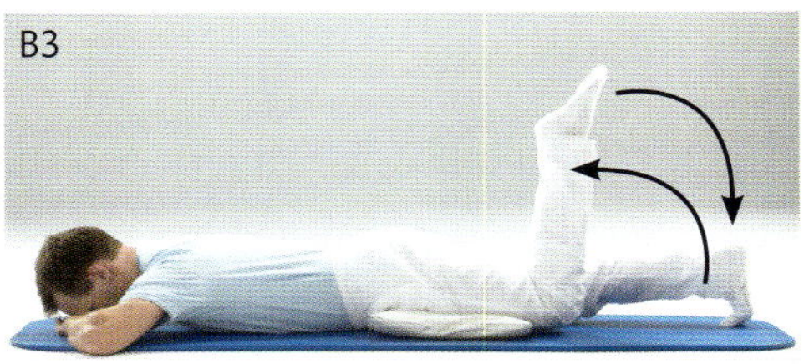
B3

B 4 Fußwippen im Sitzen

Sie sitzen mit geradem Rücken auf der vorderen Sitzfläche eines Stuhls oder Hockers, die Beine etwa im rechten Winkel gebeugt, die Fußsohlen auf dem Boden. Die Hände liegen locker auf den Oberschenkeln. Heben Sie nun die Fersen vom Boden ab, und lassen Sie sie wieder zurücksinken (a). Dann heben Sie die Fußspitzen und stellen sie wieder ab (b). Anschließend verbinden Sie beide Bewegungen zum Fußtreten im Sitz: linke Ferse und rechte Fußspitze, rechte Ferse und linke Fußspitze werden gleichzeitig angehoben und wieder abgestellt. Übungsdauer: 60 Sekunden.

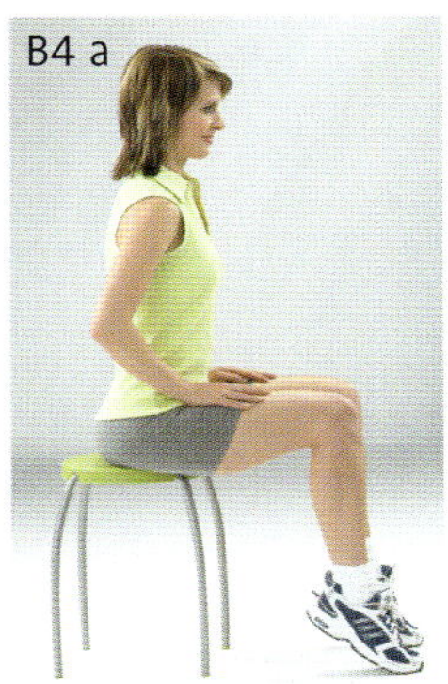
B4 a

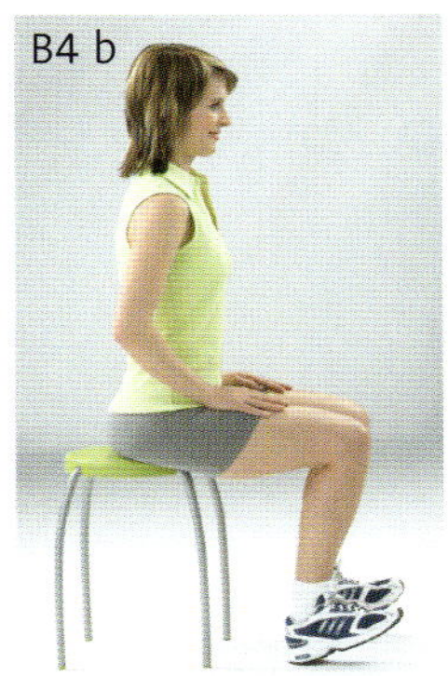
B4 b

B 5 Zappelphilipp 1

Setzen Sie sich wie in der vorhergehenden Übung auf einen Hocker oder Stuhl. Strecken Sie ein Bein nach vorn, und tippen Sie mit der Ferse auf den Boden. Gleichzeitig winkeln Sie das andere Bein an und tippen mit der Fußspitze hinten am Hocker auf den Boden (a + b). Diesem Bewegungsablauf folgen Sie mit beiden Beinen im Wechsel für 60 Sekunden.

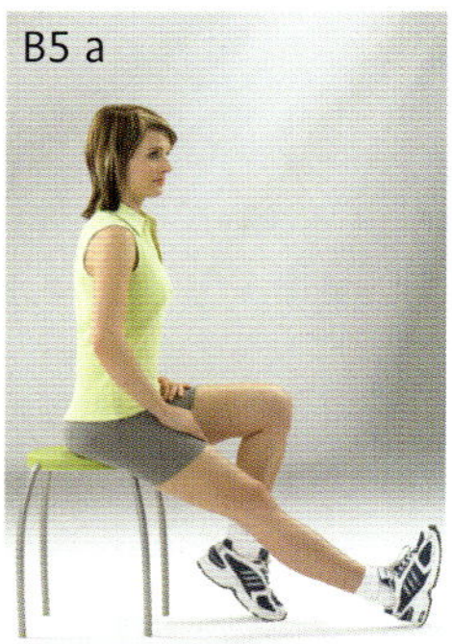
B5 a

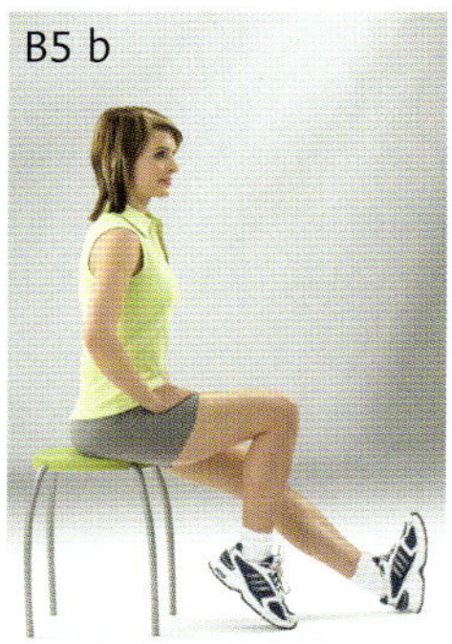
B5 b

B 6 Zappelphilipp 2

Gleiche Ausgangsposition. Jetzt tippen Sie jedoch mit der Fußspitze des einen Beines vorne (B 6 a) und mit der Ferse des anderen Beines hinten (b) auf – abwechselnd mit beiden Beinen 60 Sekunden.

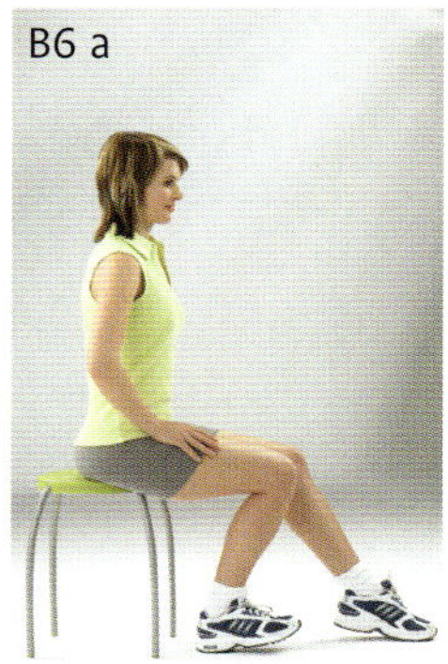
B6 a

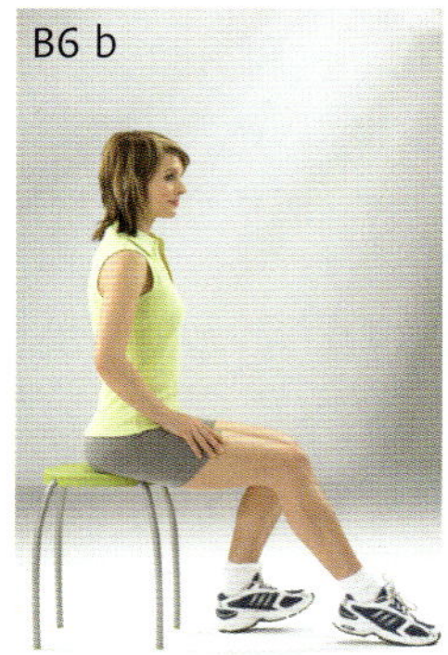
B6 b

B7 Radfahren im Sitzen

Sie sitzen mit aufgerichtetem Oberkörper auf der gesamten Sitzfläche eines Hockers. Ein Bein steht angewinkelt mit der ganzen Sohle auf dem Boden, mit den Händen stützen Sie sich am Hocker ab. Fahren Sie mit dem anderen Bein Rad in der Luft, und zwar mit betontem Fußeinsatz: Wenn Sie nach unten »treten«, drücken Sie die Fußspitze Richtung Boden (a), und auf dem Weg zurück nach oben ziehen Sie sie hoch (b). Das Standbein bleibt dabei stabil – es soll nicht nach innen oder außen wackeln. Fahren Sie 30 Sekunden mit einem Bein Rad, dann so lange mit dem anderen.

Variationen

- Fahren Sie abwechselnd 15 Sekunden vorwärts und rückwärts Rad.
- Machen Sie große und kleine Bewegungen mit den Beinen.
- Verändern Sie das Tempo.

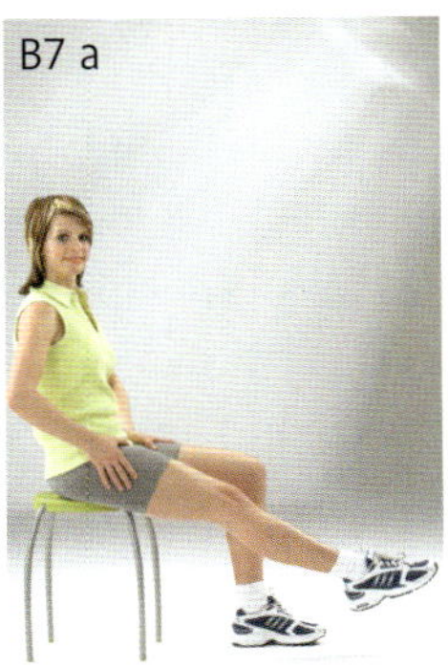
B7 a

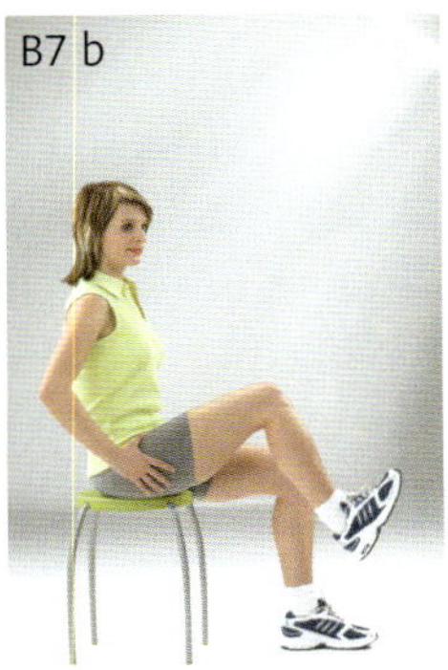
B7 b

B8 Charlie-Chaplin-Gang

Für diese Übung setzen Sie sich wieder mit geradem Rücken auf einen Hocker. Die Beine stehen hüftbreit auseinander, die Knie sind angewinkelt. Nun wandern erst die Fersen mit kleinen Bewegungen Schritt für Schritt nach außen (a), dann die Fußspitzen, danach die Fersen usw., bis die Beine eine breite Grätschstellung einnehmen (B 8 b). Anschließend wandern Fersen und Fußspitzen auf die gleiche Weise zurück.

Variation

- Beide Fersen bzw. Fußspitzen wandern parallel in eine Richtung seitwärts und zurück (ohne Bild).

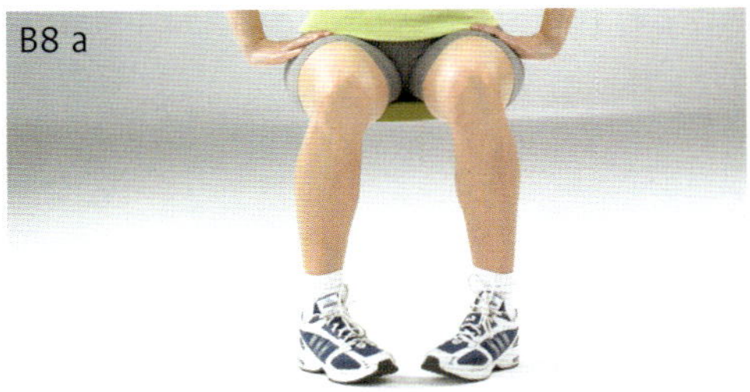
B8 a

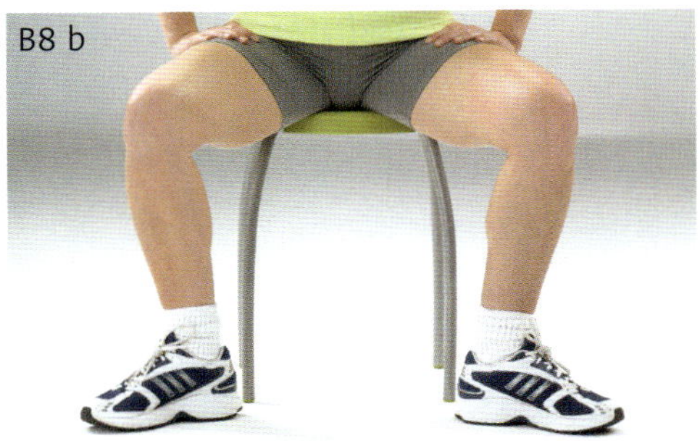
B8 b

B 9 Kniescheibe mobilisieren

Ihre Ausgangssituation ist wieder der Sitz auf einem Hocker. Strecken Sie ein Bein gerade nach vorne aus. Legen Sie die gleichseitige Hand mit der ganzen Fläche aufs Knie, und umfassen Sie mit der »Schwimmhaut« zwischen Daumen und Zeigefinger den oberen Rand der Kniescheibe (a). Nun geben Sie der Kniescheibe einen weichen Schub Richtung Fußspitze (b).

Durch rhythmisch wechselndes Anspannen und Entspannen des vorderen Oberschenkelmuskels können Sie die Kniescheibe anschließend in ihrem Gelenkgleitlager sanft-
federnd mobilisieren. Mit dem anderen Bein verfahren Sie ebenso.

Hinweis

Üben Sie mit der Hand keinen Druck von vorne auf die Kniescheibe aus.

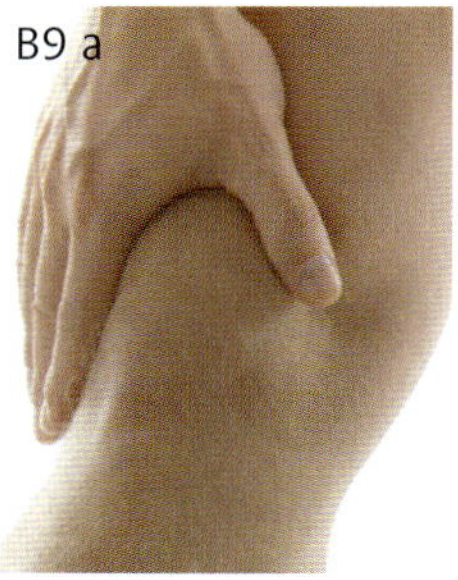

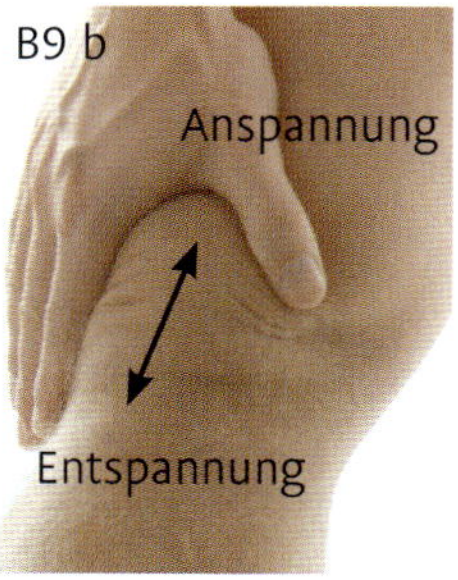

B 10 Pendelübung

Setzen Sie sich mit geradem Rücken auf einen Tisch oder einen höhenverstellbaren Stuhl, sodass die herabhängenden Unterschenkel den Boden nicht berühren. In dieser Position entlastet das Gewicht der hängenden Unterschenkel durch Zug die »gestressten« Kniegelenkflächen. Die Hände liegen dabei locker auf den Oberschenkeln (B 10 a).

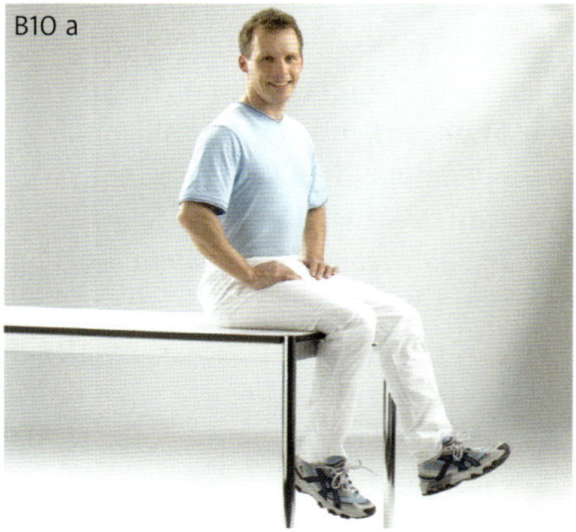

Pendeln Sie nun mit beiden Unterschenkeln 60 Sekunden vor und zurück. Der Bewegungsablauf darf nicht anstrengen: Die Bewegungen sollten möglichst klein sein und mit sehr geringem Muskelspiel durchgeführt werden. Denn bei dynamischerem Hin- und Herpendeln würden die Unterschenkel nicht mit ihrem Eigengewicht nach unten hängen.

Die entlastende Wirkung des Unterschenkelgewichts auf die Knie können Sie durch oberhalb der Knöchel angebrachte Gewichtsmanschetten (empfohlenes Gewicht: 0,5 bis max. 1 kg) noch verstärken.

Hinweis

Wenn Sie zu Hause keine Gewichtsmanschetten zur Verfügung haben, können Sie stattdessen z. B. Berg- oder Winterstiefel für die Pendelübung anziehen.

Variation

Eine ähnliche Pendelübung im Stehen an einer Treppe (b): Dazu stellen Sie sich seitlich auf eine Stufe (evtl. mit den Händen am Geländer). Mit dem unteren Bein pendeln Sie nun ohne Kraftaufwand vor und zurück (pro Bein 30 Sekunden). Dann drehen Sie sich um zum Geländer gegenüber, stützen sich wieder mit den Händen ab und pendeln genauso lang mit dem anderen Bein.

B10 b

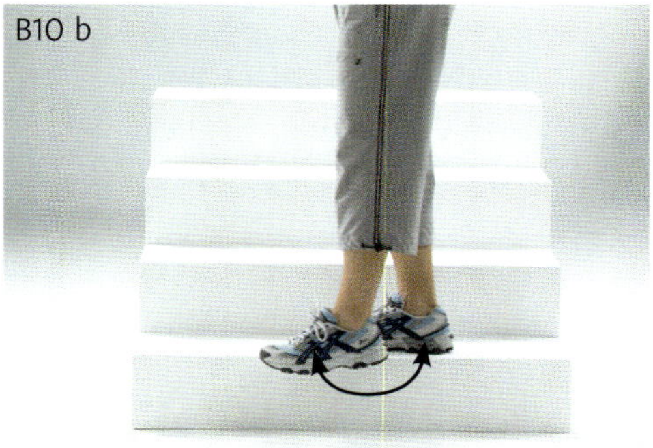

Mobilisationsübungen mit Kleingeräten

B 11 Handtuch auseinander ziehen

Setzen Sie sich auf einen Hocker oder Stuhl. Die Hände liegen auf den Oberschenkeln. Spreizen Sie die Beine hüftbreit auseinander, und beugen Sie die Knie etwa rechtwinklig an, sodass die Füße mit der ganzen Sohle fest auf einem auf dem Boden ausgebreiteten Handtuch stehen (B 11 a). Versuchen Sie nun das Handtuch **diagonal** auseinander zu ziehen.

B11 a

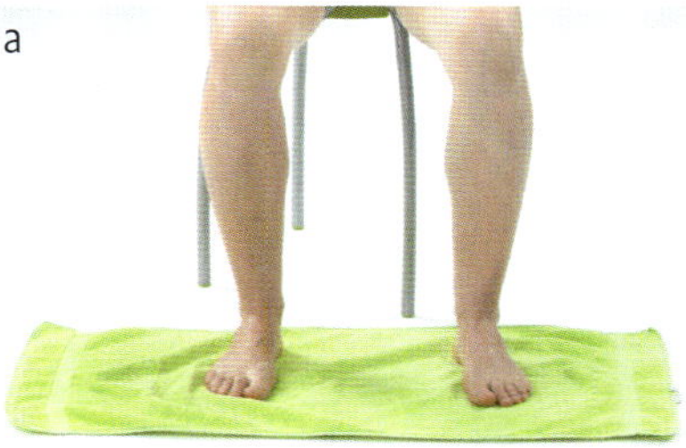

B11 b

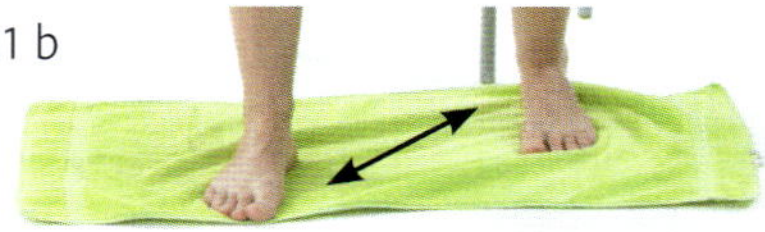

Dabei bewegt sich eine Fußsohle nach vorne außen, die andere nach hinten außen (b). Halten Sie die Spannung 10 Sekunden lang, dann lassen Sie locker. Wiederholen Sie die Übung 5-mal. Anschließend ziehen Sie das Handtuch in der entgegengesetzten Richtung auseinander und wechseln wieder zwischen Anspannen und Entspannen.

B 12 Mit dem Handtuch wischen

Sie sitzen wieder auf einem Hocker. Falten Sie das Handtuch einmal, und legen Sie es unter eine Fußsohle. Wischen Sie mit dem Handtuch nach vorn, bis Ihr Bein gestreckt ist, und zurück bis zum Hocker. Dabei bleibt stets die ganze Fußsohle mit dem Handtuch in Kontakt. Wiederholen Sie diese Bewegung mehrmals (30 Sekunden lang). Danach ist das andere Bein dran.

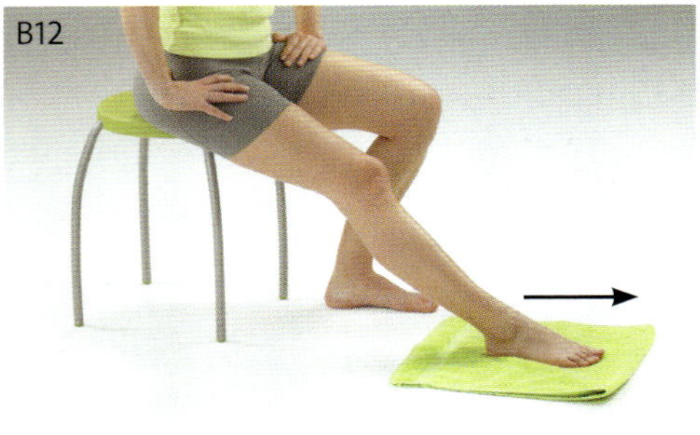

Variationen

- Ändern Sie das Tempo.
- Wischen Sie seitwärts nach rechts und links, aber nur mit gebeugtem Knie.

B 13 Füße warm reiben

Setzen Sie sich wie in den vorhergehenden Übungen mit angewinkelten Knien auf einen Hocker. Schuhe und Strümpfe ziehen Sie aus und stellen die Füße auf Ihr ausgebreitetes Handtuch. Packen Sie das Handtuch mit den Zehen des rechten Fußes, heben Sie es an, und legen Sie es über den linken Fuß. Halten Sie das Handtuch mit den Zehen fest, und rubbeln Sie damit den linken Fuß warm. Dann wechseln Sie die Seite und rubbeln den rechten Fuß mit dem linken ab.

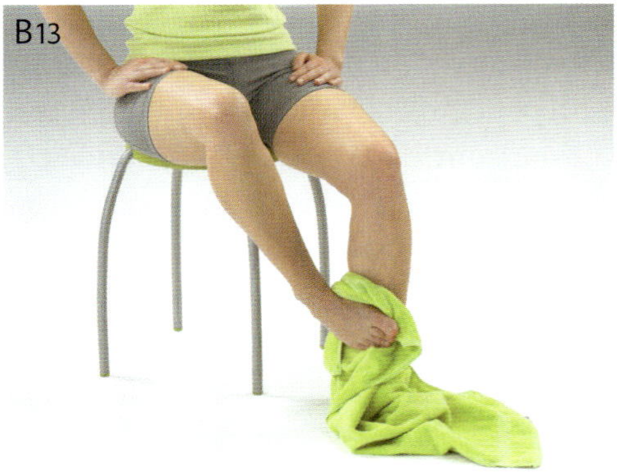

B 14 Handtuch falten

Ihre nackten Füße stehen wieder auf dem am Boden ausgebreiteten Handtuch. Greifen Sie den Rand des Handtuchs mit den Zehen eines Fußes, legen Sie es in der Mitte zusammen, und streichen Sie es mit dem Fuß glatt. Falten Sie es erneut in der Mitte (a) usw., bis ein kleines Rechteck entsteht. Danach öffnen Sie alle Faltungen wieder (b). Jetzt darf der andere Fuß auf die gleiche Weise aktiv werden.

B 15 Handtuch schwenken

Sie sitzen auch bei dieser Übung barfuß und mit angewinkelten Knien auf einem Hocker, das Handtuch liegt vor Ihnen. Ein Fuß bleibt als Stütze mit der Sohle auf dem Boden. Mit den Zehen des anderen Fußes packen Sie das Handtuch und halten es fest. Heben Sie das Knie an, strecken Sie es nach vorn, und beugen Sie es wieder. Nun lassen Sie das Handtuch los und stellen das Bein kurz ab. Greifen Sie das Handtuch erneut, und wiederholen Sie den Bewegungsablauf 10-mal. Anschließend machen Sie das Ganze mit dem anderen Bein.

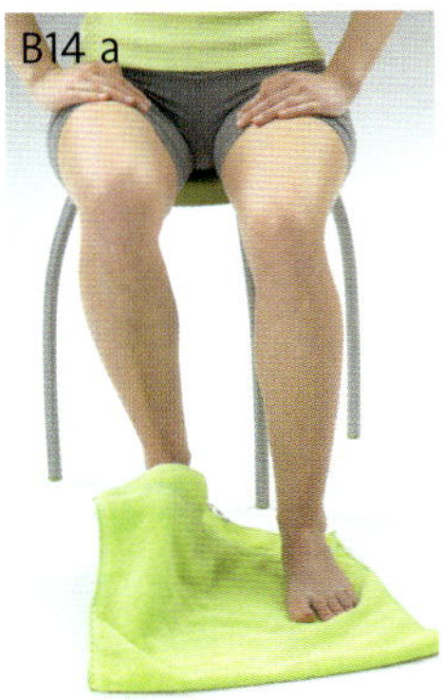
B14 a

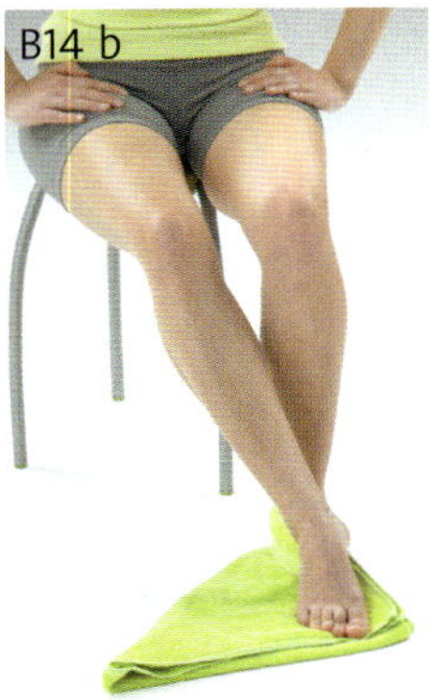
B14 b

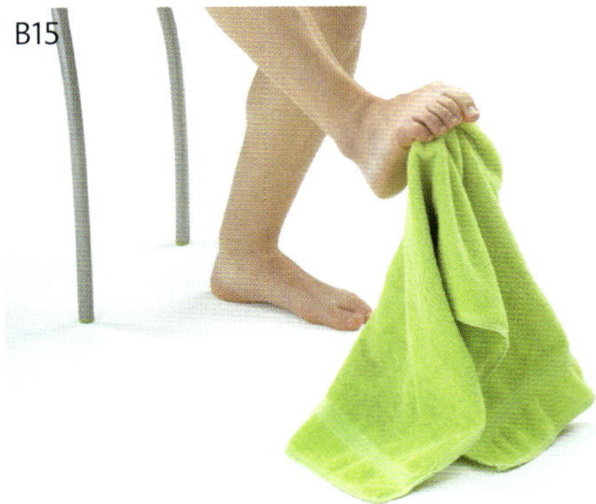
B15

B 16 Ball rollen in Rückenlage

Sie liegen mit ausgestreckten Beinen auf dem Rücken, die Arme flach neben dem Körper. Ein Fuß ruht mit der Ferse auf einem Gymnastikball. Rollen Sie den Ball, ohne hinzusehen, mit der Fußsohle auf einer möglichst geraden Linie Richtung Po und wieder nach vorne. Beim Zurückrollen strecken Sie die Fußspitze nach unten (a), beim Vorrollen ziehen Sie sie zum Knie (b).

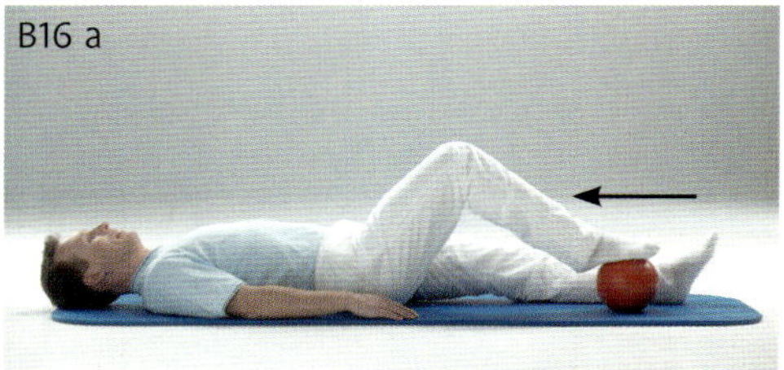

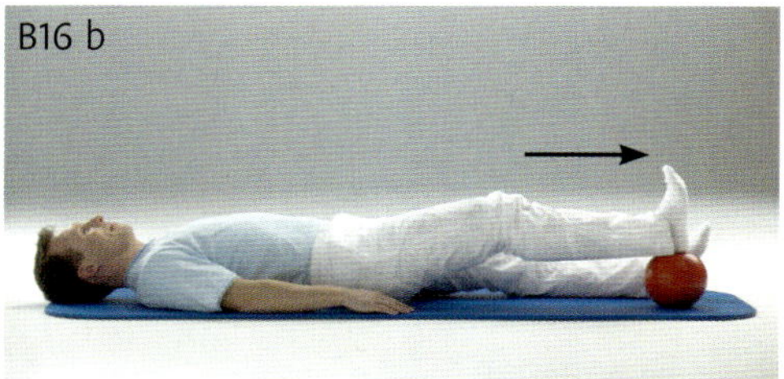

Beugen und strecken Sie das Kniegelenk immer nur bis zur Spannungs- und nicht bis zur Schmerzgrenze, es soll nicht wehtun. Führen Sie diese Bewegung erst mit dem einen, dann mit dem anderen Bein aus (pro Bein 30 Sekunden).

B 17 Ball rollen im Sitzen

Setzen Sie sich in aufrechter Haltung auf die vordere Hälfte eines Stuhls oder Hockers, die Knie etwa im rechten Winkel gebeugt. Die Arme liegen locker auf den Oberschenkeln. Stellen Sie einen Fuß auf einen Gymnastikball. Der andere Fuß bleibt fest auf dem Boden und bewegt sich während der Übung nicht.

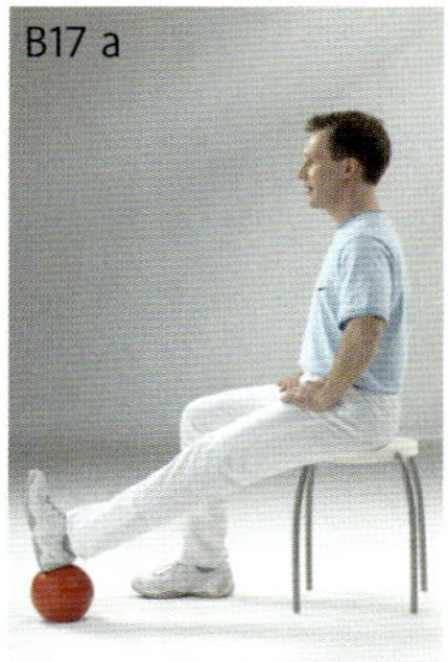

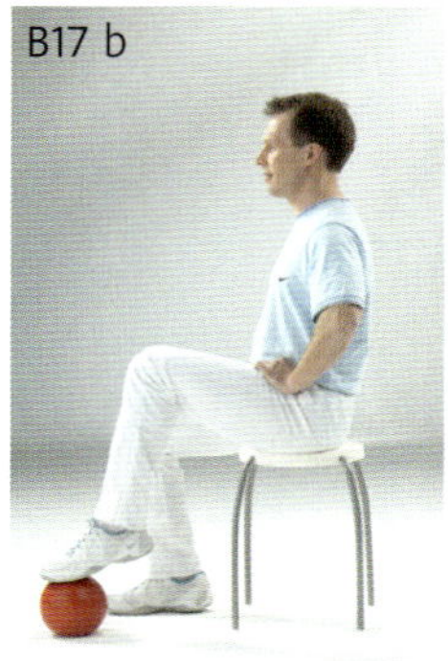

Rollen Sie den Ball mit der Fußsohle auf einer geraden Linie nach vorne und wieder zurück. Beim Vorrollen (und Strecken des Beins) ziehen Sie die Fußspitze hoch Richtung Kniegelenk (a), beim Zurückrollen (und Anwinkeln des Beins) strecken Sie die Fußspitze Richtung Boden (b). Machen Sie die Übung 30 Sekunden mit einem Bein, danach wechseln Sie die Seite und beginnen von Neuem.

B 18 Spiel und Stopp

Sie sitzen wie in der vorherigen Übung auf einem Stuhl oder Hocker, mit einem Fuß auf einem Gymnastikball. Spielen Sie den Ball nach rechts (oder links) zum anderen Bein, das ihn mit der Fußsohle stoppt und zurückspielt.

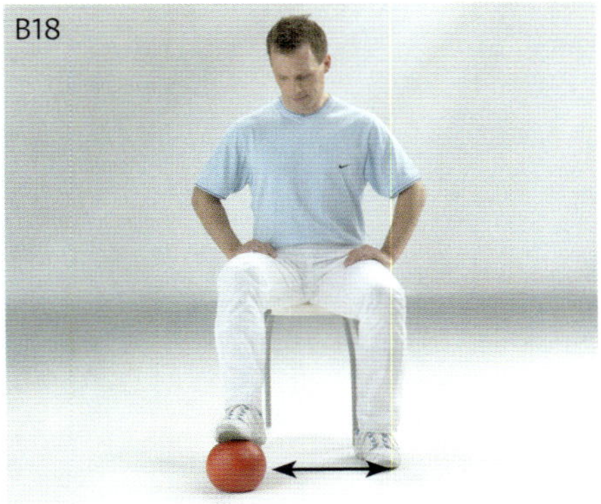

Das Bein, das gerade keinen Ball hat, stellen Sie zwischendurch immer wieder mit der ganzen Fußsohle auf dem Boden ab. Lassen Sie den Ball etwa 60 Sekunden lang zwischen Ihren Beinen hin- und herlaufen.

Variationen

- Stoppen Sie den Ball nur mit der Ferse oder der Fußspitze.
- Spielen Sie den Ball auf einer diagonalen Bahn nach schräg vorne und hinten.
- Wechseln Sie das Tempo.

B 19 Ball auf und ab rollen

Für diese Übung breiten Sie eine Gymnastikmatte im rechten Winkel zur Wand auf dem Boden aus und legen auf die Matte vor die Wand einen Sitzball. Begeben Sie sich nun in Rückenlage auf die Matte (s. auch Seite 77), das Gesicht zur Wand, die Arme neben dem Körper ausgestreckt auf dem Boden. Winkeln Sie die Knie an, stellen Sie die Fußsohlen auf den Ball, und rollen Sie ihn an der Wand hoch, bis Ihre Unterschenkel waagrecht stehen und mit den Oberschenkeln ungefähr einen 90-Grad-Winkel bilden (a).

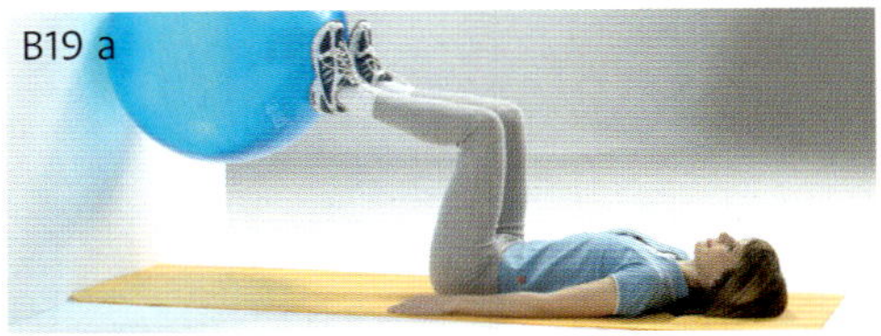

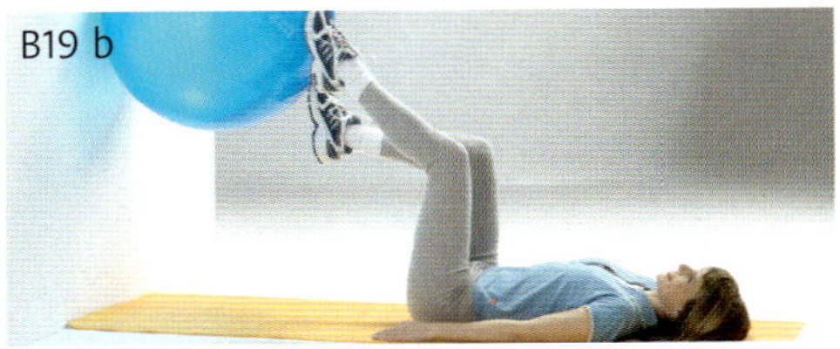

Rollen Sie den Ball nun mit kleinen Trippelschritten im Wechsel die Wand hinauf, bis Ihre Beine gestreckt sind, und wieder hinunter – das Ganze etwa 60 Sekunden lang, ohne die Beine abzusetzen (b).

Schwierigkeitssteigerung

- Legen Sie die Hände in den Nacken, oder strecken Sie die Arme zur Decke aus.

B 20 Ball zur Seite rollen

Ihre Ausgangsposition ist Übung 19 (Seite 93): Sie halten den Sitzball mit den Fußsohlen an der Wand fest. Wandern Sie nun mit dem Ball an der Wand 60 Sekunden lang so weit nach links und rechts, wie Sie ihn mit den Füßen gerade noch festhalten können.

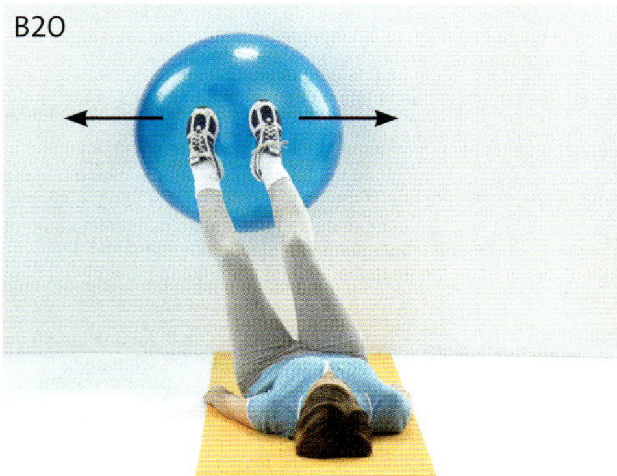
B20

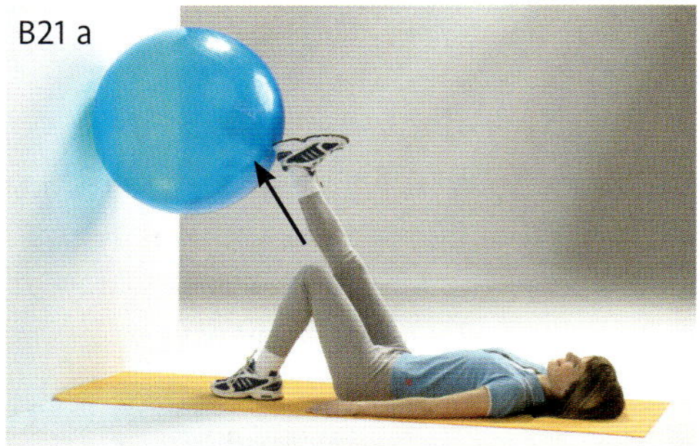
B21 a

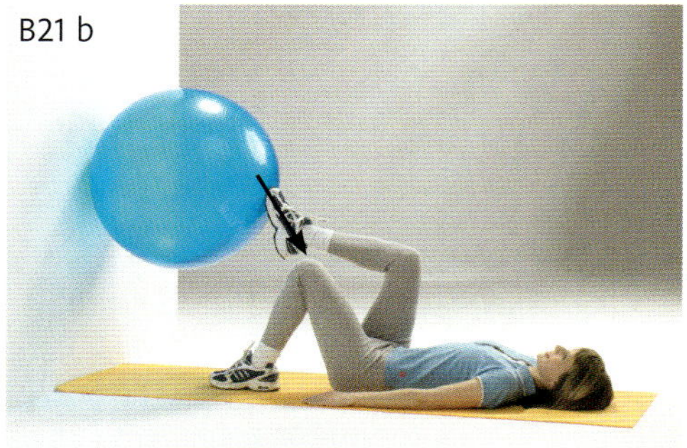
B21 b

B 21 Ball hoch mit einem Bein

Sie halten wie in Übung 19 (auf Seite 93) den Sitzball mit den Fußsohlen an der Wand fest. Stellen Sie ein Bein angewinkelt auf der Matte ab. Mit dem anderen Bein rollen Sie den Ball an der Wand hoch, bis das Bein gestreckt ist (a), und wieder herunter, bis der Unterschenkel etwa waagrecht steht und nur noch die Fußspitze den Ball berührt (b). Bewegen Sie den Ball für 30 Sekunden auf und ab, dann wechseln Sie die Seite.

Variation

Unterbrechen Sie den Bewegungsablauf in verschiedenen Gelenkpositionen, um kurze statische Anspannungen (5 – 10 Sekunden) gegen den Ball ein- und aufzubauen.

Hinweis

Achten Sie darauf, mit dem Kniegelenk des übenden Beins in der korrekten Beinachse zu bleiben (vgl. Seite 73). Das Knie sollte also immer mit Hüft- und Sprunggelenk in einer Linie stehen und nicht nach innen oder außen abweichen.

B 22 Schaukel

Nehmen Sie mit aufrechtem Rücken auf einem Sitzball Platz, die Arme locker auf den Oberschenkeln, die Beine leicht gegrätscht und angewinkelt, sodass die Knie über den Sprunggelenken stehen. Rollen Sie auf dem Ball etwa 60 Sekunden lang nach vorne (a) und hinten (b), ohne herunterzurutschen und den Fußkontakt zum Boden zu verlieren.

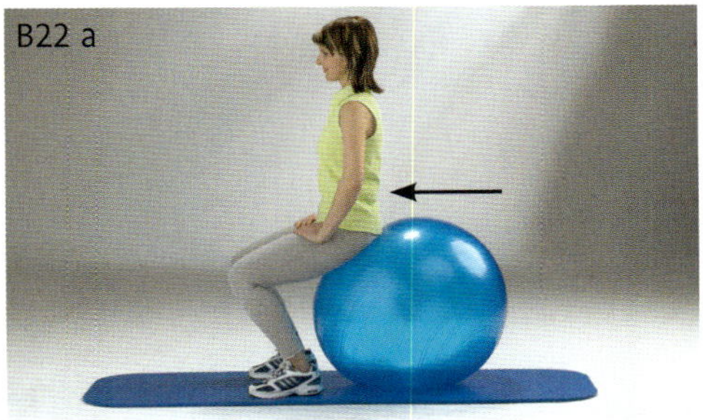

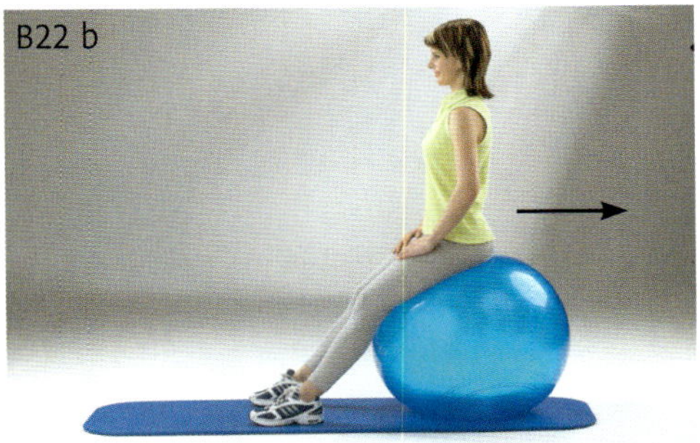

Über das Vor- und Zurückrollen des Balls im Sitzen werden die Kniegelenke schonend bewegt. Sie sollten dabei allerdings immer in der korrekten Beinachse bleiben (kein Nach-innen- oder Nach-außen-Knicken, vgl. Seite 73).

Schwierigkeitssteigerung

Legen Sie für diese Übung die Hände wie schon bei den vorherigen Übungen auf den Oberschenkeln ab.

- Beugen Sie sich beim Rollen nach hinten mit geradem Rücken nach vorne, und ziehen Sie bei gestreckten Knien die Fußspitzen hoch (c). Damit dehnen Sie die gesamte Beinrückseite.

- Neigen Sie beim Rollen nach vorne den aufrechten Oberkörper nach hinten, winkeln Sie die Knie an (höchstens bis zur Spannungsgrenze), und ziehen Sie gleichzeitig die Fersen hoch (d). Bei unsicherem Gleichgewicht sollten Sie allerdings besser mit den ganzen Fußsohlen Kontakt zum Boden halten.

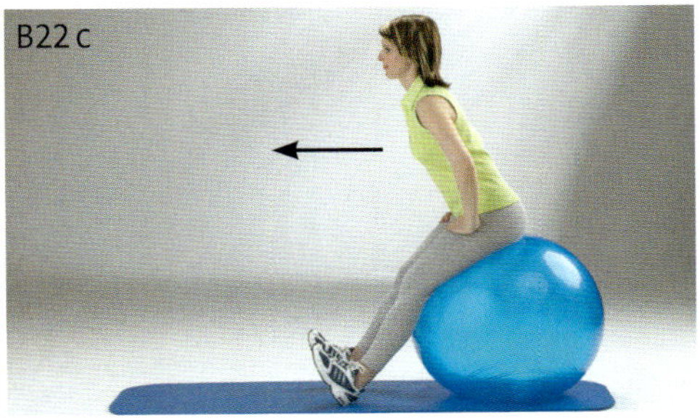

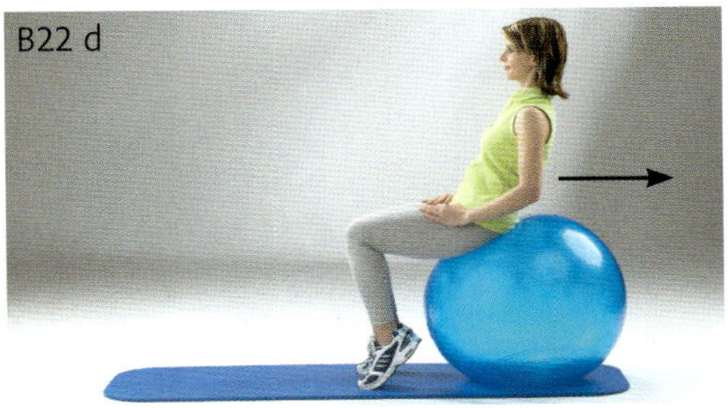

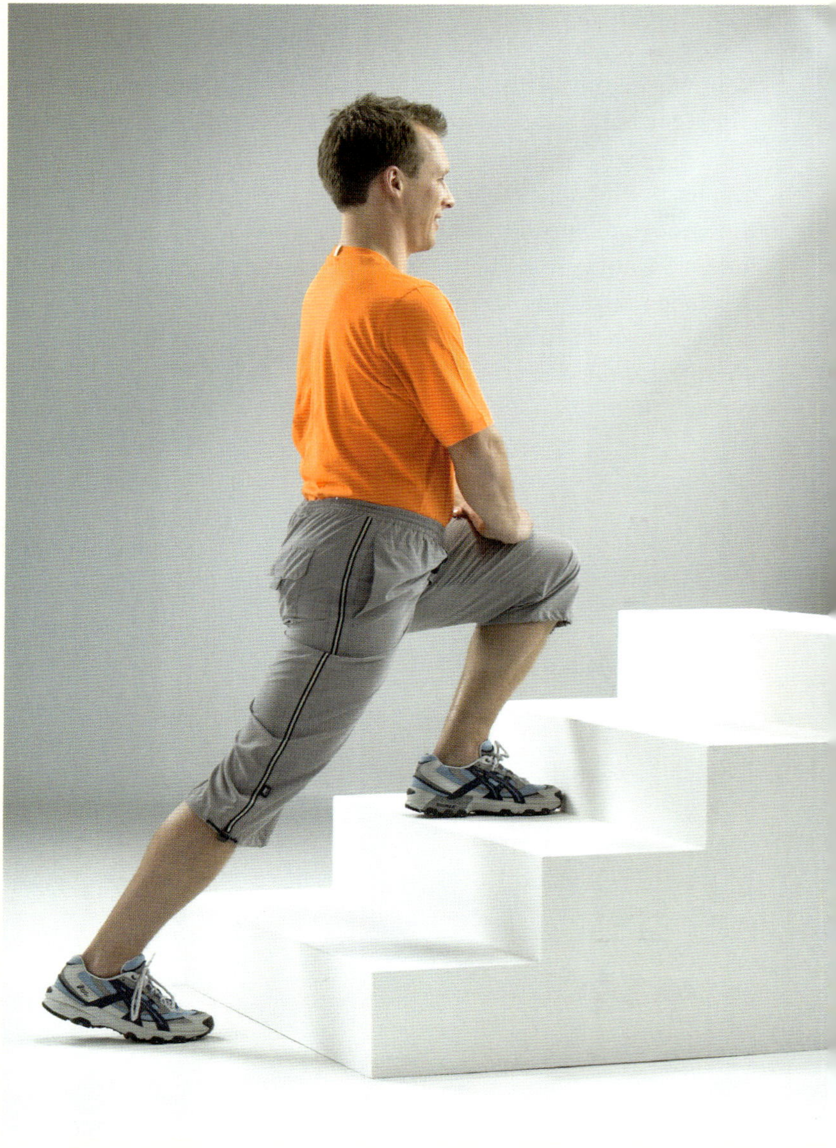

Einseitige Alltagsbelastungen und durch Schmerzen bedingte Schonung führen sehr häufig dazu, dass die kniegelenksumgebende Muskulatur nicht mehr in einem harmonischen Zusammenspiel von Kraft, Muskelspannung und Muskellänge arbeitet. Dadurch steigt die Druckbelastung im Gelenk, Verschleißprozesse werden möglicherweise beschleunigt. Alle auf den nächsten Seiten vorgestellten **Dehnübungen** haben deshalb ebenso wie die **Kräftigungsübungen** in Teil E (ab Seite 117) das Ziel, der Entwicklung eines muskulären Ungleichgewichts (**Dysbalance**) behutsam entgegenzuwirken.

Grundsätzlich darf bei allen Dehnübungen während des Übens und danach kein Schmerz in der Muskulatur oder im beteiligten Gelenk entstehen. Um Schmerzen vor allem bei Knieproblemen von vornherein zu vermeiden, können Sie jede Übung auf zwei verschiedene Weisen ausführen: auf die »klassische« oder auf eine schonendere Art.

Variante 1: Stretching – das klassisch-statische Dehnen

Hier wird der Muskel langsam, aber ohne Unterbrechung bis zu seiner Dehngrenze in die Länge gezogen. Sie spüren ein deutliches Ziehen, aber keinen Schmerz. Diese **statische** Position halten Sie **15 – 30 Sekunden** lang. Lässt dabei die Dehnspannung nach, können Sie den Muskel weiter dehnen, bis Sie erneut ein Ziehen bemerken. Die gehaltene Dehnung lösen Sie nicht abrupt, sondern langsam wieder auf. Insgesamt wird der Muskel 2 – 3-mal hintereinander auf diese Weise gedehnt.

Variante 2: weich-rhythmisches, dynamisches Dehnen

Dabei wird die Dehngrenze wie beim Stretching langsam erreicht, aber nur **3 – 5 Sekunden** lang gehalten. Anschließend verringern Sie die maximale Dehnspannung immer wieder kurz, um sie dann erneut für 3 – 5 Sekunden einzunehmen. Diesen **dynamischen** Vorgang wiederholen Sie 5 –7-mal. Der Muskel wird im Ganzen 2-mal hintereinander wie beschrieben gedehnt.

Der Vorteil der Variante 2 liegt insbesondere bei Gelenkbeschwerden darin, dass die Dauer der Druckbelastung auf die an der Muskeldehnung beteiligten Gelenke und die eventuell dadurch ausgelösten Schmerzen erheblich reduziert werden können. Wichtig für die Durchführung des dynamischen Dehnens ist, dass die Dehngrenze nicht mit Schwung, sondern nur allmählich erreicht wird.

Für die Muskulatur der Oberschenkel-Rückseite

C 1 In Rückenlage

Sie liegen auf einer Gymnastikmatte, ein Bein flach ausgestreckt, das andere im Hüftgelenk um 90 Grad gebeugt und im Knie angewinkelt. Halten Sie den Oberschenkel mit den Händen oder z. B. einem Handtuch oder Thera-Band® fest (a).

C1 a

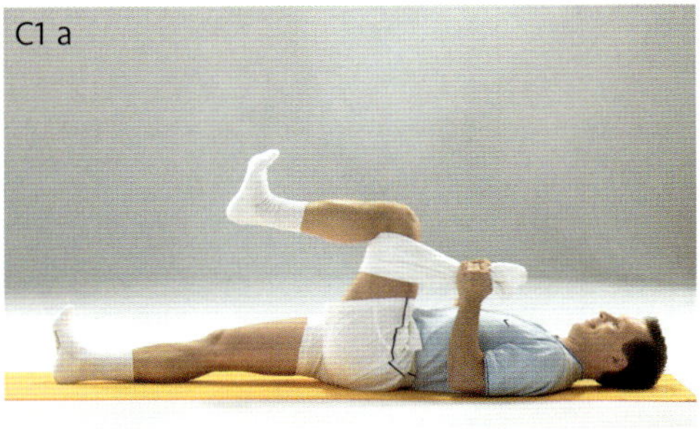

Strecken Sie nun das gebeugte Bein nach oben, bis Sie die Dehnung an der Oberschenkel-Rückseite deutlich, aber nicht schmerzhaft spüren (b). Bleiben Sie ca. 5 Sekunden in dieser Stellung, dann bewegen Sie das Bein langsam in die Ausgangsposition zurück – bis das Dehngefühl nachlässt – und strecken es erneut. Wiederholen Sie die Übung 5 –7-mal; anschließend wechseln Sie das Bein.

C1 b

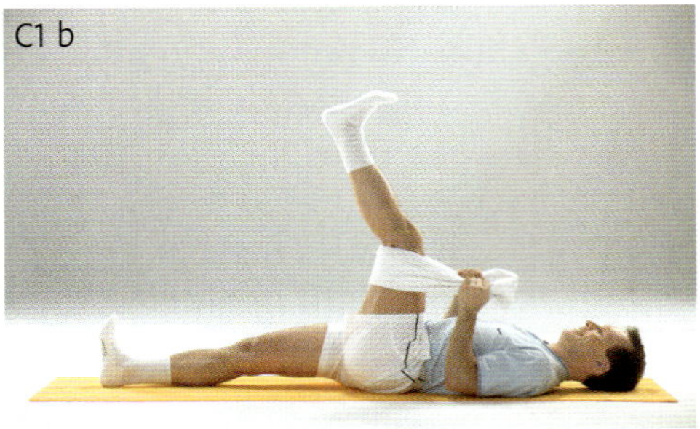

Variation

Die Dehnung lässt sich auf die gesamte Beinrückseite ausweiten und intensivieren, wenn Sie gleichzeitig mit der Kniestreckung die Fußspitze Richtung Knie anziehen (C1 c). Zusätzlich können Sie um die Fußspitze ein Handtuch oder Thera-Band® legen und die Bewegung durch Zug mit den Händen unterstützen.

C1 c

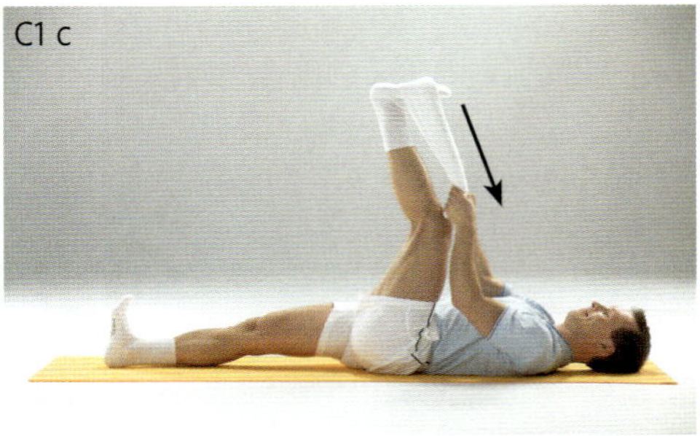

C2 Im Stehen

Stellen Sie sich in aufrechter Haltung vor einen Stuhl oder Hocker. Heben Sie ein Bein an und strecken Sie es, bis die Fußsohle gegen den Stuhlrand drückt (a).

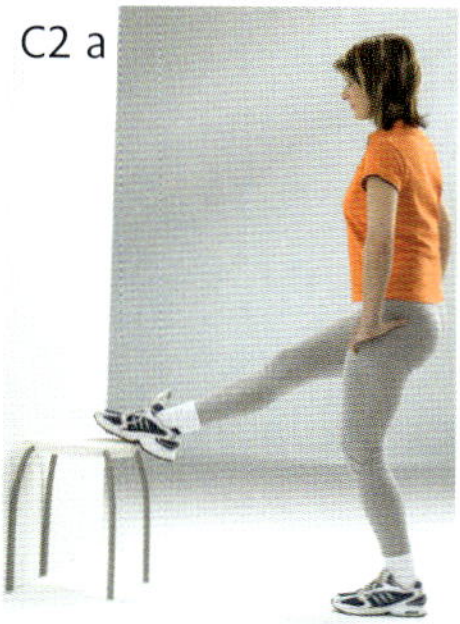
C2 a

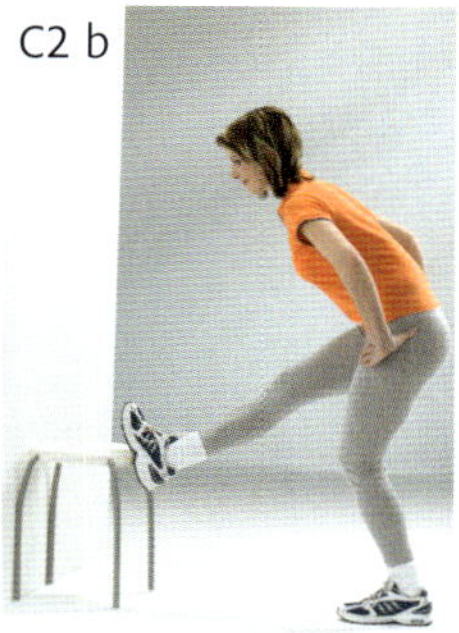
C2 b

Neigen Sie den geraden Oberkörper langsam und kontrolliert nach vorne. Dabei umfassen Sie den Oberschenkel mit den Händen (b). Sobald Sie ein deutliches Ziehen (keinen Schmerz!) an der Oberschenkelrückseite fühlen, verstärken Sie die Dehnung noch, indem Sie die Fußspitze in kleinen, weich-rhythmischen Bewegungen nach oben und unten strecken. Führen Sie die Übung erst mit dem einen, dann mit dem anderen Bein durch.

Hinweis

Stellen Sie den Stuhl oder Hocker so auf, dass er durch den wachsenden Druck nicht wegrutschen kann, also z. B. vor eine Wand.

C3 In Schrittstellung

Strecken Sie das vordere Bein aus, sodass nur die Ferse den Boden berührt. Das hintere Bein bleibt mit der ganzen Sohle auf dem Boden stehen. Senken Sie Ihren Körperschwerpunkt nun nach unten ab, indem Sie Ihr hinteres Knie beugen (a). Dabei neigen Sie den geraden Rücken nach vorne (b).

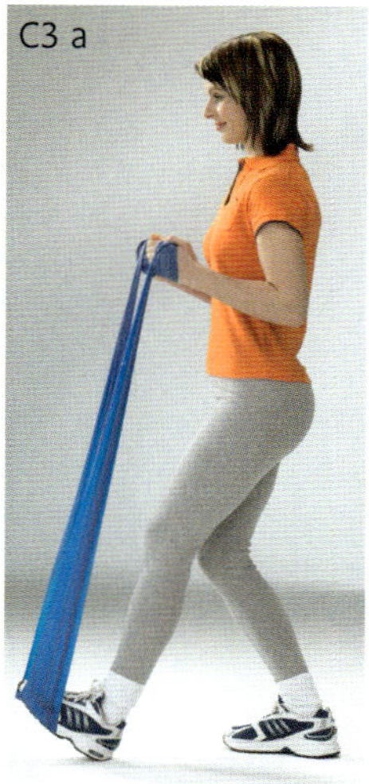
C3 a

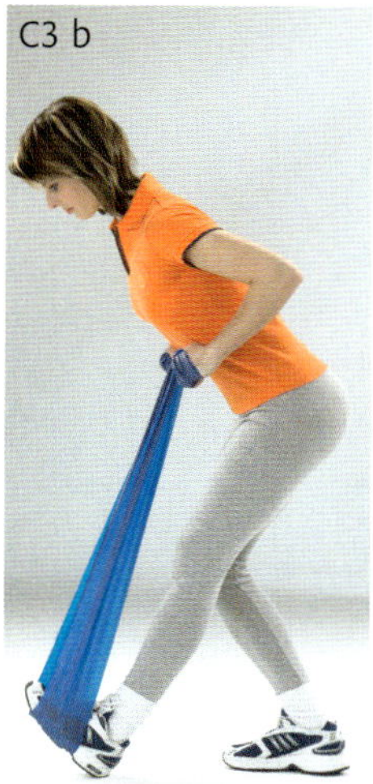
C3 b

Die Dehnung im vorderen gestreckten Bein können Sie mit dem Thera-Band® noch intensivieren: Legen Sie es um die Fußspitze, und ziehen Sie es mit beiden Händen zum Körper hin. Vergessen Sie nicht, auch das andere Bein zu dehnen.

C 4 Im Sitzen

Setzen Sie sich auf Ihre Gymnastikmatte. Winkeln Sie die Knie leicht an, Oberkörper und Kopf neigen Sie etwas nach vorne. Die Arme stützen sich auf der Matte ab (a).

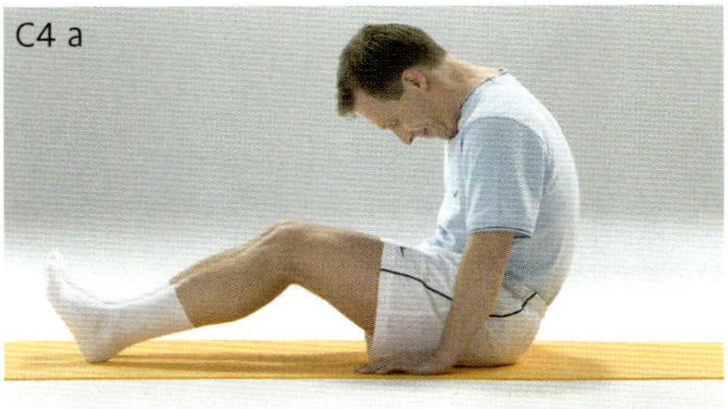
C4 a

Richten Sie jetzt den Oberkörper auf, indem Sie Ihr Brustbein nach vorne oben bewegen; Kopf und Nacken gehen mit. Gleichzeitig strecken Sie die Knie bis zur Dehngrenze. Stemmen Sie beide Arme seitlich hinter dem Körper auf die Matte, um die Streckung der Wirbelsäule zu unterstützen (b).

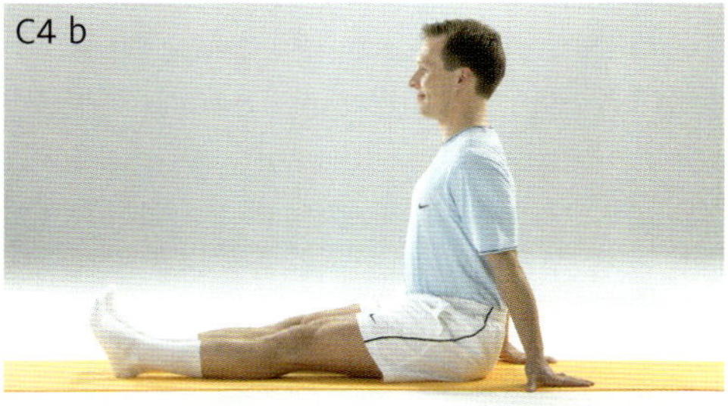
C4 b

Für die Muskulatur der Oberschenkel-Vorderseite

C 5 In Seitlage

Begeben Sie sich in Rückenlage auf Ihre Gymnastikmatte, und drehen Sie sich auf eine Körperseite. Winkeln Sie das untere Bein in Knie- und Hüftgelenk um 90 Grad nach vorne an, der unten liegende Arm wird bequem unter dem Kopf abgelegt. Strecken Sie das obere Bein über die Körpermittellinie nach hinten. Beugen Sie es im Kniegelenk, und ziehen Sie den Unterschenkel mit der anderen Hand, »verlängert« durch ein um den Knöchel gelegtes Handtuch, nach hinten, bis Sie die Dehnspannung an der Oberschenkel-Vorderseite deutlich – aber noch nicht schmerzhaft – wahrnehmen. Die gleiche Dehnübung führen Sie auf der Gegenseite mit dem anderen Bein aus.

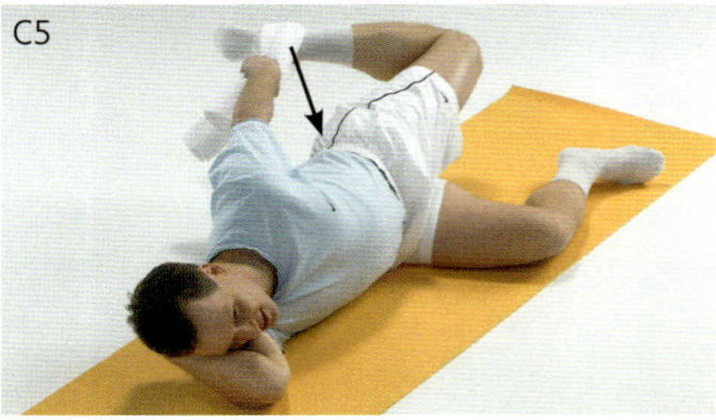
C5

C6 Auf einem Bein – mit Halt

Stellen Sie sich aufrecht vor einen Hocker. Winkeln Sie ein Bein im Knie an, und legen Sie Fußspitze und Rist auf dem Hocker hinter Ihnen ab. Achten Sie darauf, dass der Oberschenkel dabei nach hinten leicht gestreckt wird. Beugen Sie das Standbein langsam und kontrolliert, bis sich die Dehnung der Oberschenkel-Vorderseite bemerkbar macht.

Damit Sie Ihr Gleichgewicht im Einbeinstand besser halten können, vor allem wenn Sie auf dem geschädigten Knie stehen, benutzen Sie am besten Stützhilfen, wie z. B. Gymnastikstäbe, Unterarm-Gehstützen, Spazierstöcke oder eine Stuhllehne. Sie geben Ihnen mehr Stabilität. Anschließend nehmen Sie sich das andere Bein vor.

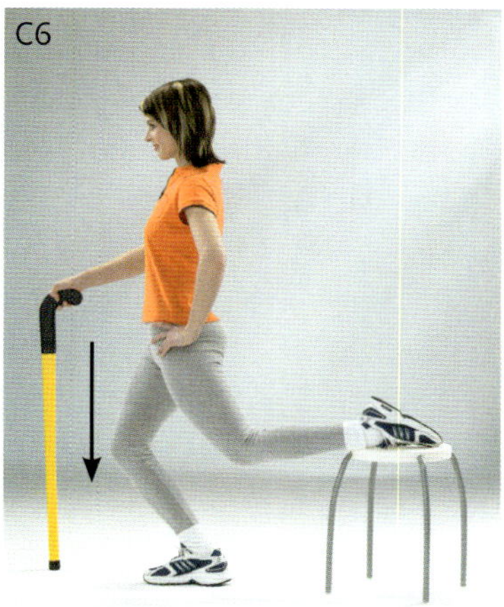

C7 Auf einem Bein – ohne Halt

Für diese Übung sollten Sie das Gleichgewicht sicher halten können. Stellen Sie sich zunächst aufrecht hin. Schlingen Sie das Thera-Band® um den Vorfuß des zu dehnenden Beins, und führen Sie es hinter dem Rücken nach oben, bis es über der gleichseitigen Schulter liegt.

Strecken Sie das Bein in der Hüfte über die Körpermittellinie nach hinten. Winkeln Sie das Knie an, und ziehen Sie das Thera-Band® mit den Händen über die Schulter nach vorne unten, bis die Dehngrenze an der Oberschenkel-Vorderseite erreicht ist. Genauso verfahren Sie auch mit dem anderen Bein.

Spannen Sie beim Dehnen gleichzeitig die Bauchmuskeln an, damit im Lendenwirbelbereich kein Hohlkreuz entsteht.

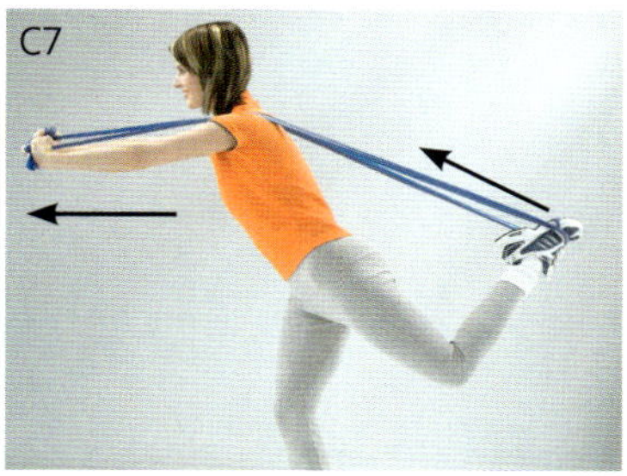

Hinweis

Wenn Sie doch Probleme mit dem Gleichgewicht haben, stellen Sie sich zum Üben so hin, dass Sie sich notfalls seitlich an einer Wand abstützen können (s. auch Übungen ab Seite 107).

Für die Muskulatur der Oberschenkel-Innenseite

C8 Im Stehen

Stellen Sie sich aufrecht hin, die Arme angewinkelt, die Hände an den Hüften. Spreizen Sie die gestreckten Beine zur Seite. Verlagern Sie Ihr Gewicht auf ein Bein, indem Sie das Knie beugen.

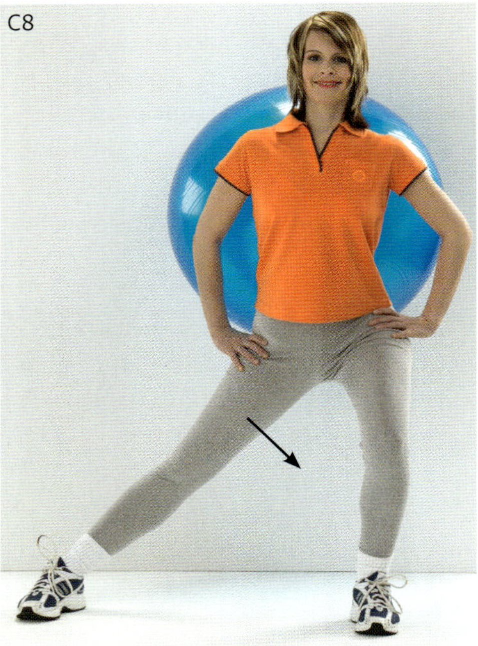

Das andere, gestreckte Bein spannen Sie nach innen unten in den Boden. Dabei darf sich die Fußspitze nicht nach außen drehen. Der Rücken bleibt gerade. Wenn Sie die Dehnung an der Oberschenkel-Innenseite des gestreckten Beins deutlich spüren, halten Sie die Spannung für 5 Sekunden. Dann verlagern Sie Ihr Gewicht auf die Gegenseite und dehnen die Muskeln des anderen Beins genauso lang (5-mal dehnen pro Bein).

Hinweis

Ein Sitzball zwischen Rücken und Wand entlastet die Kniegelenke, da sie durch das Anlehnen an den Ball weniger Gewicht tragen müssen.

C9 Im Liegen

Sie befinden sich in Rückenlage auf einer Gymnastikmatte. Winkeln Sie die Beine an, und schließen Sie die Füße. Lassen Sie die Knie langsam und kontrolliert nach außen sinken, bis die Fußsohlen aufeinander liegen.

Die Dehnung der Oberschenkel-Innenseiten können Sie verstärken, indem Sie die Knie bewusst nach außen unten spannen oder Ihre Oberschenkel vorsichtig mit den Händen auseinander drücken.

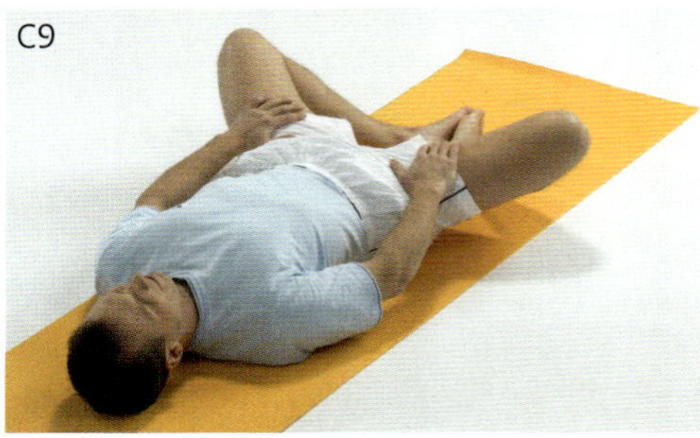

Für die Muskulatur der Unterschenkel-Rückseite

C 10 In Schrittstellung

Sie stehen mit dem Gesicht zu einer Wand, mit dem vorderen Fuß etwa eine Fußlänge von ihr entfernt. Beide Fußspitzen zeigen gerade nach vorne. Zur Entlastung des vorderen Beins stützen Sie sich mit den Händen an der Wand ab (a). Verlagern Sie nun Ihr Gewicht auf das vordere Bein. Das hintere Bein bleibt gestreckt, die Ferse löst sich nicht vom Boden (b). Diese Übung dehnt die **lange** Wadenmuskulatur. Führen Sie sie auch mit dem anderen Bein durch.

Variation

Zur Dehnung der **kurzen** Wadenmuskulatur muss die Schrittstellung etwas kleiner sein. Das vordere Bein bleibt unverändert stehen, das hintere Bein aber beugen Sie im Kniegelenk (c). Achten Sie darauf, dass Ihre Ferse auf jeden Fall auf dem Boden bleibt.

C10 a

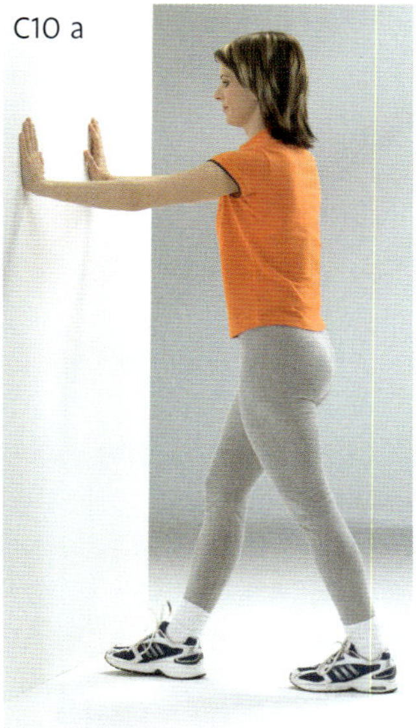

C10 b

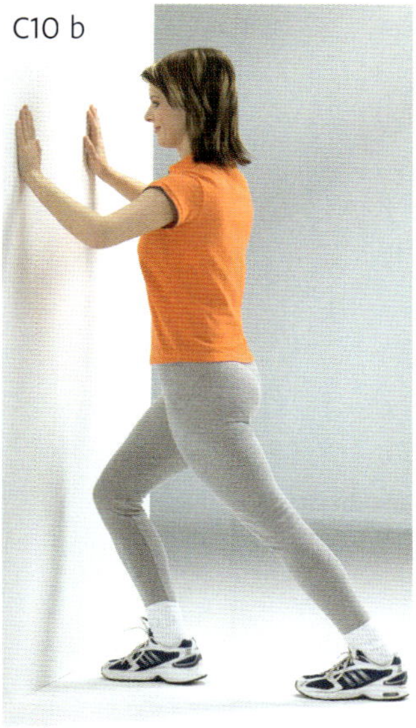

C10 c

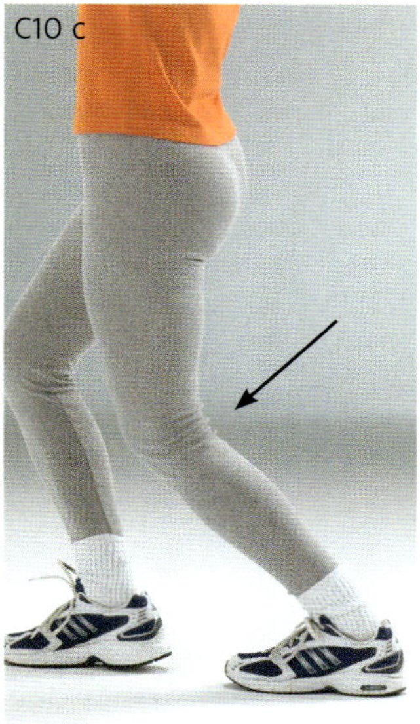

Für die Beugemuskulatur der Hüfte (Leiste)

C 11 Wiegeschritt

Sie stehen aufrecht in Schrittstellung. Beide Fußspitzen sind gerade nach vorne gerichtet, die Arme abgewinkelt, die Hände an den Hüften aufgestützt (a). Verlagern Sie nun langsam Ihr Gewicht auf das vordere Bein, das dabei leicht gebeugt wird. Die Ferse des hinteren, gestreckten Beins kann sich vom Boden abheben, darf sich jedoch nicht nach innen drehen (b). Wichtig ist, dass Sie den Oberkörper dabei aufrecht gerichtet halten und nicht nach vorne oder hinten neigen.

Schieben Sie Ihren Schwerpunkt nun nach vorne, bis Sie die Dehnung an der Leiste des hinteren Beins deutlich wahrnehmen. Schmerzen jedoch sollte es Ihnen nicht bereiten. Das andere Bein dehnen Sie auf die gleiche Art.

Variation

Stützen Sie sich mit den Händen an einer Wand ab **(s. Übung C 10)**, um das vordere Bein mehr entlasten zu können.

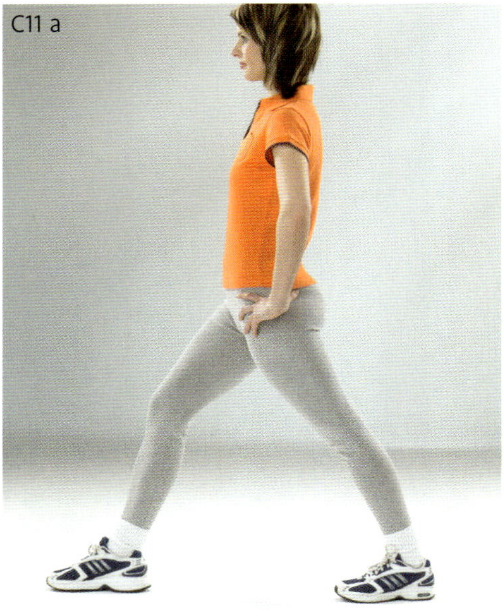

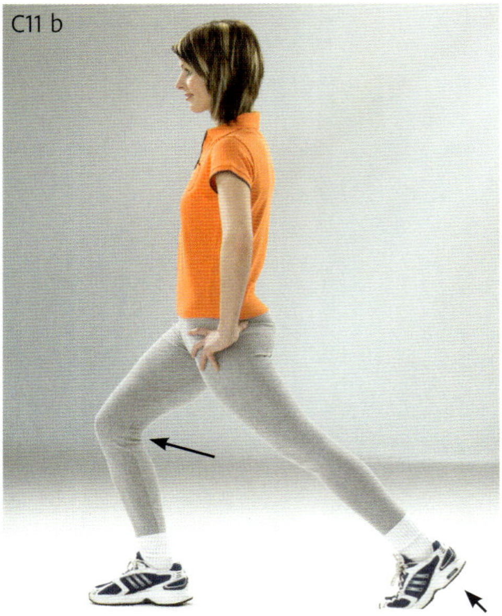

C 12 An der Treppe

Nehmen Sie am Fuß einer Treppe Schrittstellung ein. Dazu steigen Sie mit dem vorderen Bein auf die zweite Stufe von unten. Die Hände stützen Sie auf dem vorderen Oberschenkel ab (a).

Verlagern Sie nun Ihr Gewicht auf das vordere Bein, wobei Sie das Knie leicht beugen. Das hintere Bein steht gestreckt am Fuß der Treppe, die Ferse darf sich vom Boden lösen. Beide Fußspitzen müssen nach vorne zeigen, der Rücken bleibt aufrecht (b).

Jetzt spüren Sie die Dehnspannung an der Leiste des hinteren gestreckten Beines. Machen Sie die Übung auch mit dem anderen Bein. In dieser Position kommen Sie zu einer intensiveren Dehnung als auf dem flachen Boden (s. vorhergehende Übung, C 11).

Variation

Stellen Sie sich etwas näher an das Geländer der Treppe (üblicherweise ist ein Geländer im Treppenhaus oder auch an anderen Treppen vorhanden), und halten Sie sich beim Dehnen mit einer Hand daran fest.

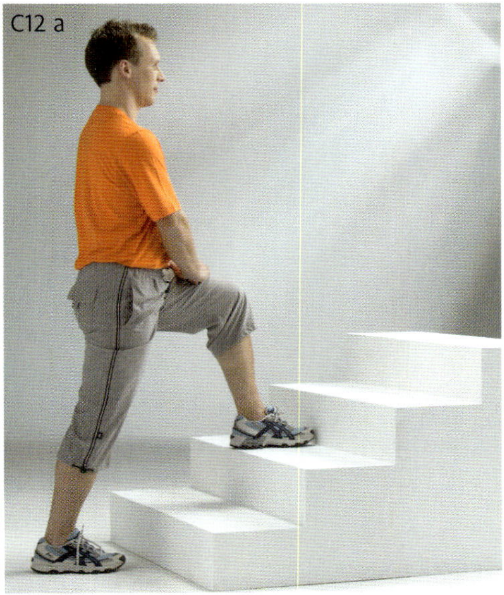
C12 a

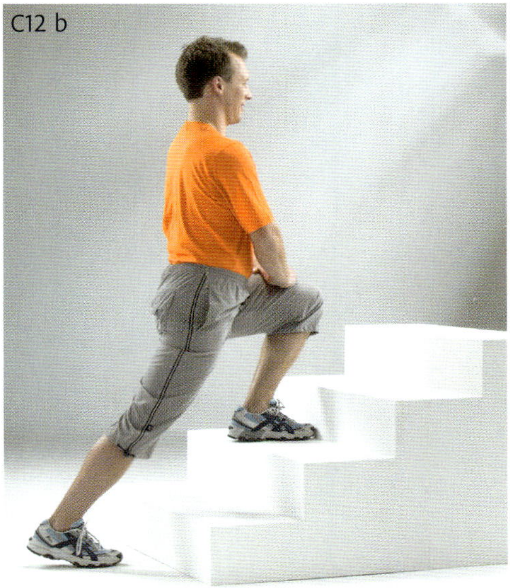
C12 b

D Das Gleichgewicht schulen

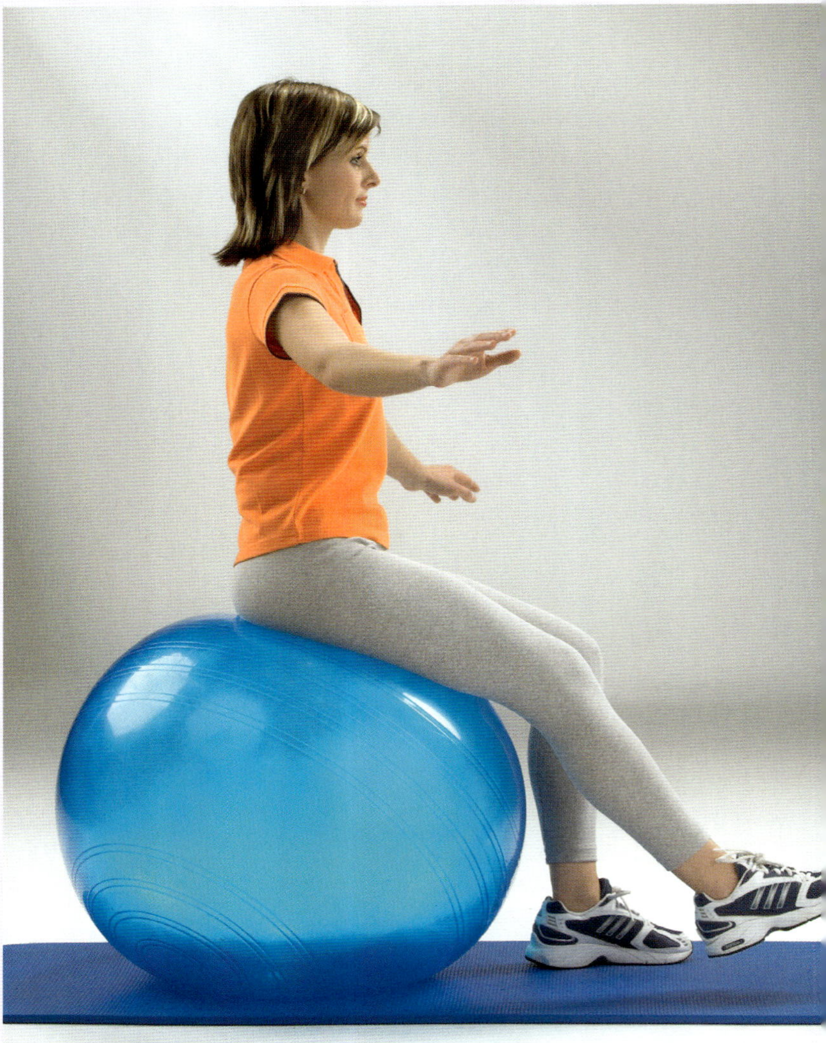

Gleichgewichtsübungen sollten immer Teil eines Trainingsprogramms sein, jedoch nur für Fortgeschrittene und nur, wenn das Nerv-Muskel-System noch nicht ermüdet ist. Aus dem gleichen Grund ist es nicht ratsam, beim Üben zu Hause 20 Minuten lang ausschließlich Gleichgewichtsübungen durchzuführen: Infolge der zunehmenden Ermüdung könnten zum einen Fehlbelastungen auftreten, zum anderen wäre auch kein effektives Üben mehr möglich.

Bei allen Übungen im Einbeinstand sollten Sie Ihr Arthrose-Knie durch die bewusste Kontrolle der Beinachse gut stabilisieren, um größere »Wackelbewegungen« zur Seite (nach innen oder außen) zu vermeiden. Da unser Gleichgewichtstraining zusätzlich der Muskelkräftigung dient, zeigt sich die Ermüdung häufig im Ziehen oder Zittern der Muskulatur, manchmal allerdings auch darin, dass Sie das Gleichgewicht verlieren und verstärkt mit den Armen gegensteuern müssen. Spätestens dann sollten Sie mit diesen Übungen aufhören.

Für Ihr persönliches Knie-aktiv-Programm empfehlen wir Ihnen **zwei Gleichgewichtsübungen täglich** (jedoch nur für Geübte); das entspricht in etwa fünf Minuten.

Vier Regeln für das Gleichgewichtstraining

Vom Leichten zum Schweren

Nehmen Sie sich zunächst die Übungen ohne Gerät vor. Erst wenn Sie damit sicher zurechtkommen, können Sie sich an die Übungen mit Gerät wagen.

Vom Bekannten zum Unbekannten

Beginnen Sie Ihr Gleichgewichtstraining immer mit bereits erlernten Übungsformen, bevor Sie neue Varianten erproben.

Vom Einfachen zum Komplexen

Bei der Gleichgewichtsschulung wird der Schwierigkeitsgrad der Übungen schrittweise gesteigert: so z.B. vom beidbeinigen Stehen zum Einbeinstand, vom Üben mit Sichtkontrolle zum Üben mit geschlossenen Augen oder von festen zu instabilen Standflächen. Halten Sie sich an die entsprechenden Hinweise in den Übungsanleitungen, und wechseln Sie erst dann zur nächstschwierigeren Übungsform, wenn Sie die vorhergehende sicher beherrschen.

Sicherheit ist erstes Gebot

Sorgen Sie besonders zu Anfang dafür, dass Sie während des Übens immer die Möglichkeit haben, sich z.B. an einer Wand oder an einem Tisch abzustützen oder festzuhalten, falls Sie die Balance verlieren.

Übungen im Stand ohne Gerät

D 1 Wahrnehmungsübung

Stellen Sie sich gerade hin, die Füße eine Handbreit auseinander. Die Arme hängen locker. Versuchen Sie nun, mit geschlossenen Augen etwa eine Minute lang ruhig zu stehen. Spüren Sie, dass dies allein schon durch die natürlichen Vorgänge im Körperinneren – Atmung, Herzschlag, Blutfluss etc. – gar nicht möglich ist?

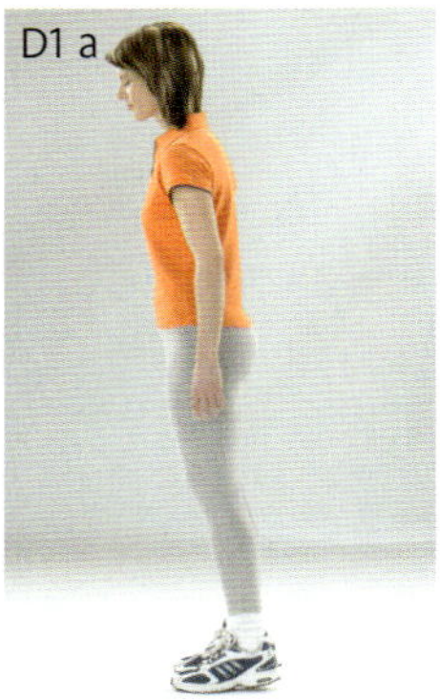
D1 a

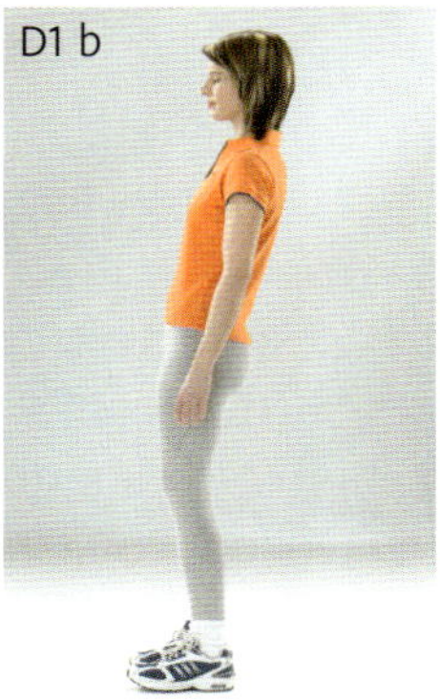
D1 b

Verlagern Sie jetzt Ihren Schwerpunkt bei möglichst aufrechter Haltung nach vorne (a) und nach hinten (b), und zwar 10-mal nach vorn und 10-mal zurück. Nehmen Sie dabei bewusst die Druckveränderungen unter den Fußsohlen wahr. Wohin wandert der Druck? Wie weit können Sie sich vor- und zurückneigen, ohne das Gleichgewicht zu verlieren? Anschließend verlagern Sie Ihren Schwerpunkt: 10-mal nach links (c) und 10-mal nach rechts (d).

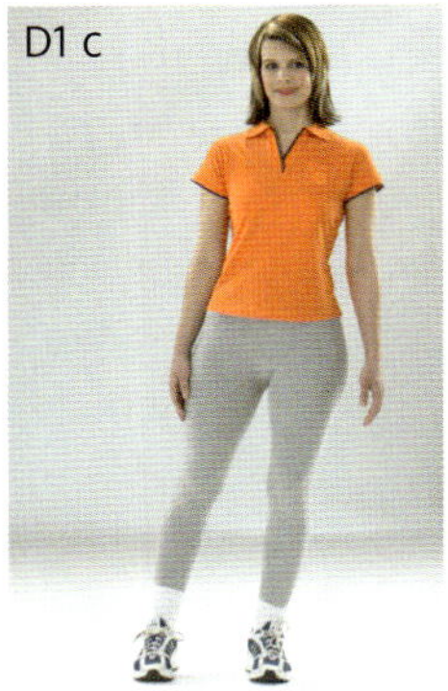
D1 c

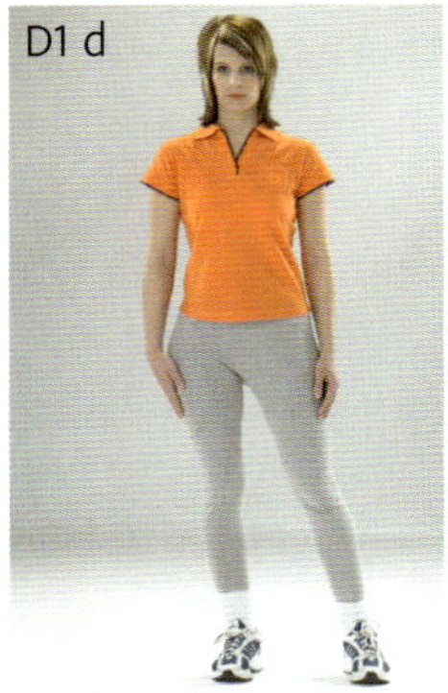
D1 d

Schwierigkeitssteigerung

- Heben Sie im Wechsel die Zehen (e) und die Fersen (f) vom Boden ab. Wiederholen Sie diese Bewegung in jeder Richtung 10-mal.
- Schließen Sie die Beine, sodass sich Ihre Innenknöchel berühren, und verlagern Sie Ihren Schwerpunkt kreisförmig: 10-mal mit und 10-mal gegen den Uhrzeigersinn.

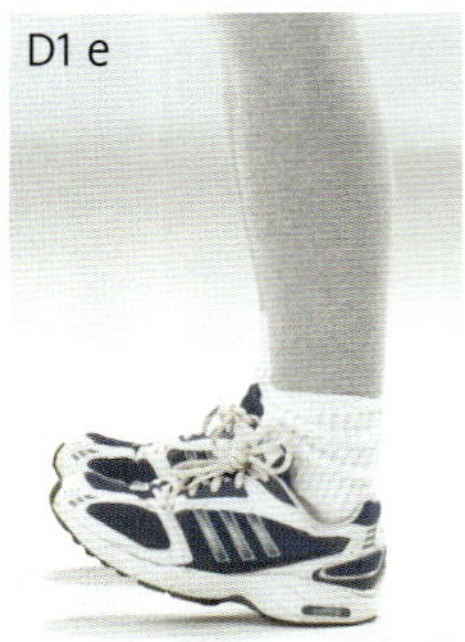
D1 e

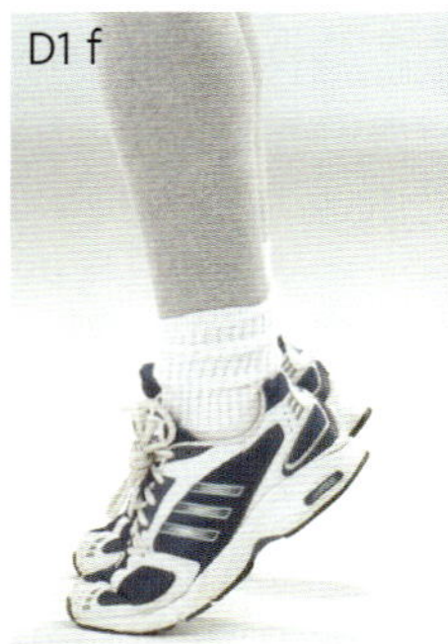
D1 f

D2 Seiltänzerstand

Stellen Sie sich aufrecht auf eine gedachte Linie, die Füße stehen hintereinander. Strecken Sie die Arme waagrecht zur Seite aus, um Ihr Gleichgewicht zu sichern.

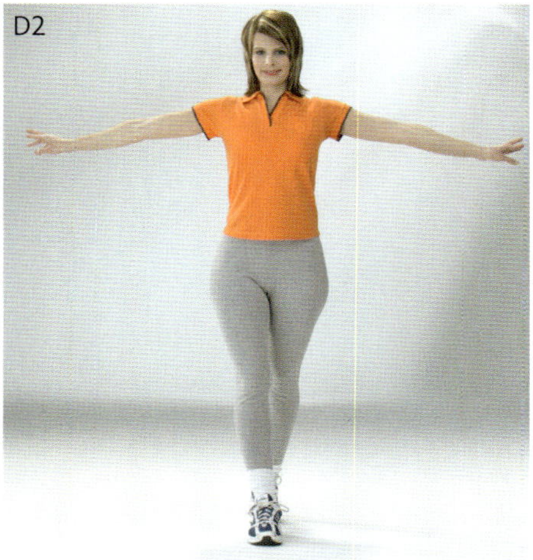

Variationen

- Schauen Sie abwechselnd zur Decke und zum Boden, danach zur linken und zur rechten Hand jeweils 10-mal.
- Schließen Sie für wenige Sekunden die Augen, und öffnen Sie sie wieder.
- Strecken Sie den rechten Arm zur Decke nach oben, der linke Arm befindet sich seitlich am Körper. Wechseln Sie nun langsam und kontinuierlich die Armpositionen, indem Sie die Arme über die Seite nach oben bzw. nach unten bewegen, ohne das Gleichgewicht zu verlieren.

D3 Wiege

Sie stehen in Schrittstellung. Belasten Sie abwechselnd nur ein Bein, indem Sie den Oberkörper nach vorne und hinten wiegen. Wenn Sie Ihr Gewicht nach hinten verlagern, hebt sich die Fußspitze des vorderen rechten Beines ab (a). Zur Gewichtsverlagerung nach vorne drücken Sie sich über den Fußballen vom hinteren Bein ab, dabei hebt sich die hintere Ferse vom Boden (b). Den Oberkörper halten Sie dabei immer gerade (jeweils 10-mal vor und zurück).

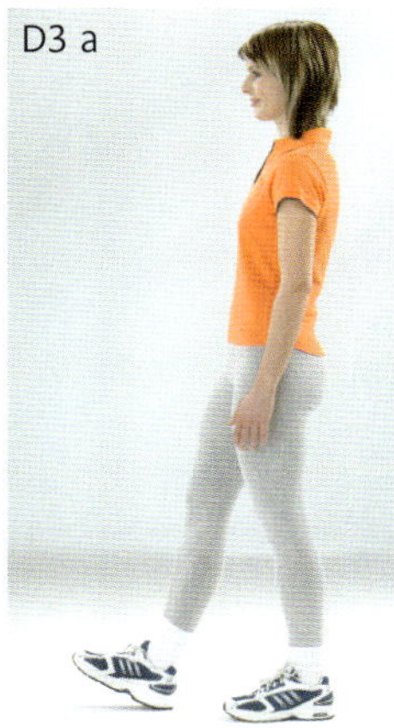

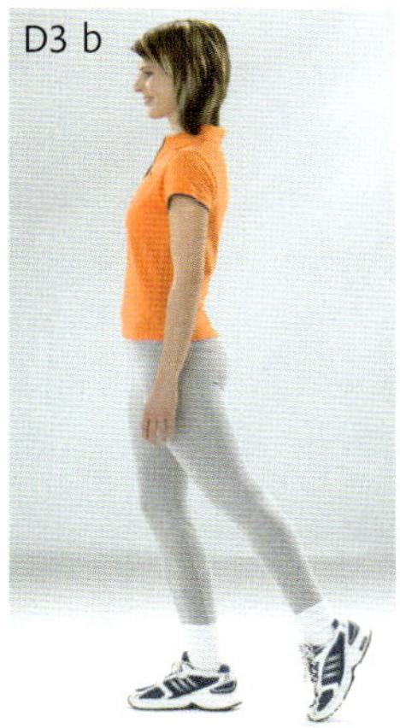

Variation

Wenn Sie das Gewicht nach vorne verlagern, heben Sie statt der Ferse die hintere Fußspitze ab, bei der Verlagerung nach hinten die vordere Ferse. Bleiben Sie jeweils 5 – 10 Sekunden auf dem belasteten Bein stehen, und halten Sie das Gleichgewicht.

D 4 Sternschritt

Diese Übung trainiert ganz speziell das **dynamische** Gleichgewicht: Sie wechseln nämlich immer wieder das Standbein, was jedes Mal eine Neuorientierung des Gleichgewichts erfordert. Sie stehen aufrecht, die Beine ungefähr hüftbreit auseinander.

Führen Sie die Übung in dieser Abfolge 3-mal im Uhrzeigersinn durch, und zwar in möglichst schnellem, aber noch sicherem Tempo. Anschließend absolvieren Sie 3 Durchgänge gegen den Uhrzeigersinn. Wiederholen Sie das Ganze einmal.

Hinweis

Es ist sinnvoll, zwischen den Übungsdurchgängen die Beine im langsamen Gehen zu lockern und erst nach 20–30 Sekunden die nächsten Runden zu absolvieren.

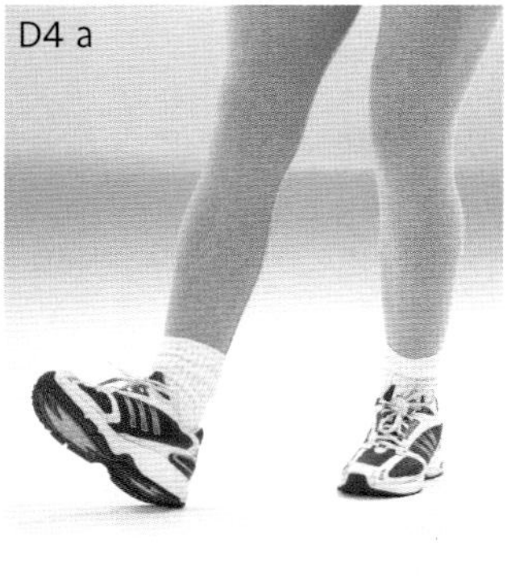

a. Tippen Sie mit der rechten Ferse nach vorne rechts, und stellen Sie das Bein wieder zurück.

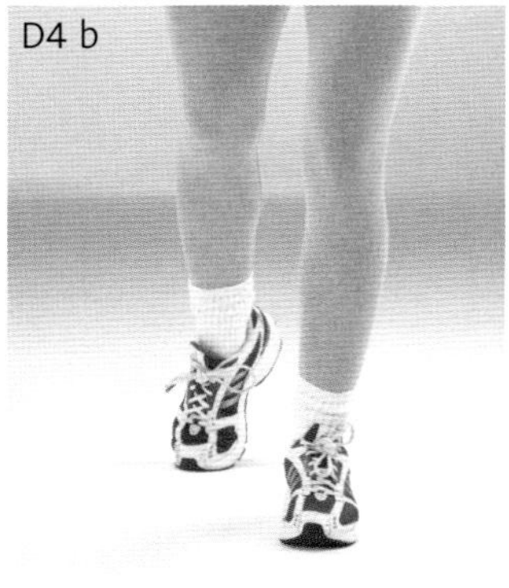

b. Dann tippen Sie mit der rechten Fußspitze nach hinten rechts und stellen das Bein zurück.

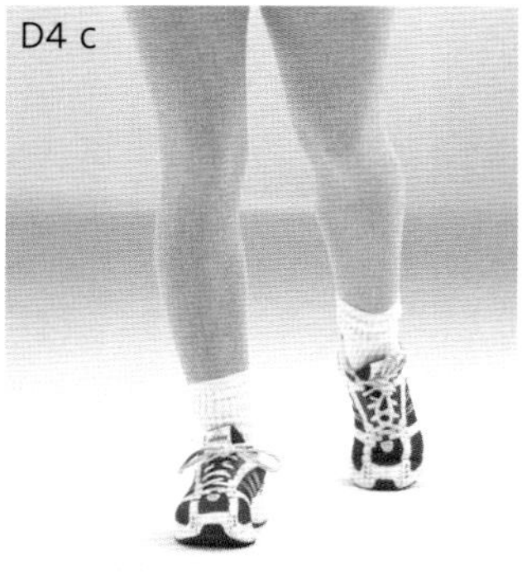

c. Nun tippen Sie mit der linken Fußspitze nach hinten links und stellen das Bein zurück.

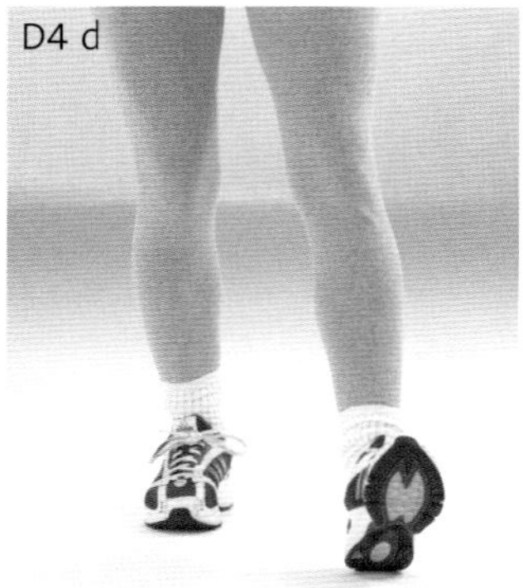

d. Zum Schluss tippen Sie mit der linken Ferse nach vorne links und gehen zurück in die Ausgangsposition.

Übungen mit Gymnastikball

D 5 Einbeinstand

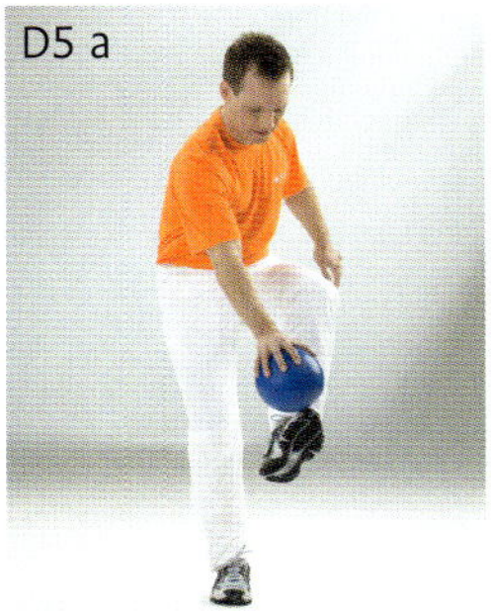

a. Ihre Füße stehen parallel, eine Handbreit auseinander, die Knie sind leicht gebeugt. Nehmen Sie den Ball in die rechte Hand. Ziehen Sie das linke Knie zu sich hoch, die Fußspitze zeigt schräg nach oben. Nun berühren Sie die linke Fußspitze mit dem Ball. Anschließend setzen Sie den linken Fuß wieder auf, nehmen den Ball in die linke Hand und führen ihn jetzt zur schräg angehobenen rechten Fußspitze. Wiederholen Sie die Übung 10-mal im Wechsel.

Hinweis

Im Einbeinstand sollte das Standbein nicht ganz gestreckt sein, um für das Gleichgewicht noch Ausgleichsmöglichkeiten zu haben.

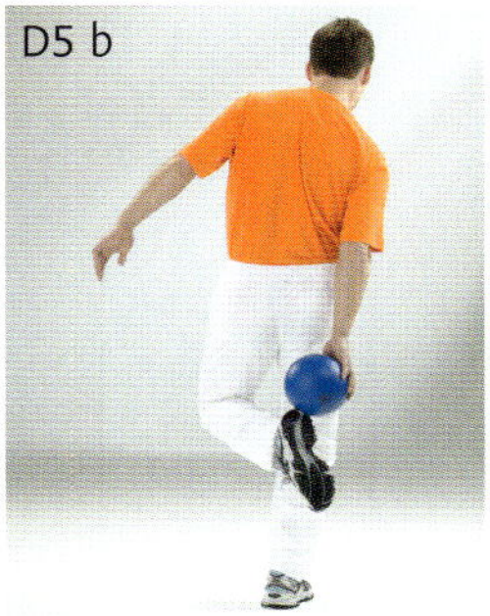

b. Führen Sie den Ball mit der rechten Hand nach hinten, ziehen Sie die linke Ferse in Richtung Po. Tippen Sie schräg mit dem Ball an die Ferse. Wechseln Sie die Seite, und tippen Sie mit dem Ball in der linken Hand an die rechte, rückwärtig angehobene Ferse. Im Wechsel 10-mal wiederholen.

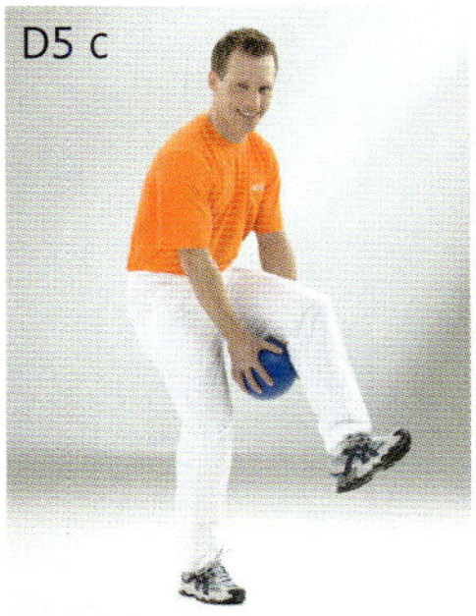

c. Heben Sie das linke Bein mit gebeugtem Knie an, der Ball ist in der rechten Hand. Reichen Sie den Ball unter dem linken Oberschenkel an die linke Hand weiter, und stellen Sie das linke Bein wieder ab. Wechseln Sie nun die Seite. 10-mal hintereinander im Wechsel.

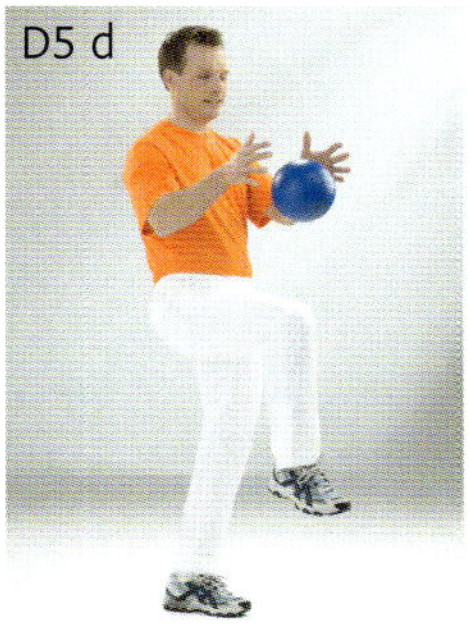

d. Sie gehen wieder von der Ausgangsstellung in den Einbeinstand, heben das rechte Knie, lassen den Ball auf dem rechten Oberschenkel aufspringen und fangen ihn wieder. Anschließend kommt die linke Seite dran. Im Wechsel 10-mal wiederholen.

Steigerungen und Variationen

- Reichen Sie den Ball 2- bis 3-mal hintereinander unter dem Oberschenkel durch, ohne dabei das Gleichgewicht im Einbeinstand zu verlieren.
- Lassen Sie den Ball 2- bis 3-mal hintereinander auf einem Oberschenkel mit Fangen aufspringen. Versuchen Sie dabei im Einbeinstand das Gleichgewicht sicher zu halten.

Übungen mit Sitzball

D6 Reiter auf dem Ball

Sie sitzen aufrecht auf dem Sitzball. Er sollte so groß sein, dass Ihre Knie maximal rechtwinklig gebeugt sind. Die Beine sind bequem gegrätscht, die Hände liegen auf den Oberschenkeln (a).

Federn und wippen Sie jetzt locker auf und ab. Variieren Sie dabei die Höhe und das Tempo der Wippbewegung (b). Bei großer Unsicherheit stellen Sie den Ball neben einen Hocker und setzen sich mit dem Rücken nahe zur Wand.

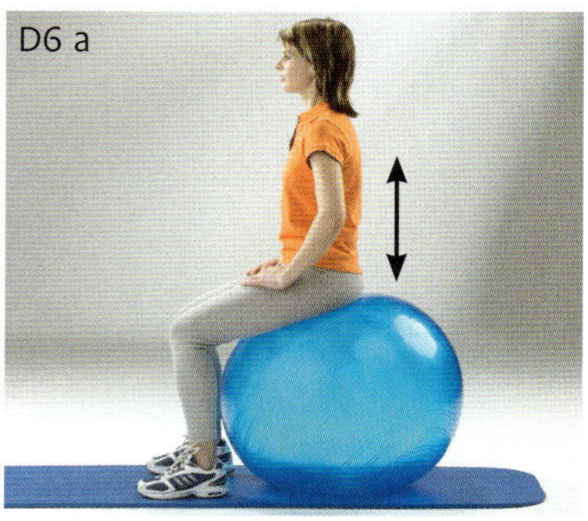

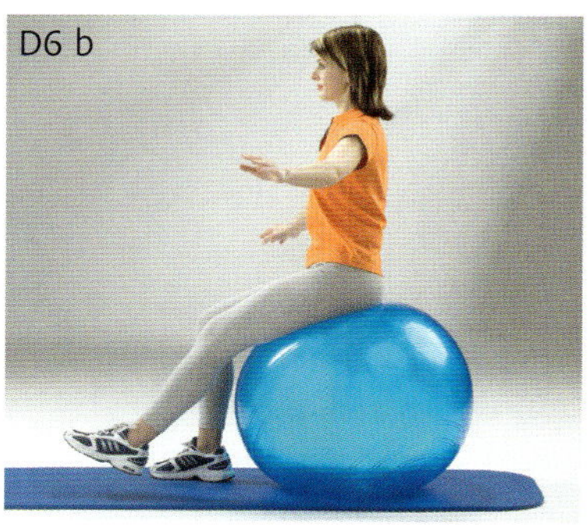

Schwierigkeitssteigerung

- Aus dieser Bewegung heraus heben Sie abwechselnd eine Fußsohle leicht vom Boden ab und stellen sie wieder zurück. 10-mal im Wechsel rechts und links.
- Wer geübt ist, kann über mehrere Wippbewegungen das gestreckte Bein abgehoben halten. Gehen Sie aber kein Sturzrisiko ein!

D7 Wackelstand auf dem Ball

Sie stehen etwa einen Schritt weit vor dem Sitzball. Stellen Sie die linke Fußsohle auf den Ball, Ihre Arme sind an den Hüften abgestützt und stabilisieren so das Gleichgewicht (a).

Verlagern Sie nun das Gewicht vorsichtig auf das vordere Bein. Achten Sie dabei darauf, dass die Beinachse korrekt ist (das Knie steht in gerade Linie über der Fußspitze und kippt nicht zur Seite).

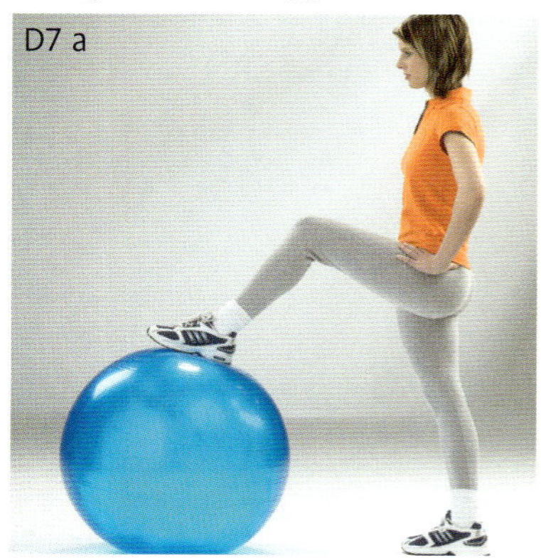

Bewegen Sie nun den geraden Oberkörper über das vordere Bein und wieder zurück **(b)**. Beginnen Sie mit kleinen Bewegungen, 10-mal nach vorne und 10-mal zurück. Wiederholen Sie die Übung mit dem anderen Bein.

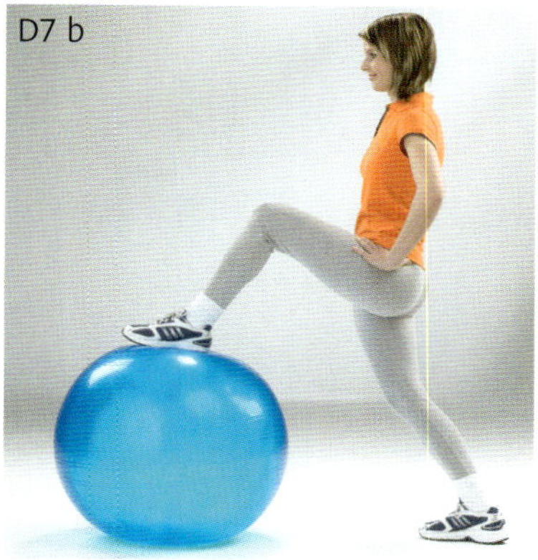

Hinweis

Wenn Sie unsicher sind, üben Sie neben einer Wand, sodass Sie sich jederzeit abstützen können, oder mit einer Stützhilfe, z. B. einem Stab.

D 8 Rückenwippe für Geübte

Setzen Sie sich zunächst bequem auf den Sitzball. Nun gehen Sie langsam mit den Fußsohlen nach vorne, bis Ihr Rücken auf dem Ball zu liegen kommt **(D 8 a)**.

In der Endposition ist der Blick zur Decke gerichtet, und der Oberkörper bildet mit den Oberschenkeln eine gerade Linie **(b)**. Gehen Sie dann mit kleinen Schritten langsam und kontrolliert zurück, sodass Sie wieder zum Sitzen kommen.

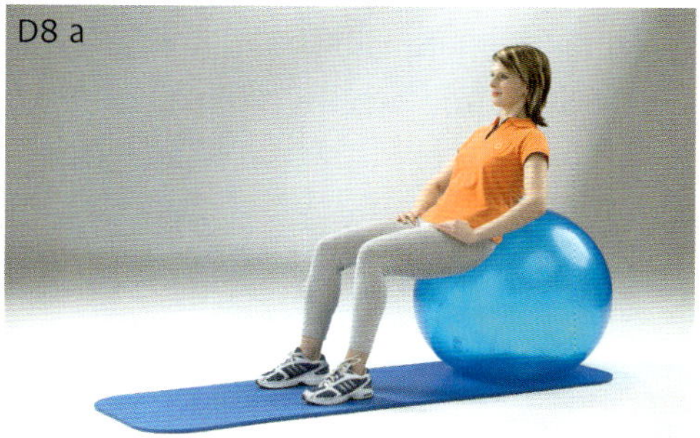

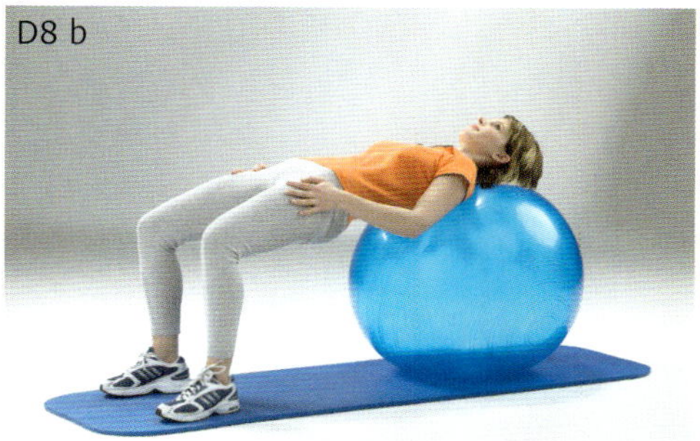

Übungen mit Therapiekreisel

D 9 Grundübung beidbeinig

Sie stellen sich mit beiden Beinen auf den Kreisel und kippen nun vorsichtig vor und zurück (a + b). Etwa 10-mal wiederholen.

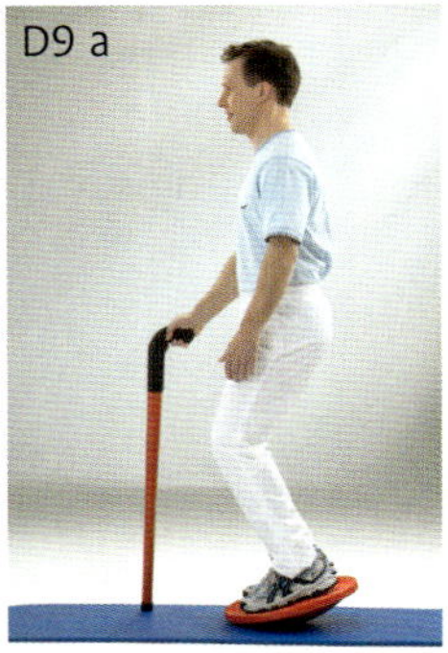

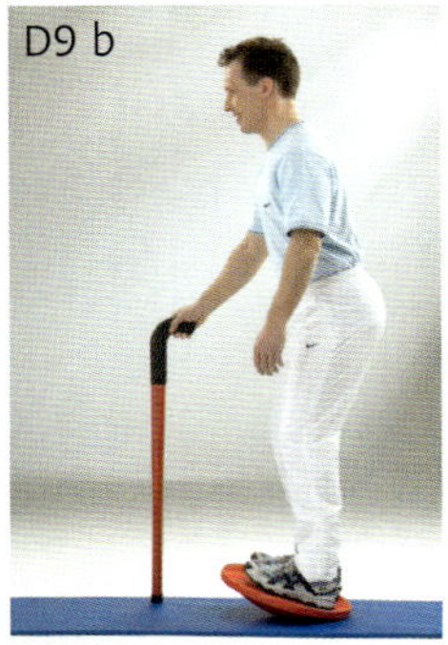

Hinweis

Wenn Sie unsicher sind, üben Sie zunächst mit Wandkontakt oder mit Stützhilfen, wie z. B. einem oder zwei Stöcken, oder aber an einem höheren Tisch.

Anschließend kippen Sie auf dem Kreisel nach rechts und nach links (D 9 c + d). Sobald Sie sich sicher fühlen, versuchen Sie ohne Stützhilfe zu trainieren. Strecken Sie dabei die Arme leicht zur Seite, damit Sie Schwankungen besser ausgleichen können. Kippen Sie 10-mal hin und her.

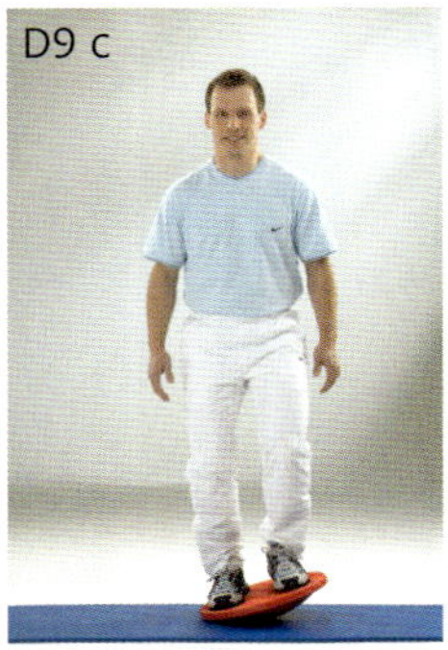

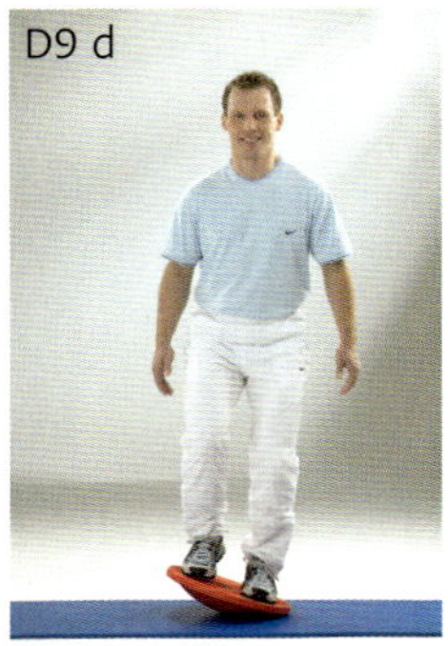

D 10 Aufbauübung einbeinig

Sie stehen mit einem Bein auf dem Therapiekreisel. Beginnen Sie mit dem Standbein, auf dem Sie sicherer stehen. Stellen Sie den Standfuß gut in die Mitte des Kreisels, das andere Bein ist zum Ausgleich abgehoben und nach vorne gestreckt. Arme leicht zur Seite abgespreizt (D 10 a).

Versuchen Sie, für 10 – 20 Sekunden ruhig und ohne eine Bewegung zu stehen. Wechseln Sie dann das Bein. Wiederholen Sie die Übung pro Seite 3-mal.

Steigerungen und Variationen

- Sie stehen mit einem Bein auf dem Kreisel. Tippen Sie mit der Ferse des angehobenen Beins auf die Matte, als ob Sie einen Schritt nach vorn machen wollten (D 10 b).
- Bei dieser Variation setzen Sie einen Schritt zurück und tippen dieses Mal mit der Fußspitze hinten auf die Matte (c). Dabei leicht mit Ihrem Standbein in die Knie gehen. Wiederholung je 10-mal vor und zurück.

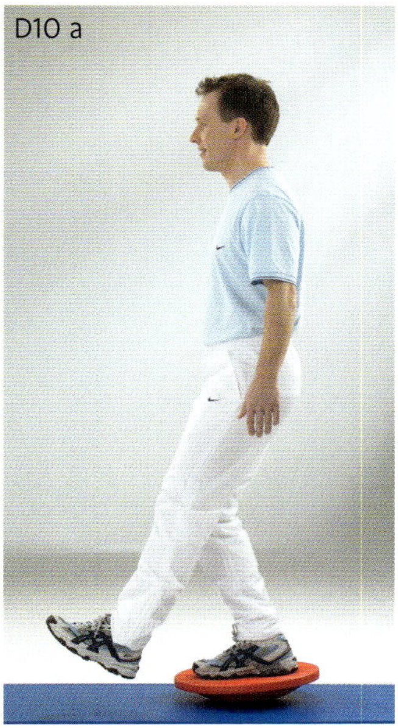

D10 a

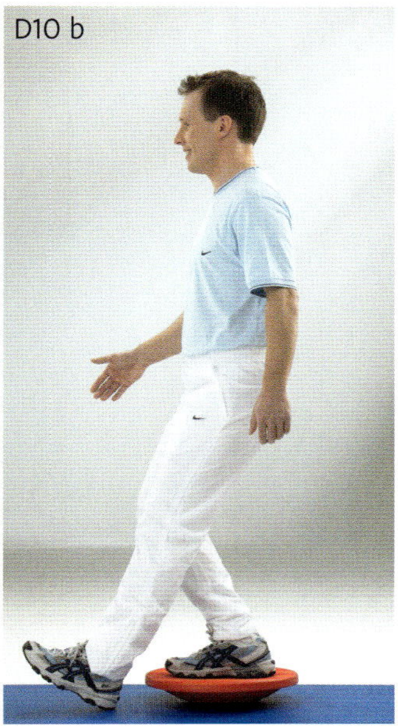

D10 b

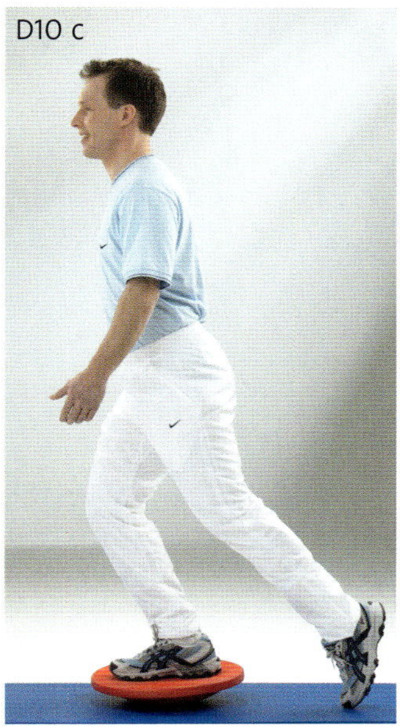

D10 c

E Die Muskeln kräftigen

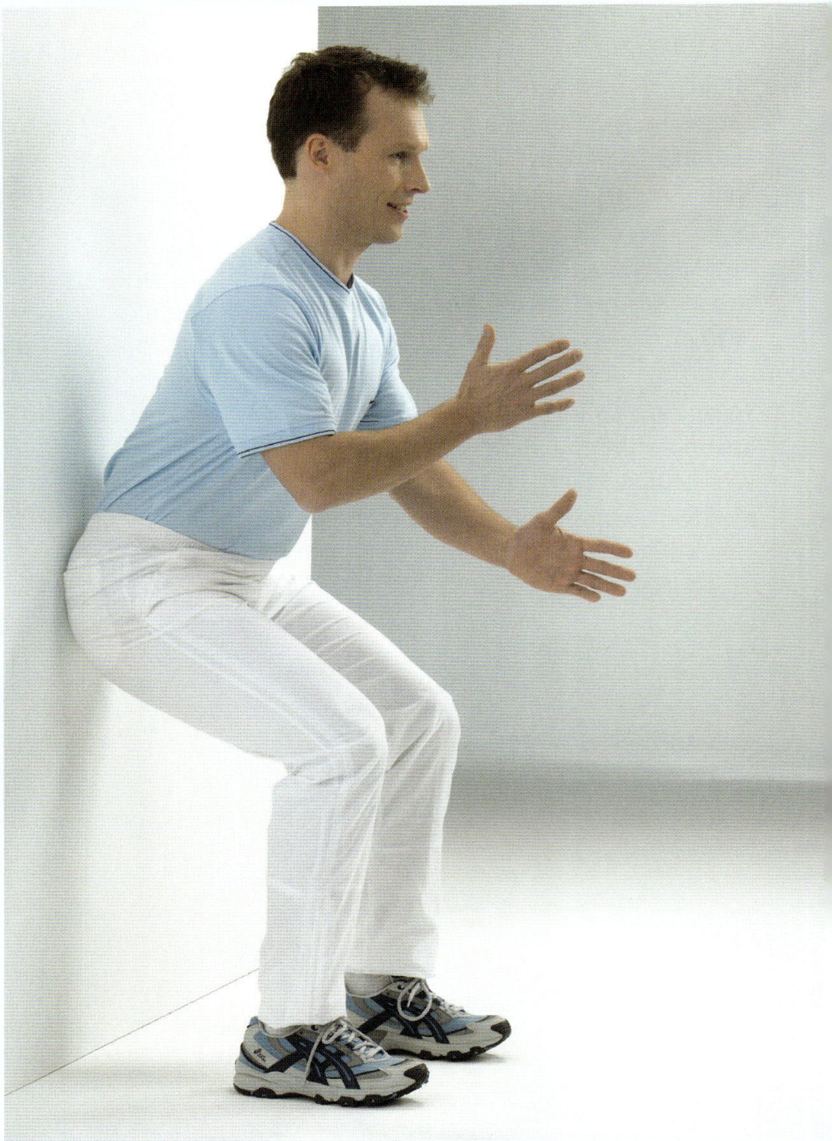

Zwei wichtige Funktionen zeichnen die Muskulatur rund ums Kniegelenk aus: Einerseits **stabilisiert** sie zusammen mit verschiedenen Bandstrukturen das Gelenk und verhindert insbesondere bei Belastung durch das Körpergewicht das Abweichen des Knies aus der physiologischen Beinachse. Dies ist beim Gehen in der Standbeinphase, beim Treppensteigen oder beim Heben von Gewichten der Fall. Andererseits hat die Muskulatur als »Motor des Gelenks« eine wichtige **Bewegungsfunktion** und gewährleistet im richtigen Zusammenspiel aller am Gelenk einwirkenden Muskeln eine gute Führung und Bewegungskontrolle.

Um diese Funktionen erfüllen zu können, brauchen die gelenksumgebenden Muskeln die Fähigkeit zur **statischen** und **dynamischen Kraftentwicklung**, d. h. sie verhindern zum einen das Einknicken im Kniegelenk (**Stabilität**), zum anderen ermöglichen sie das Heben und Bremsen von Gewichten (**Bewegung**).

Je nach Größe und Art der Spannungsentwicklung in der Muskulatur kann diese Kraft noch weiter unterschieden werden in **Kraftausdauer, Schnellkraft und Maximalkraft**. Unter der Kraftausdauer wird die Fähigkeit verstanden, auch bei länger dauernden Kraftleistungen nicht schnell zu ermüden. Diese Fähigkeit ist im Alltag äußerst bedeutsam und sollte deshalb im Sinne einer »Grundlagenkraft« vorrangig trainiert werden.

Das Übungsprogramm auf den folgenden Seiten ist vorwiegend auf die Verbesserung der **Kraftausdauer** ausgerichtet. Die Schnellkraft wird eher bei sportlichen Bewegungsabläufen benötigt und trainiert, die Maximalkraft-Schulung erfolgt in der Regel an speziellen Kraftmaschinen.

Tipps zu Übungsdauer und Übungsumfang

Zur Verbesserung der dynamischen Kraftausdauer:

10 – 25 Wiederholungen pro Übung; 2 – 3 Serien pro Übung mit zwischenzeitlichen kurzen Pausen.

Zur Verbesserung der statischen Haltekraft (Skifahrersitz etc.):

10 – 20 Sekunden Haltedauer mit 5 Wiederholungen pro Übung. Reduzieren Sie die Haltedauer auf 5 – 10 Sekunden, wenn Sie ein unangenehmes Druckgefühl im Kniegelenk verspüren, erhöhen Sie dafür die Zahl der Wiederholungen auf 8 – 10.

Übungen im Liegen ohne Gerät

E 1 Brücke (»Bridging«)

Legen Sie sich auf den Rücken. Ihre Beine sind ungefähr 90 Grad angewinkelt. Der Abstand zwischen beiden Knöcheln und beiden Knien ist beckenbreit. Ihre Arme liegen neben dem Körper (a).

Spannen Sie Po und Oberschenkel an. Ihre Fußsohlen drücken Sie dabei mit der ganzen Auflagefläche auf die Matte. Verstärken Sie die Spannung, bis Sie den Po abheben können (b). Achten Sie darauf, dass Sie Ihr Becken symmetrisch nach oben anheben, bis sich Oberschenkel und Oberkörper in einer geraden Linie befinden (insgesamt 20-mal). Das ist besonders wichtig für die nachfolgenden Übungen.

Steigerungen und Variationen

- Sie heben den Po an und machen »eine Brücke«, stehen dabei abwechselnd (10-mal) auf den Fersen (c) oder auf den Zehenspitzen (d).
- Mit angehobenem Becken noch weitere **Varianten** einüben, z. B.:
- Ein Bein ausstrecken und anheben (e).
- Mit einem Bein Fahrrad fahren (f).
- Ein Bein ausstrecken, anheben und mit den Händen Scherbewegungen ausführen (g).

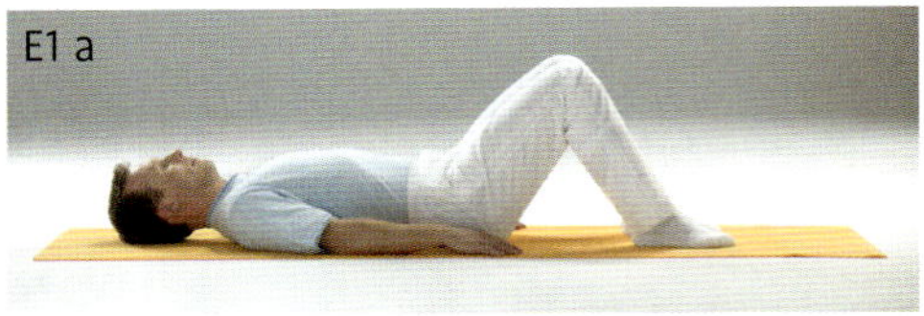
E1 a

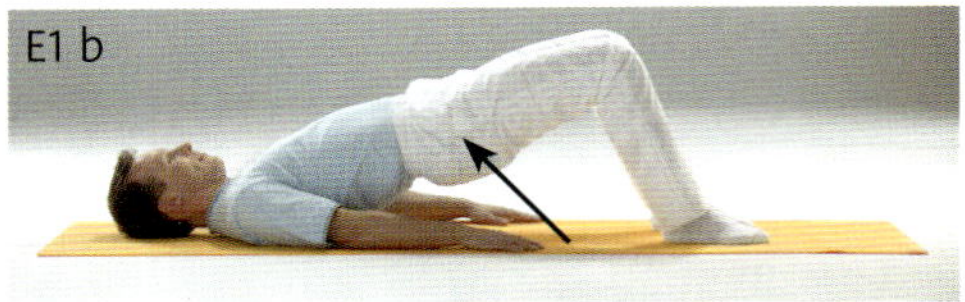
E1 b

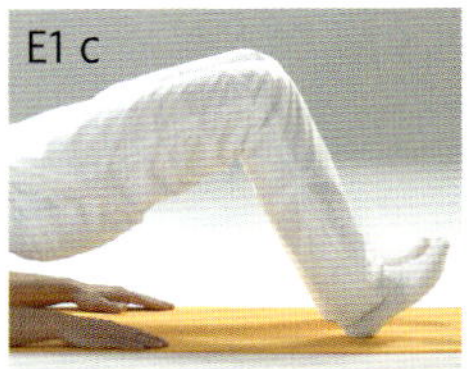
E1 c

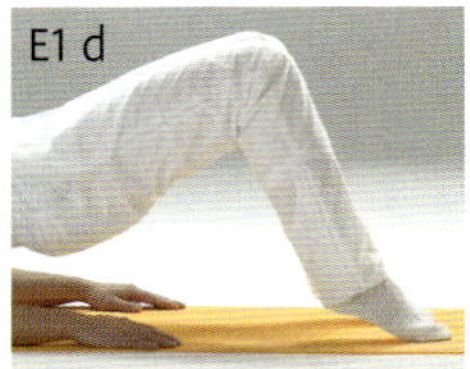
E1 d

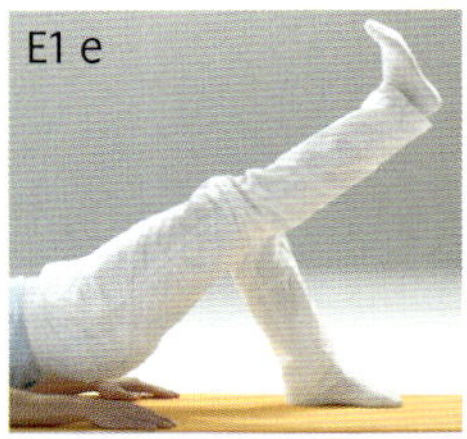
E1 e

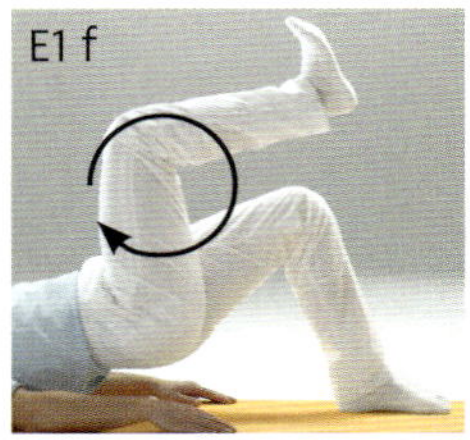
E1 f

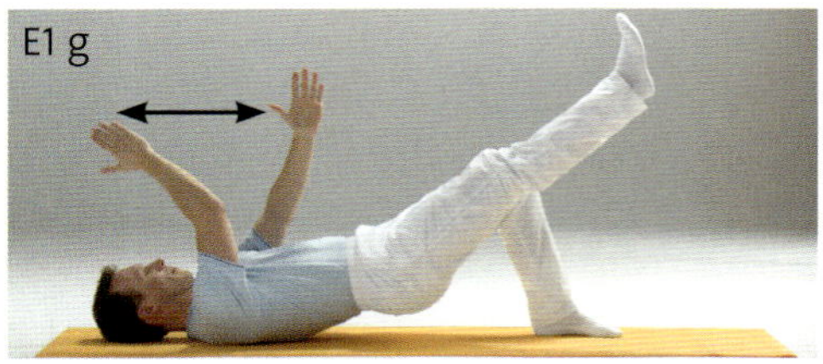
E1 g

Hinweis

Viele Übungen in diesem Kapitel sind in ihrer Schwierigkeit steigerungsfähig. Gehen Sie allerdings erst zur nächstschwierigeren Übung über, wenn Sie die vorausgehende wirklich sicher und korrekt in der angegebenen Dauer und Wiederholungszahl durchführen konnten.

E 2 Der Kick mit dem Innenrist

Sie liegen wieder auf dem Rücken. Ihr rechtes Bein ist leicht nach rechts außen abgespreizt (a). Arme liegen neben dem Körper. Nun heben Sie die Fußspitze an, drehen die Ferse nach innen und führen das Bein in einer Diagonalen von unten rechts nach oben innen, als wollten Sie einen Fußball mit Ihrem Fußinnenrist wegschießen (b). Ihr Knie bleibt dabei immer gestreckt. Wiederholen Sie den Ablauf 20-mal. Anschließend Seite wechseln.

E 3 Der Kick mit dem Außenrist

Ihre Beine liegen geschlossen nebeneinander, leicht nach links außen abgewinkelt (a). Fußspitze des rechten Beines wieder anheben, Ferse nach außen drehen. Nun erfolgt 20-mal die Schussbewegung mit Ihrem Außenrist in einer Diagonalen von unten links nach rechts oben außen (b). Achten Sie darauf, das Knie dabei nicht zu beugen. Anschließend wiederholen Sie das Ganze mit der anderen Seite.

Hinweis

Beide hier beschriebenen Übungen dienen der Kräftigung Ihrer Beinmuskulatur auf der Basis gangtypischer Bewegungsmuster, d. h. die Bewegungsabläufe und Muskelaktivitäten entsprechen teilweise jenen beim Gehen.

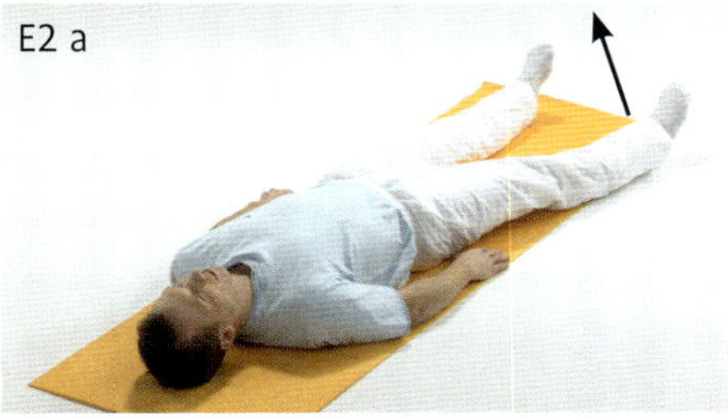

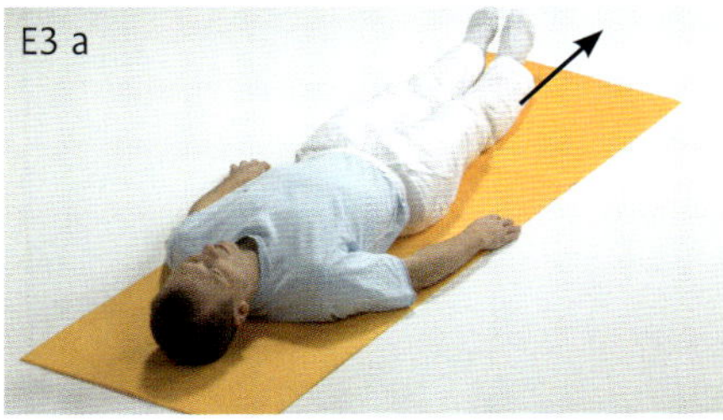

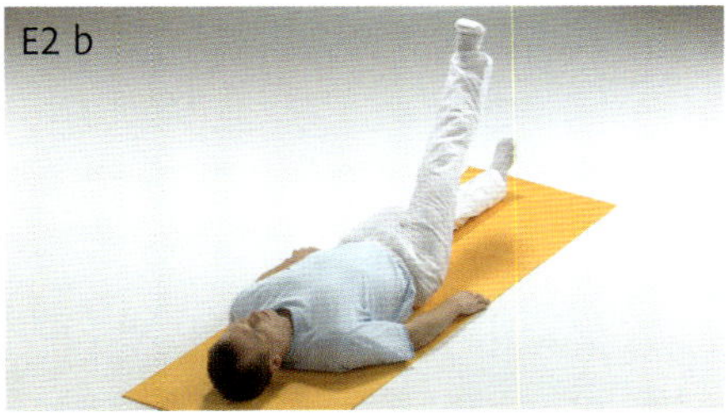

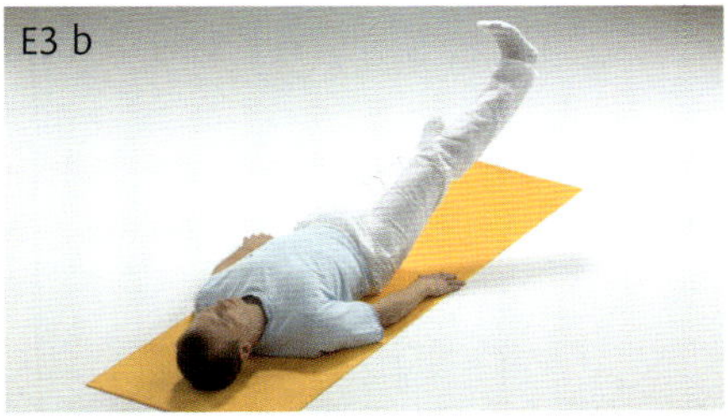

Spannungs- und Stabilisationsübungen im Liegen

E 4 Spannung rund ums Knie

Ausgangsposition ist die Rückenlage. Ein Bein ist ausgestreckt, ein Bein ist leicht im Knie- und Hüftgelenk angewinkelt. Fußspitzen anziehen (a). Nun spannen Sie Ihre gesamte kniegelenksumgebende Muskulatur an. Das klappt am besten über die Vorstellung: Meine Ferse wird zum Po gezogen, ohne dass sich die Kniescheibe dabei nach oben bewegen darf. Sie sollten deutlich die Muskelspannung an der Oberschenkelvorder- oder -rückseite spüren. Halten Sie die Spannung für 10 – 15 Sekunden, und wiederholen Sie die Übung 5-mal. Anschließend dasselbe mit gestreckten Fußspitzen, d. h. Fußsohle nähert sich der Unterlage, der Fuß wird nach unten gebeugt (b).

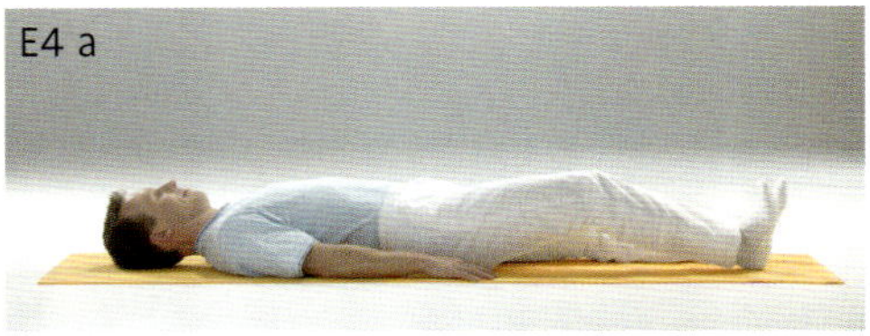

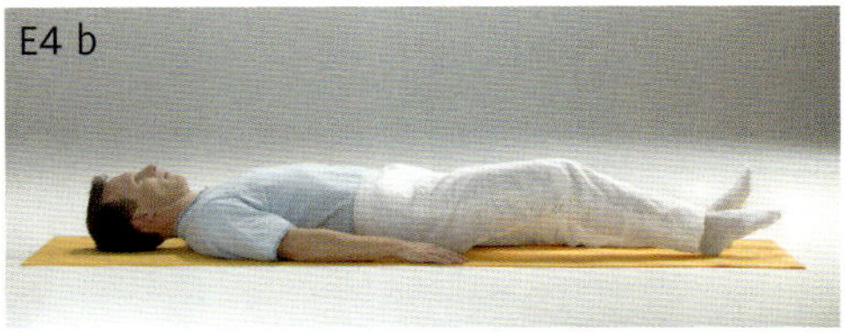

Die Übung kräftigt und fördert das Zusammenspiel der kniegelenksumgebenden Muskulatur und trägt so zur besseren Stabilität des Knies bei.

Variationen

- Beugewinkel des Knies variieren (z. B. 20, 40 und 60 Grad)!
- Während der Anspannungsphase Fußstellung verändern (Innen- oder Außenrist noch mehr anheben).

E 5 Scheren-Schritt in Seitlage

Legen Sie sich auf die Seite, und heben Sie beide Beine leicht an. Nun scheren Sie die gestreckten Beine in der Luft (ein Bein nach vorn, ein Bein zurück), wobei sich die Füße auf einer gedachten Verlängerungslinie des Oberkörpers kreuzen. Die Fußspitzen sind in der Vorbewegung angezogen, in der Rückbewegung gestreckt. Halten Sie Ihren Oberkörper die ganze Zeit gerade und ruhig.

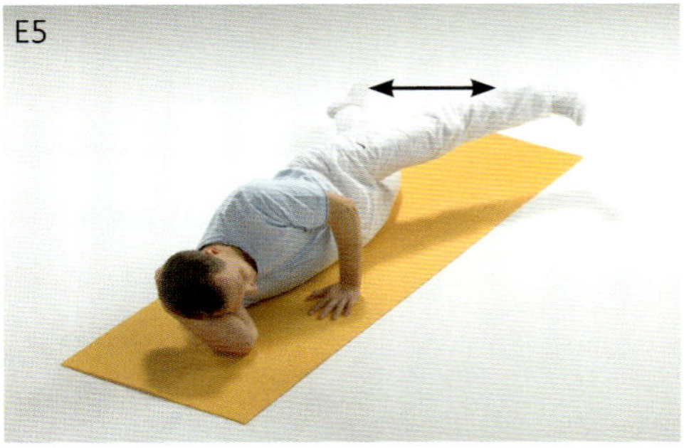

E6 Handstütz

Setzen Sie sich aufrecht auf die Matte. Ihre Beine sind ausgestreckt, Ihre Fußspitzen angezogen. Heben Sie nun langsam den Po an, indem Sie sich auf die Hände stützen. Achten Sie darauf, dass Sie Ihre Kniegelenke dabei nicht überstrecken, sie sollten eine leichte Beugestellung beibehalten (a).

Jetzt beugen und strecken Sie 10-mal die Knie im Wechsel über den Druck der Fersen in die Unterlage. Der Abstand zwischen Po und Matte bleibt dabei immer gleich (b).

Variation für Geübte

In der gebeugten Stellung ein Bein anheben, kurz halten und wieder absetzen (c).

Hinweis

Alle Übungsvarianten können Sie auch im Unterarmstütz (d) durchführen, wenn Sie Beschwerden in Ihren Schultern, Ellbogen oder Handgelenken verspüren.

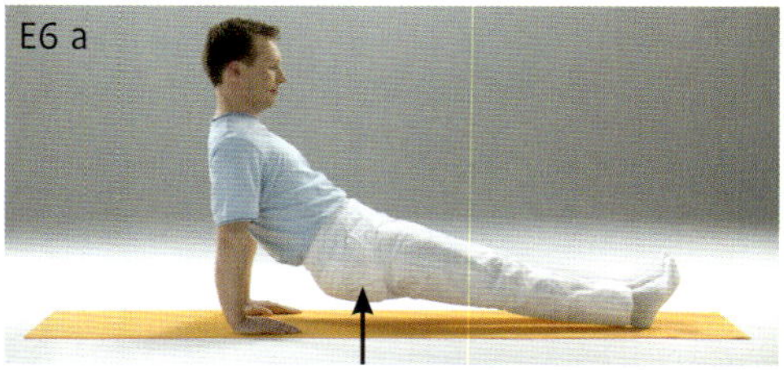

E6 a

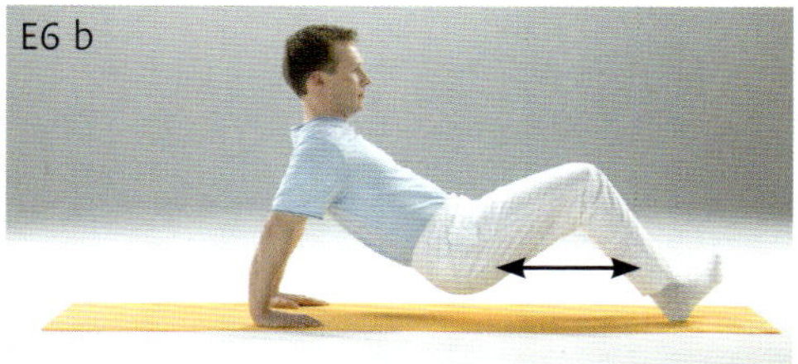

E6 b

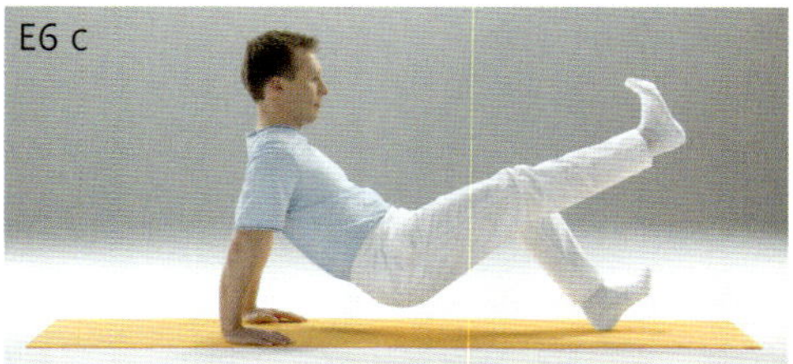

E6 c

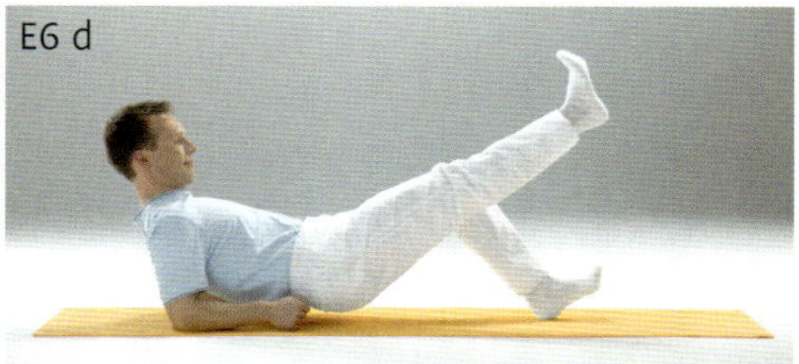

E6 d

E7 Wadenspanner

Sie liegen auf dem Bauch, Hände unter der Stirn. Zur Druckentlastung Ihrer Kniescheiben unterlagern Sie die Oberschenkel am besten mit einem Kissen. Anschließend die Fußspitze des übenden Beines aufstellen und die Ferse langsam fußwärts in Verlängerung des Beines herausschieben, sodass sich die Wadenmuskulatur dehnt und sich die Kniescheibe von der Matte abhebt. Diese Position 10 Sekunden halten. 5-mal wiederholen.

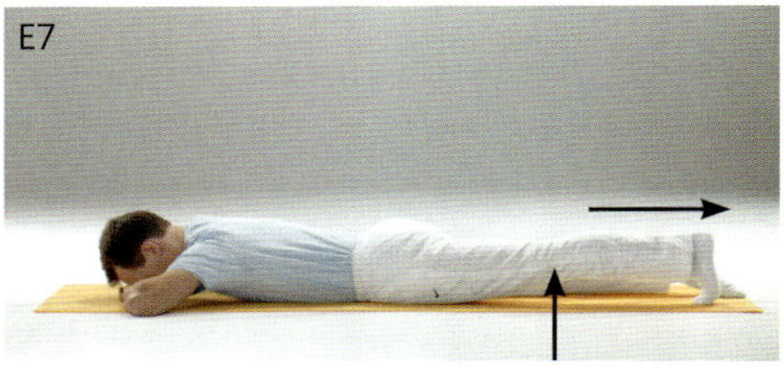

E8 Knie-Flex rückwärts

Ausgangsposition ist wie bei der vorherigen Übung die Bauchlage. Nun beugen und strecken Sie beide Beine im Wechsel (Beugewinkel jeweils maximal 90 Grad). Dabei sind Ihre Fußspitzen beim Beugen gestreckt, beim Strecken angezogen (a).

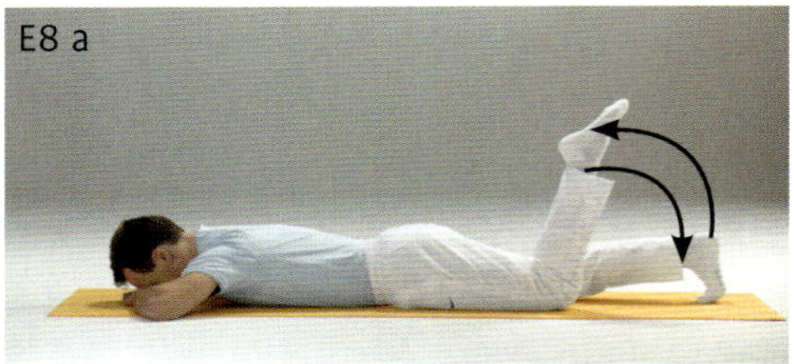

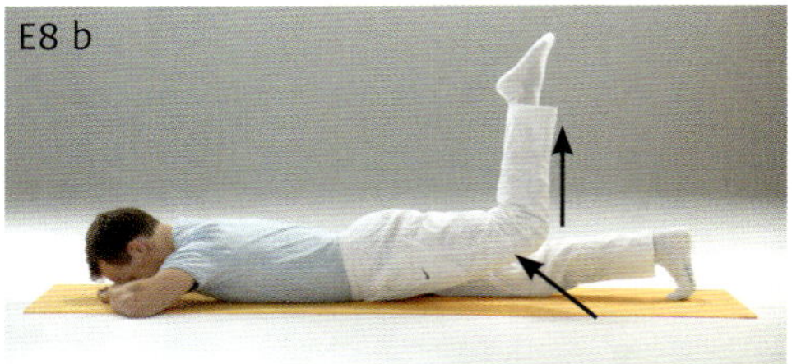

Variation

Winkeln Sie zur Abwechslung nur ein Bein an. Wenn das Kniegelenk um 90 Grad gebeugt ist, heben Sie den Oberschenkel wenige Zentimeter an (b). Das Ganze 10- bis 15-mal wiederholen.

E 9 Unterarmstütz

Sie liegen zunächst auf dem Bauch. Nun stellen Sie die Fußspitzen auf und heben sich langsam von der Unterlage ab, indem Sie sich auf Ihre Unterarme aufstützen. Die Ellbogen befinden sich dabei in einer geraden Linie unterhalb der Schultergelenke. Ihre Kniescheiben berühren die Matte nicht mehr. Achten Sie auf einen geraden Rücken (a). Versuchen Sie, diese Position 10 Sekunden zu halten und dabei ruhig zu atmen.

Schwierigkeitssteigerung

- Position wie oben beschrieben. Zusätzlich heben Sie nun für 5–10 Sekunden ein Bein an (b) oder führen mit beiden Beinen kurze Trippelschritte nach rechts und links aus.
- Ein Bein anheben (c), anschließend 5-mal beugen und strecken.

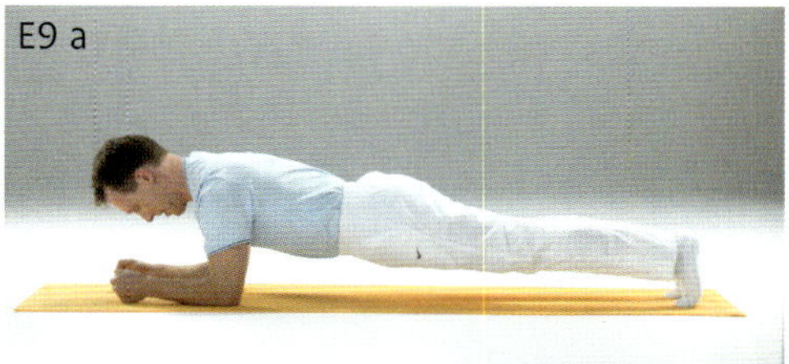

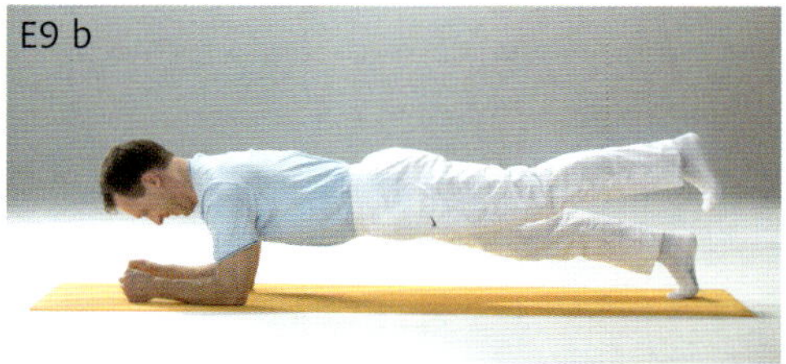

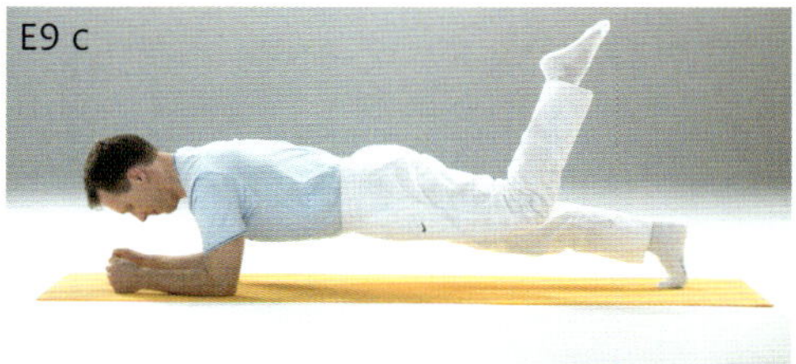

Übungen im Sitzen mit und ohne Hocker

E 10 Knie-Ex vorwärts

Ausgangsposition ist der Sitz auf einem Hocker. Sie heben ein Bein an, sodass sich Ober- und Unterschenkel in einer waagrechten Linie befinden. Beugen (a) und strecken (b) Sie abwechselnd das Kniegelenk, wobei sich Ihr Oberkörper beim Strecken nicht nach hinten neigen sollte.

Wenn der Muskel an der Oberschenkelvorderseite ermüdet, noch 5 Wiederholungen durchführen.

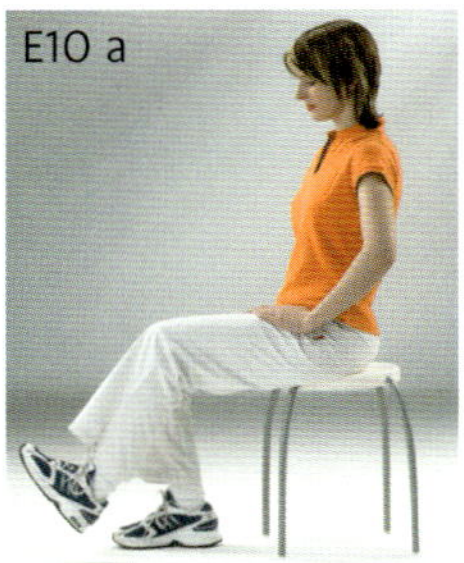
E10 a

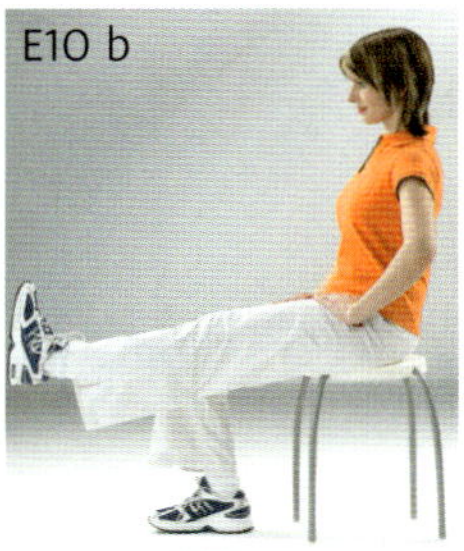
E10 b

E 11 Waden drücken

Sie sitzen wieder auf einem Hocker. Neigen Sie Ihren Oberkörper nach vorn, und stützen Sie sich dabei mit Ihren Unterarmen auf den Oberschenkeln ab (a). Jetzt heben Sie die Fersen an und stemmen das Gewicht Ihres Oberkörpers mit den Fußballen nach oben (b). Langsam wieder ablassen. Die Übung 20-mal wiederholen.

Variation

Als Alternative stützen Sie die Hände auf nur einem Oberschenkel ab (c). Ihr Fußballen hebt sich gegen den Widerstand der Arme (d). 20-mal Ferse anheben und langsam wieder abstellen.

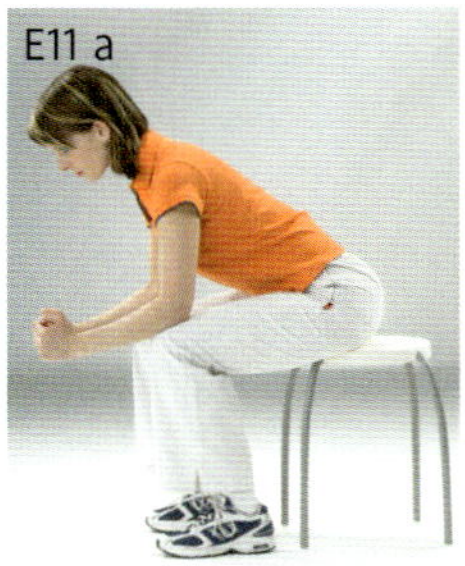
E11 a

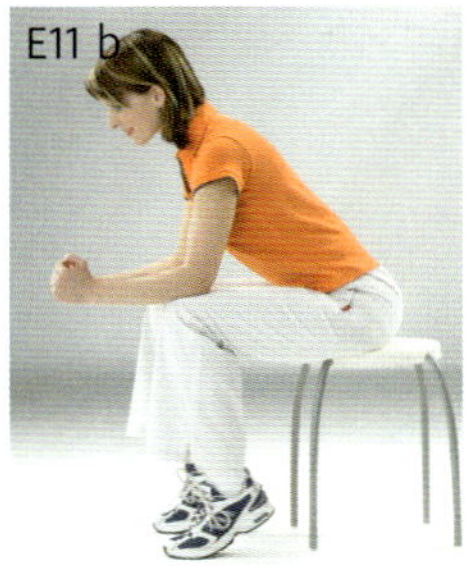
E11 b

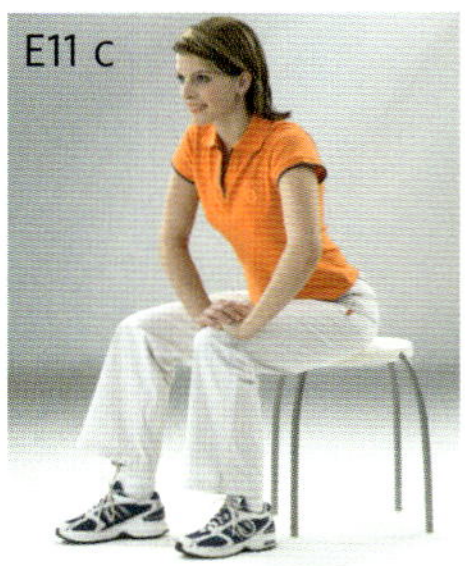
E11 c

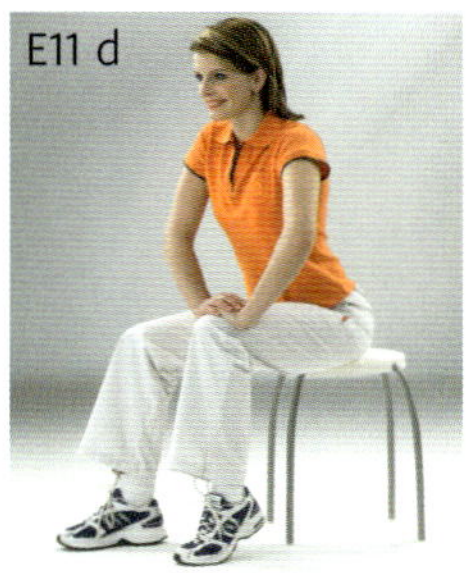
E11 d

E 12 Skifahrersitz

Stellen Sie sich mit dem Rücken zu einer Wand, deren Oberfläche sehr glatt ist (z. B. Schrankwand oder andere rutschige Fläche). Rutschen Sie nun langsam mit dem Rücken an der Wand nach unten, bis Ihre Oberschenkel noch ein leichtes Gefälle nach vorn zeigen (a). Bei Bedarf auch die Position der Füße korrigieren: Die Fersen sollten sich unterhalb der Kniegelenke befinden.

Ihre Beinmuskulatur muss in dieser Übungsposition statische Haltearbeit leisten. Sie verhindert, dass Sie einknicken. Gehen Sie jedoch nie so tief in den Sitz, dass Sie Schwierigkeiten bekommen, sich wieder nach oben zu drücken. Danach im symmetrischen Wechsel (beide Füße gleichzeitig) auf Fußspitzen und Fersen stellen (b + c).

Hinweis

Gehen Sie höchstens so tief in die Knie, dass Ihre Oberschenkel waagrecht stehen. Außerdem empfiehlt es sich, die Position nicht länger als 20 Sekunden zu halten.

Variationen

- Symmetrischer bzw. asymmetrischer Wechsel von Fersen- und Zehenstand (b–d).
- Oberkörper nach vorne neigen und dann die Position halten (e).
- Zusätzlich mit den Armen Scherbewegungen« ausführen oder in die Hände klatschen (f).

Hinweis

Die bisher vorgestellten Variationen des Skifahrersitzes sind zur Verbesserung der statischen Haltekraft gedacht. Zur dynamischen Kniebeugeübung wird der Skifahrersitz dann, wenn Sie nicht mehrere Sekunden in dieser Position verweilen, sondern wenn Sie 15- bis 20-mal an der Wand nach unten rutschen und sich wieder in die Ausgangsposition hochschieben. Wiederholen Sie das Ganze 2- bis 3-mal.

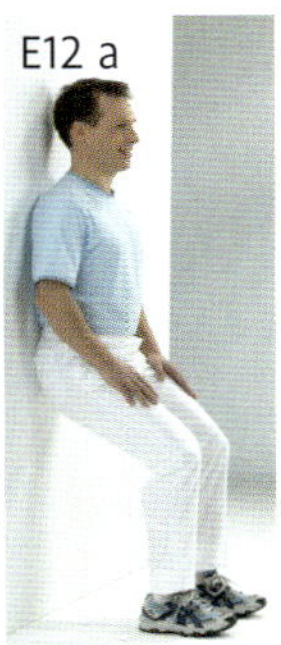
E12 a

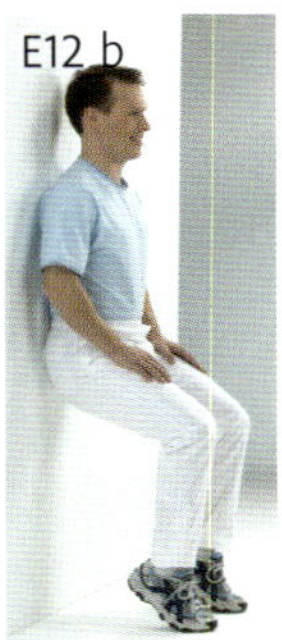
E12 b

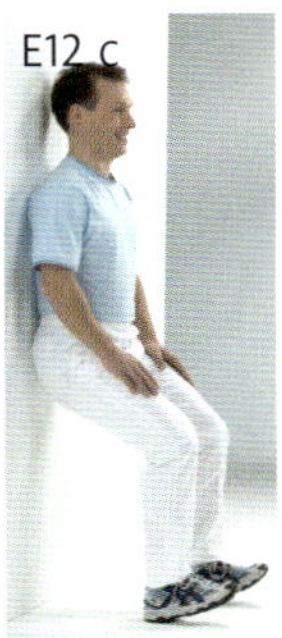
E12 c

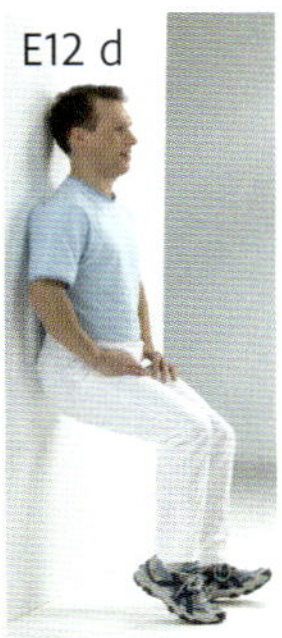
E12 d

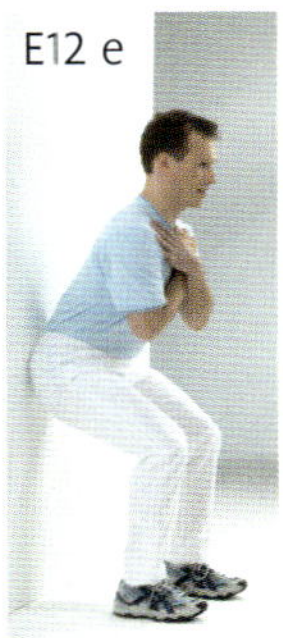
E12 e

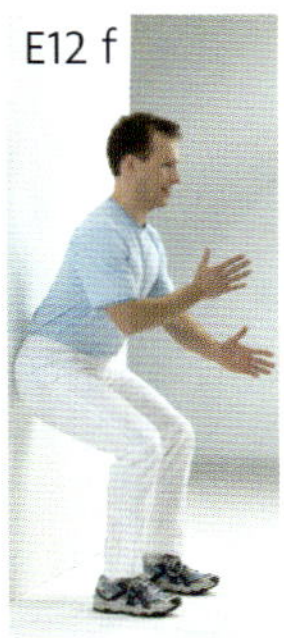
E12 f

Übungen mit Geräten

E 13 Bridging mit Sitzball (1)

Legen Sie sich auf den Rücken. Ihre Unterschenkel liegen beide parallel auf dem Sitzball. Ihre Arme sind am Boden. Jetzt verstärken Sie den Druck auf den Ball und heben den Po bzw. Ihr Becken an (a). Der Ball bleibt möglichst ruhig auf der Stelle liegen. Halten Sie die Brücke für 10 – 20 Sekunden. Po wieder ablegen. Insgesamt 5-mal wiederholen.

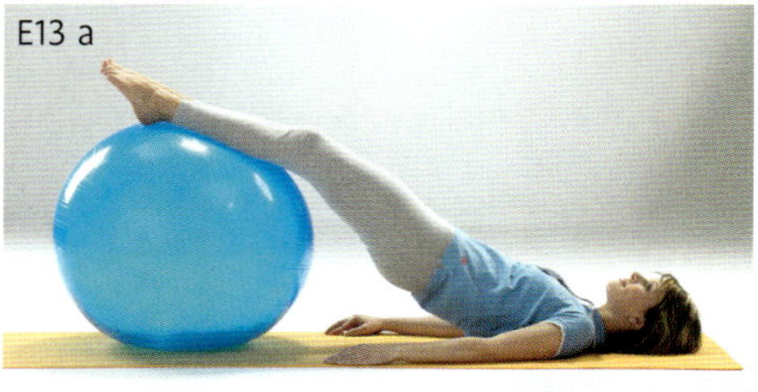
E13 a

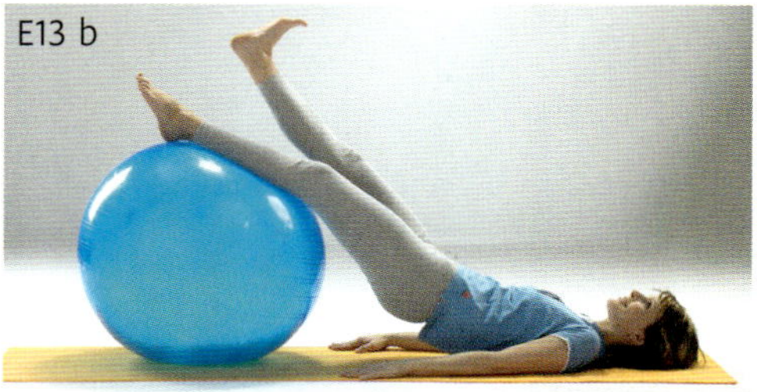
E13 b

Schwierigkeitssteigerung

Rechtes und linkes Bein heben sich abwechselnd kurz vom Sitzball ab, ohne dass sich die Position Ihres Beckens verändert (b).

E 14 Bridging mit Sitzball (2)

Der Sitzball ist bei dieser Brückenübung gegen eine Wand gerollt. Sie liegen wieder auf dem Rücken und stützen sich mit beiden Füßen am Ball ab. Heben Sie nun Ihren Po an, indem Sie den Druck auf den Ball mit beiden Beinen verstärken (a) oder – etwas schwieriger – indem Sie nur ein Bein am Ball lassen und das andere zusätzlich in der Luft halten (b). Wichtig ist, dass der Ball nicht nach rechts oder links rollt.

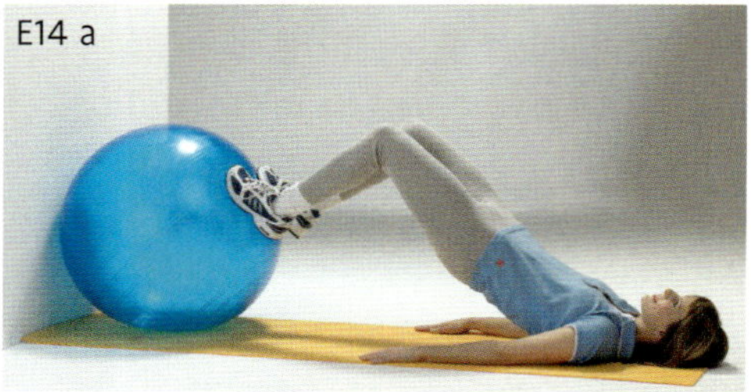
E14 a

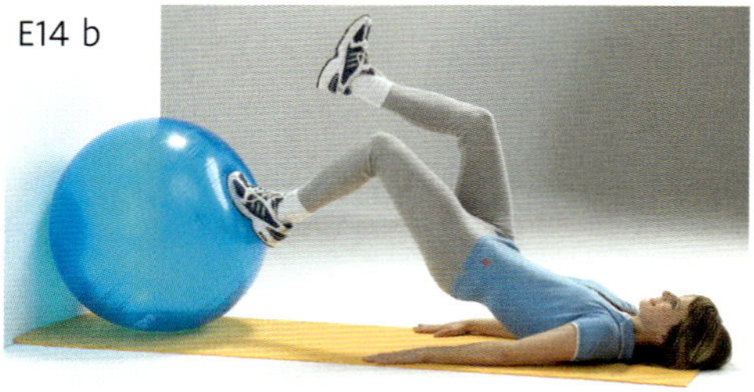
E14 b

E 15 Bridging mit Sitzball (3)

Rollen Sie den Sitzball mit Ihren Füßen an der Wand entlang nach oben. Stemmen Sie die Füße gegen den Ball, Ihre Knie sind gebeugt. Nun heben Sie wieder Ihr Becken an – mit beiden Beinen (a) oder – etwas schwieriger – mit nur einem Bein (b) am Ball. Der Ball sollte sich möglichst wenig bewegen.

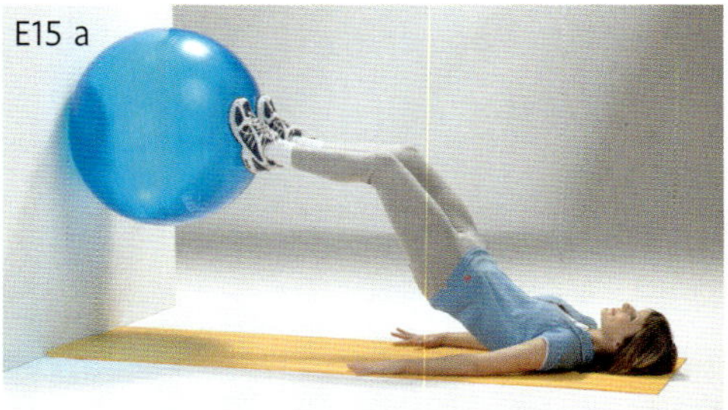
E15 a

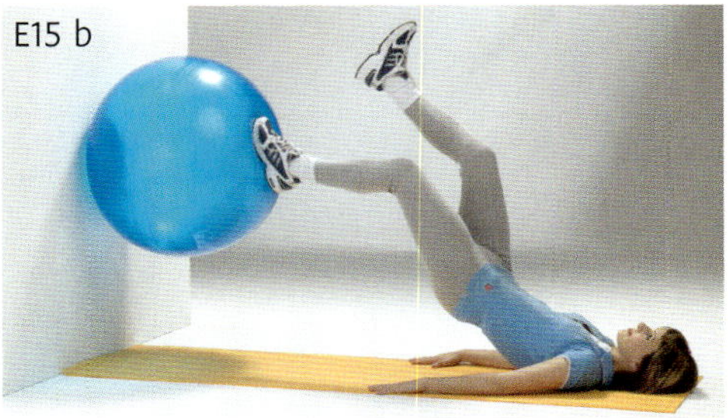
E15 b

E 16 Ball in der Klemme (1)

Sie liegen auf dem Rücken, ein Gymnastikball unter einem Knie, das andere Bein ist ausgestreckt (a). Strecken Sie nun 20- bis 30-mal das »ballgebeugte« Knie, ohne dass sich der Druck auf den Ball verändert. Ihre Fußspitze ist dabei angezogen (b).

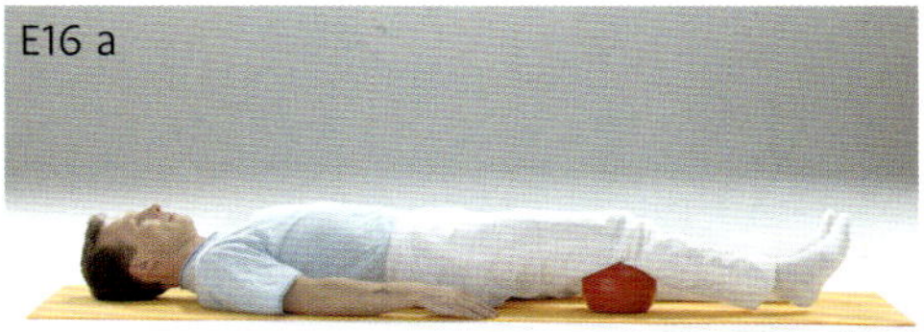
E16 a

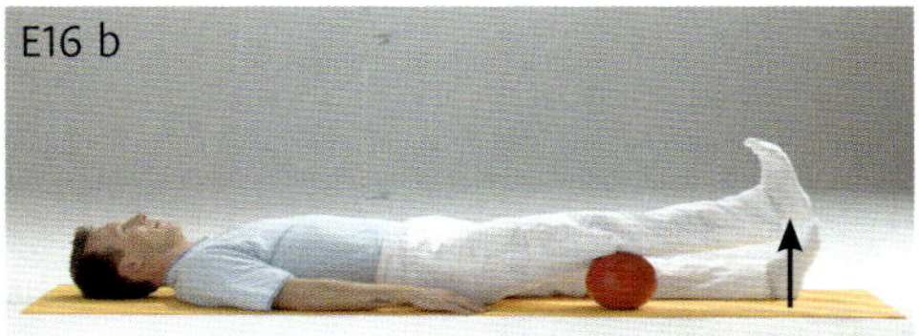
E16 b

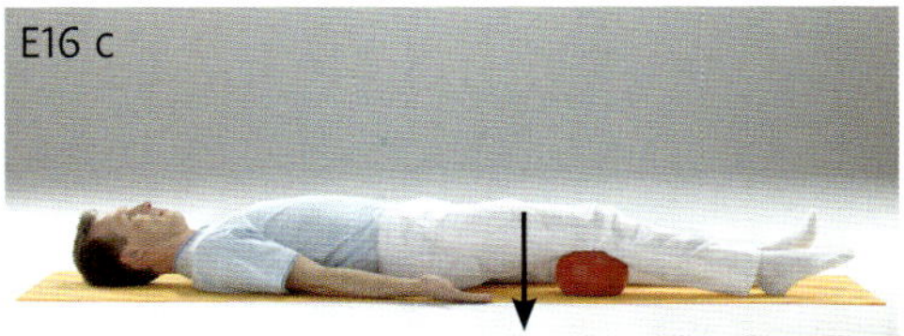
E16 c

Variation

Drücken Sie den unter Ihrem Kniegelenk liegenden Ball für 10 – 15 Sekunden mit der Kniekehle zusammen (c). Verstärken Sie die Spannung, indem Sie Ferse und beide Handrücken in die Matte drücken.

E 17 Wackel-Ball

Ausgangsposition ist wieder die Rückenlage. Eine Fußsohle steht auf dem Gymnastikball. Mit dem anderen Bein fahren Sie in der Luft Fahrrad, und zwar abwechselnd vorwärts und rückwärts, mit großen und kleinen Radbewegungen, schnell und langsam. Achten Sie darauf, dass der Ball und das Kniegelenk möglichst ruhig bleiben. Versuchen Sie als Steigerung diese Übung auch einmal mit angehobenem Becken.

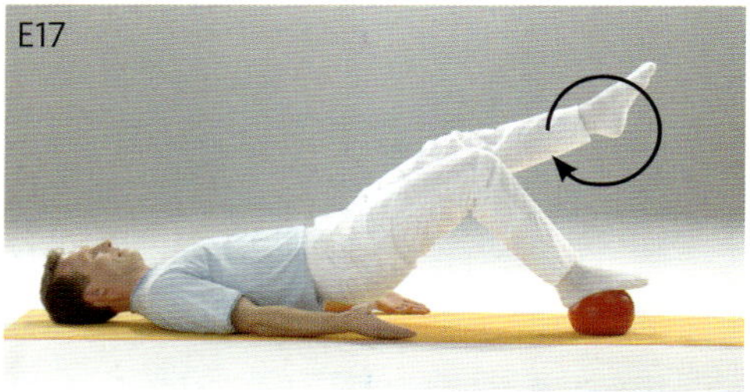

E 18 Ball in der Klemme (2)

Sie liegen wieder auf dem Rücken. Beide Beine sind angewinkelt. Ihre Arme liegen neben dem Oberkörper. Klemmen Sie den Gymnastikball zwischen Ihre Oberschenkel etwas oberhalb der Kniegelenke ein (a). Anschließend 10 – 15 Sekunden den Ball zusammendrücken und dabei die Fußspitzen anziehen (E 18 b). Achten Sie dabei auf eine ruhige Atmung, vermeiden Sie Pressatmung.

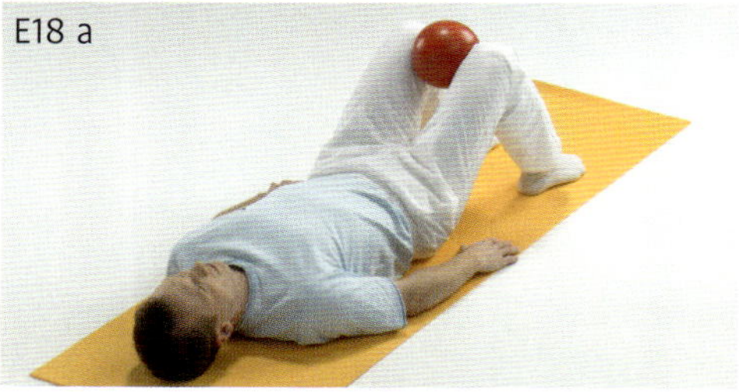

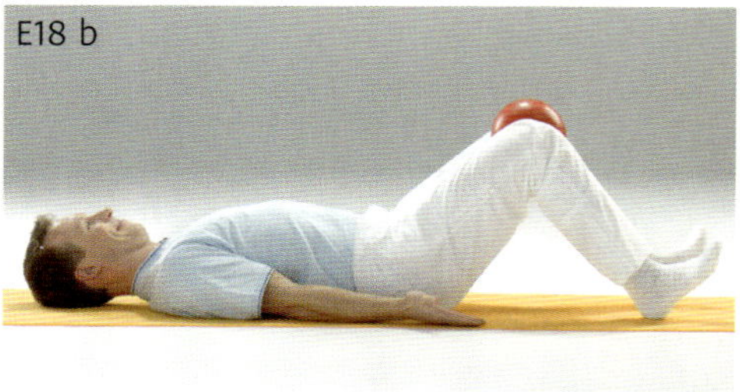

Schwierigkeitssteigerung

Während der Anspannungsphase heben Sie noch zusätzlich Ihren Po bzw. Ihr Becken an.

E 19 Fahrrad mit Thera-Band®

Legen Sie sich auf den Rücken. Winkeln Sie die Beine an. Legen Sie das Thera-Band® um einen Fuß und ziehen seine Enden mit beiden Händen zum Körper hin (E 19 a). Nun fahren Sie mit gespanntem Band einbeinig Fahrrad (E 19 b–c). Wichtig ist, dass Sie dabei Ihren Fußeinsatz nicht vernachlässigen.

Variationen

- Vorwärts und rückwärts fahren.
- Kleine, schnelle Bewegungen.
- Große, langsame Bewegungen.

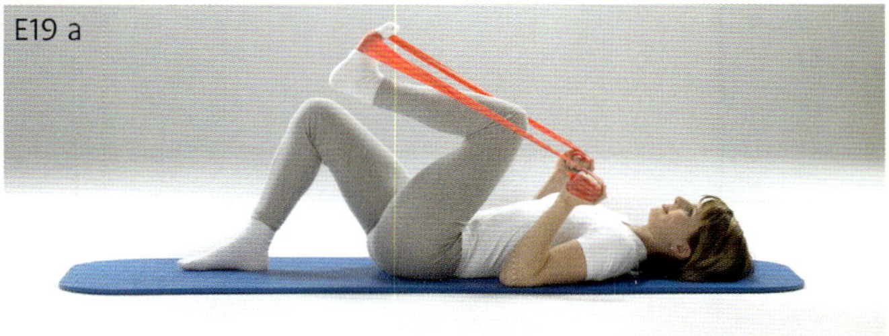

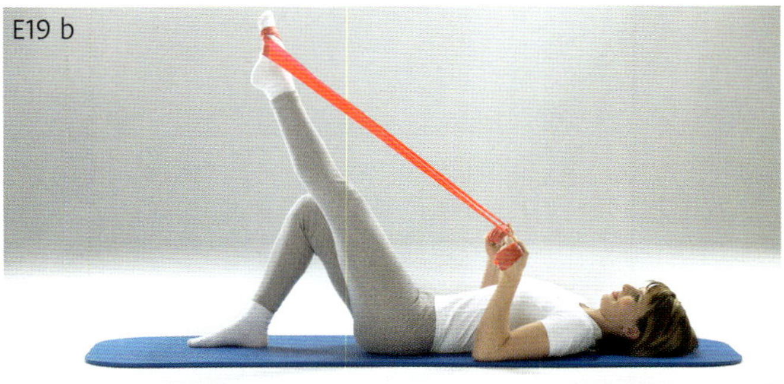

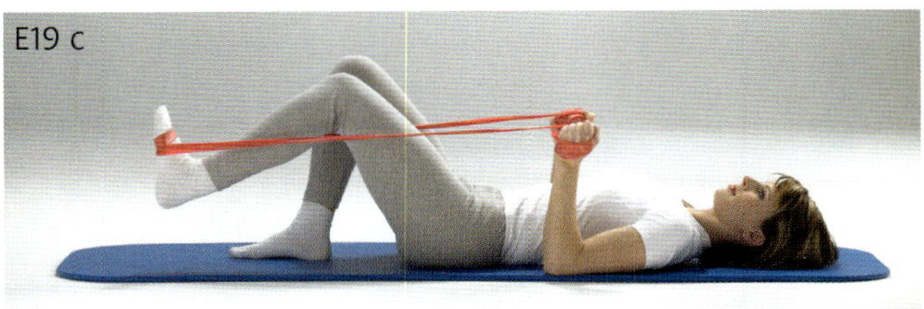

E 20 Trab mit Band

Schlingen Sie das Thera-Band® um beide Fußspitzen (jeweils Schlinge um jeden Fuß) und halten Sie die beiden Enden mit den Händen fest. Nun beugen und strecken Sie abwechselnd die Beine gegen den Widerstand des Bandes (a + b). Wieder kommt es auf den exakten Einsatz Ihrer Fußgelenke an.

Hinweis

Bei dieser Übung werden sehr viele Muskelgruppen aktiviert und gefordert, was leicht zur Pressatmung führen könnte. Vergessen Sie deshalb nicht, ruhig weiterzuatmen, indem Sie z. B. beim Atmen die Lippen leicht geöffnet halten (s. dazu auch die Tipps zur Atmung auf Seite 66).

E20 a

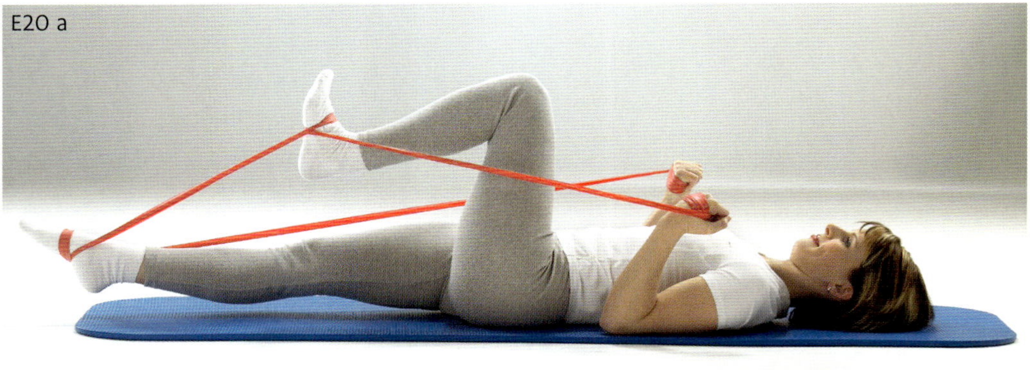

E20 b

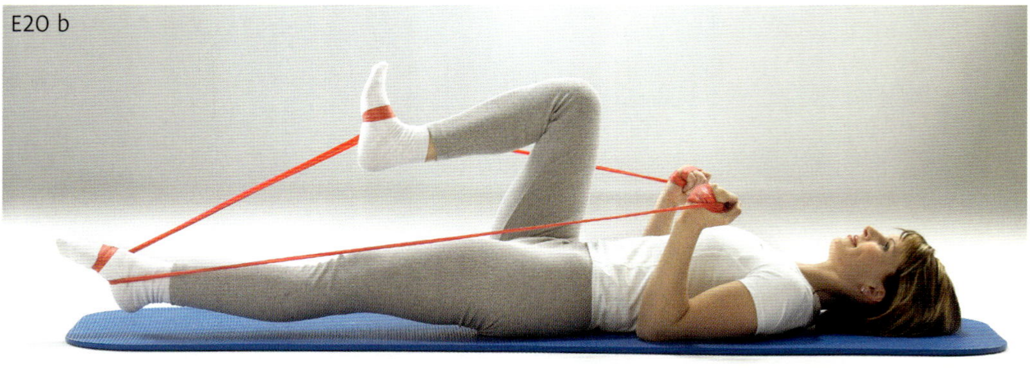

E 21 Diagonalen mit Band

Ausgangsposition ist die Rückenlage; die Beine liegen ausgestreckt am Boden. Das Thera-Band® ist um die linke Fußspitze gelegt, die Bandenden halten Sie mit der linken Hand fest (a).

Nun heben Sie das Bein langsam an – nach schräg oben rechts (a), gegen den Widerstand des Bandes in Ihrer linken Hand, und legen es wieder langsam in die Ausgangsstellung zurück. Wiederholen Sie diese Bewegung zunächst 10-mal, steigern Sie sich dann auf 15 – 20 Wiederholungen.

Im Anschluss daran legen Sie das Thera-Band® um den rechten Fuß, spannen es aber zusätzlich um den linken. Die Arme liegen am Boden. Ihr linkes Bein bewegt sich dieses Mal von unten rechts nach oben links, gegen die Spannung des Thera-Bandes® (b).

Wiederholen Sie beide Teile der Übung, indem Sie auch die Beinseite wechseln.

Hinweis

Diese Kräftigungsübungen mit dem Thera-Band® basieren auf jenen Bewegungsmustern und Muskelaktionen, die typisch sind für das Gehen.

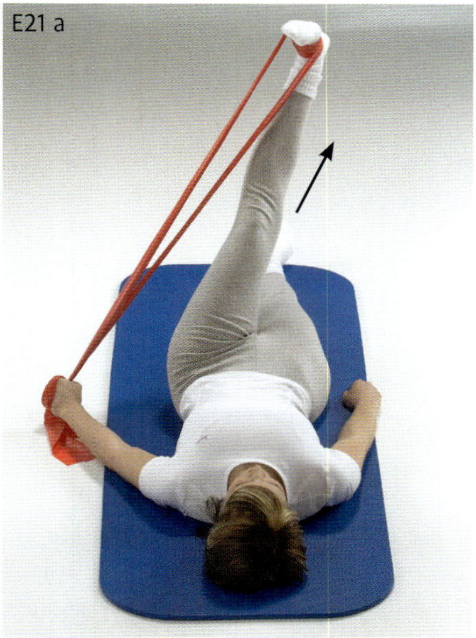

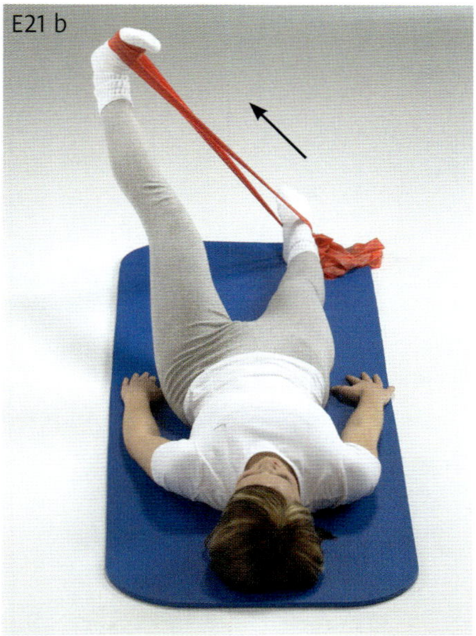

E 22 Streckübung nach hinten

Legen Sie sich auf Ihre rechte Seite, Beine angewinkelt und übereinander. Das Thera-Band® ist um Ihren linken Fuß gelegt, seine Enden halten Sie mit der linken Hand fest (a). Nun strecken Sie Ihr linkes Bein nach hinten oben, indem Sie mit der Fußsohle das Band halten und spannen (b).

Hinweis

Der Widerstand des Bandes darf bei dieser Übung nur so stark sein, dass Ihr Oberkörper die stabile Lage nicht verliert, Ihr Becken dabei nicht nach hinten wegkippt und das Bein kontrolliert gestreckt werden kann.

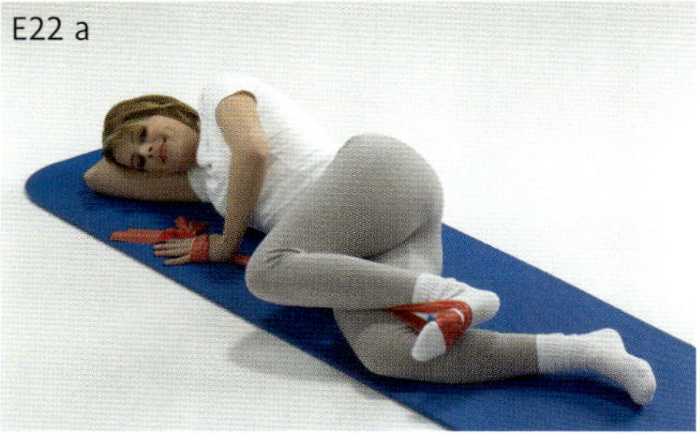
E22 a

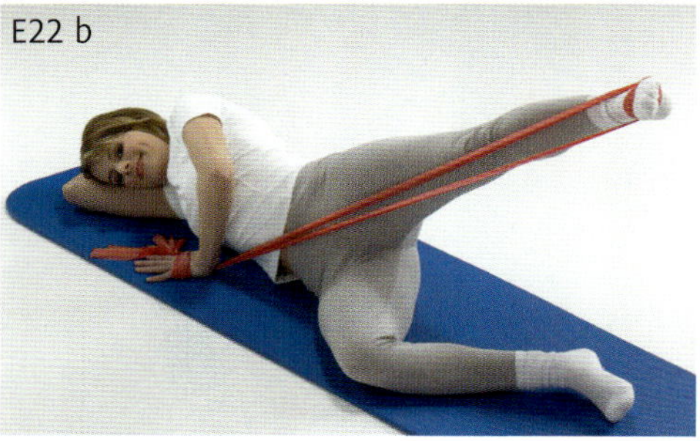
E22 b

E 23 Bridging mit Thera-Band®

Ausgangsposition ist wieder die Rückenlage. Winkeln Sie Ihre Beine an. Legen Sie das Thera-Band® um Ihre Hüften, und fixieren Sie es mit beiden Händen am Boden (a). Nun heben Sie Ihr Becken gegen den Widerstand des Bandes an (b) und senken es wieder ab.

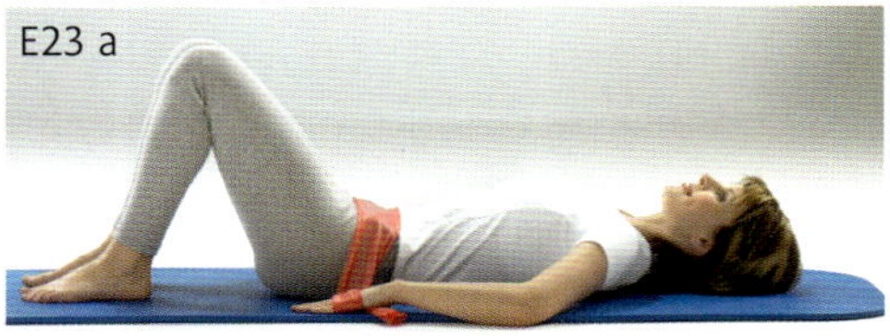
E23 a

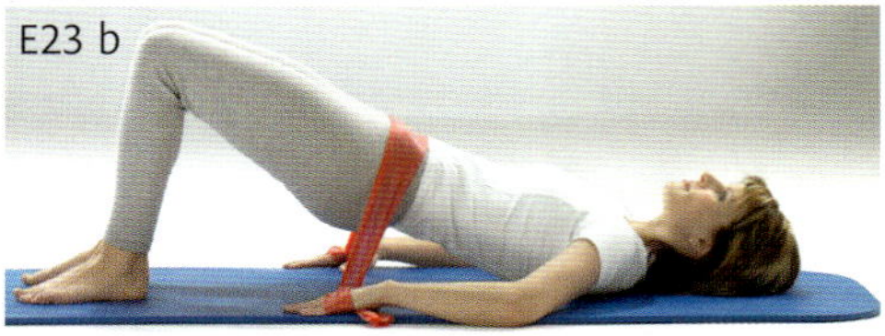
E23 b

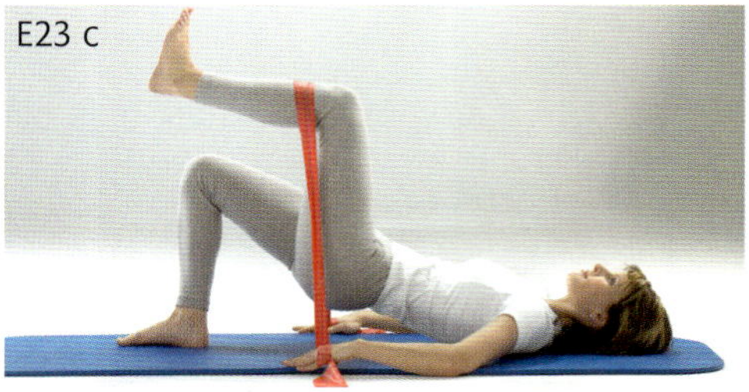
E23 c

Variation

Legen Sie das Thera-Band® um den Unterschenkel eines Beines. Heben Sie Ihr Becken mit einem Bein am Boden gegen den Widerstand des Bandes an (c).

E 24 Kniewaage mit Thera-Band®

Gehen Sie in den Vierfüßlerstand. Unterpolstern Sie bei Bedarf Ihre Kniegelenke mit einem Kissen oder Handtuch. Wickeln Sie das Thera-Band® um einen Fuß, und fixieren Sie die beiden Enden des Bandes mit den Händen am Boden. Halten Sie den Rücken gerade (kein Hohlkreuz machen!). Strecken Sie nun dieses Bein bis zur Waagrechten gegen den Widerstand des Bandes (a). Sie treten quasi das Band mit der Fußsohle nach hinten oben weg. Danach den Fuß wieder langsam und kontrolliert zurücksetzen. Wiederholen Sie diesen Ablauf 15-mal.

Anschließend heben Sie zusätzlich zum Bein den entgegengesetzten Arm von der Unterlage ab und strecken ihn ebenfalls bis zur Waagrechten. Dabei drehen Sie die Handfläche nach oben (b).

Schauen Sie bei dieser Übung immer nach unten, um eine ungünstige Wirbelsäulenstellung zu vermeiden. Wiederholen Sie beide Übungsteile auch mit dem anderen Bein.

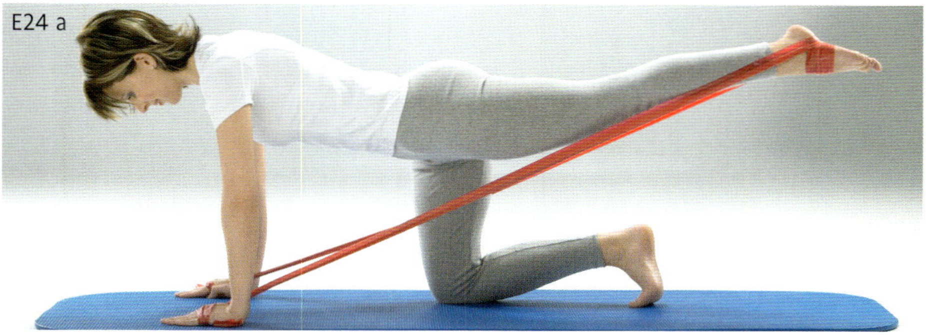

E24 a

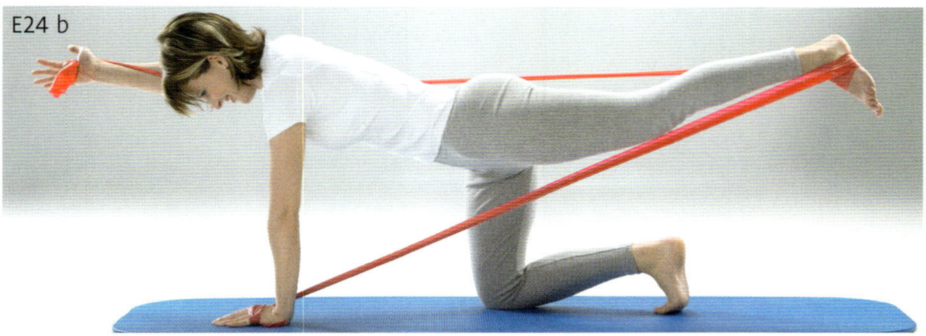

E24 b

Übungen an der Treppe

Einer der häufigsten belastenden Bewegungsabläufe im Alltag ist das Treppensteigen. Das kann Beschwerden verursachen, zumindest wenn Ihr Knie eine mangelnde Stabilisationsfähigkeit zeigt. Eine Treppe hinabzugehen ist für die Knie- und Beinmuskulatur deutlich schwieriger als hinaufzugehen, weil das Körpergewicht dabei kontrolliert abgebremst werden muss.

Hinweis

Bevor Sie an einer Treppe üben, sollten Sie herausfinden, wie es um Ihre Kraft bestellt ist. Welches Verhalten zeigen Sie normalerweise beim Treppengehen? Benutzen Sie das Geländer, oder gehen Sie frei? Falls Sie die Haltehilfe beanspruchen, ist das bereits ein möglicher Hinweis auf ein bestehendes Kraftdefizit.

Die zweite Frage, die Sie sich stellen sollten, ist, ob Ihr Bewegungsablauf flüssig und rhythmisch erfolgt oder ob Sie sich beim Abwärtsgehen auf ein Bein »fallenlassen«. Ein unrhythmischer, hinkender Ablauf deutet auf einseitige Kraftverluste und Beschwerden hin, was langfristig wiederum zu Folgeproblemen am »stärkeren Bein« führen kann.

Hinweis

Bei den Treppenübungen sollten Sie keine Schmerzen oder Instabilitätsgefühle im Knie verspüren. Wenn doch, setzen Sie das Geländer als Unterstützung ein. Kontrollieren Sie auch Ihre korrekte Beinachsenbelastung: Das Knie schiebt sich beim Beugen stets über die Fußspitze!

E 25 Halbe Treppe

Haben Sie bei sich Kraftdefizite in der genannten Art entdeckt, beginnen Sie das Übungsprogramm am besten mit einer niedrigeren Stufenhöhe (a). Die können Sie sich selbst einfach herstellen, indem Sie ein Buch, einen Holzklotz (b) oder eine Waage als Zwischenabsatz benutzen.

Steigen Sie von der niedrigen Stufe herab, indem Sie mit der Fußspitze des einen Beines den Boden nur kurz berühren und sich anschließend mit Hilfe des oben verbleibenden Beines wieder zurückheben. Als nächsten Schritt tippen Sie nur mit der Ferse auf (a + b) und nehmen sie wieder zurück. Wiederholen Sie die Übung 20-mal pro Bein. Sobald Sie es auf 30 Wiederholungen gebracht haben, können Sie auf eine normale Stufenhöhe umsteigen.

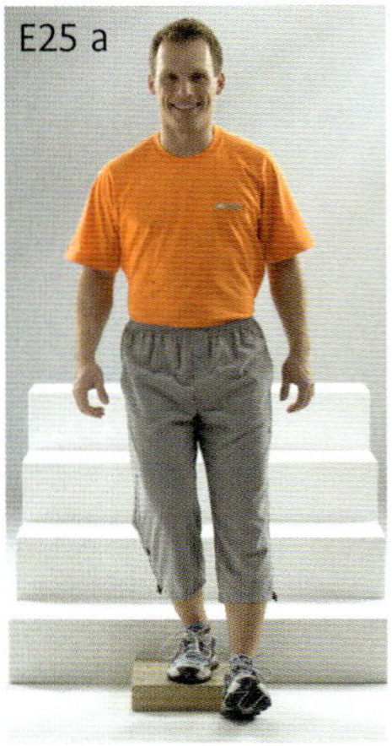

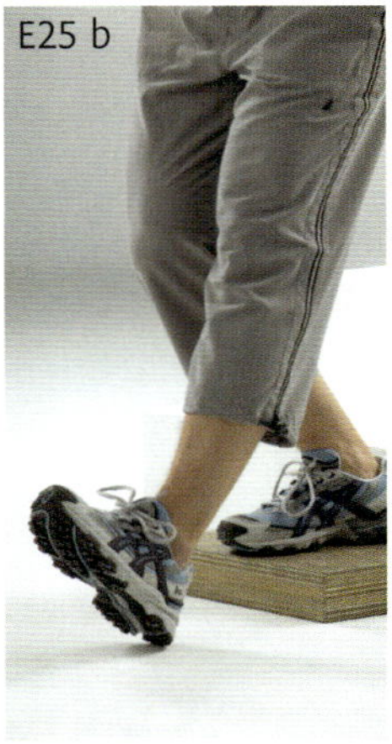

E 26 Große Stufe

Beginnen Sie die Übung aus Sicherheitsgründen an der untersten Treppenstufe (a). Übungsverlauf wie bei der »Halben Treppe«: Antippen der Fußspitze (b), jeweils 20 Wiederholungen pro Bein. Steigern Sie sich langsam auf 30 Wiederholungen. Dann das Ganze noch einmal mit der Ferse (c).

Hinweis

Je mehr Ihre Kraft während des Übens nachlässt, desto eher können Gleichgewichtsstörungen auftreten. Deshalb: Geländer als Gleichgewichtshilfe (nicht als Stützhilfe) benutzen.

Machen Sie sich belastende Bewegungsabläufe wie das Treppengehen bewusst. Damit wird das tägliche Stufensteigen zum Krafttraining der Beinmuskulatur. Also: Treppen weich-rhythmisch nehmen. Das »schleichende« (geräuschlose) Stufengehen verlangt noch mehr Beinaktivität.

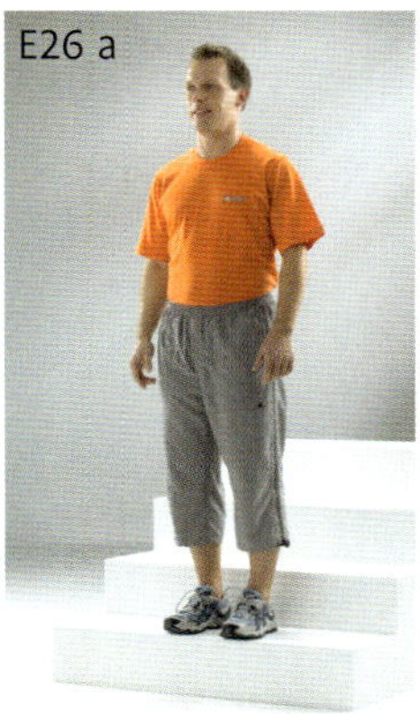
E26 a

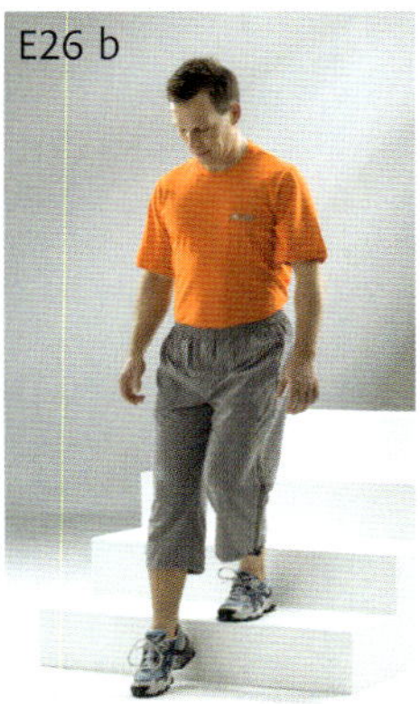
E26 b

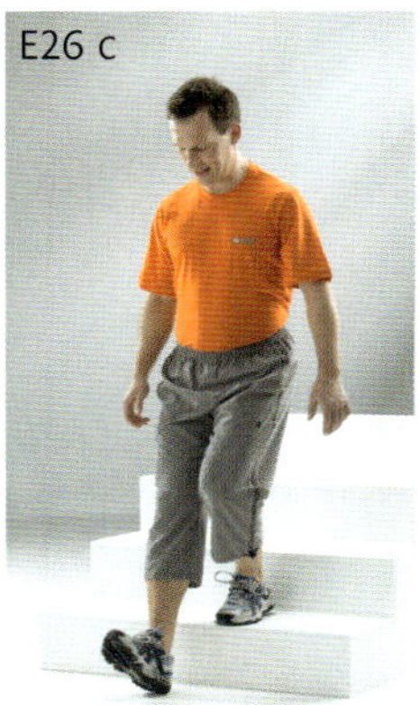
E26 c

E 27 Treppe rück- und seitwärts

Gehen Sie die Treppenstufe rückwärts (a) oder seitwärts (b). Dauer und Ablauf s. E 26. Beide Bewegungsabläufe können sowohl an der untersten Treppenstufe als auch an einer ganzen Treppenlänge (z. B. 12 Stufen hintereinander) geübt werden.

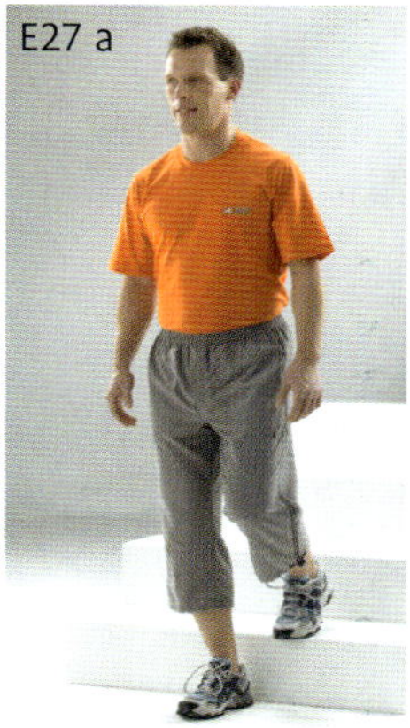
E27 a

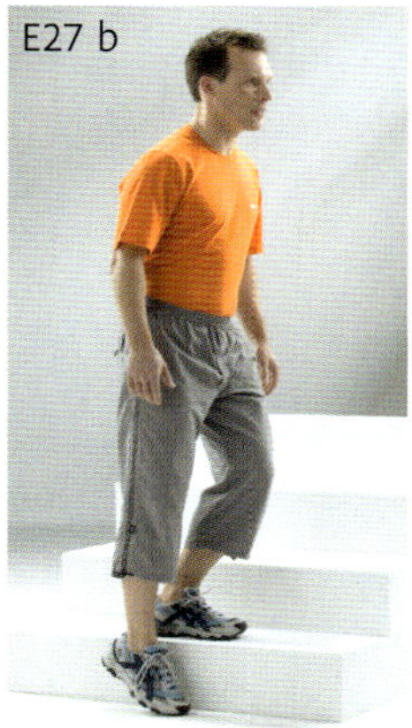
E27 b

Übungen mit Gewichtsmanschette (o. Bergschuh)

Für die folgenden Kräftigungsübungen mit der Gewichtsmanschette ist eine höhere Sitzgelegenheit Voraussetzung: Ihre Unterschenkel sollten frei hängen können, und die Kniekehlen dürfen keinen Kontakt zur Sitzfläche haben. Dafür in Frage kommen z. B. ein stabiler Tisch oder auch ein Barhocker, je nachdem, was Sie zu Hause zur Verfügung haben.

E 28 Kniestreckübung im Sitz

Setzen Sie sich auf einen Tisch oder Barhocker. Die Gewichtsmanschetten haben Sie oberhalb der Knöchel mit den Klettverschlüssen fixiert. Nun strecken Sie das Kniegelenk, ohne dabei Ihren Oberkörper nach hinten zu neigen (a–c). Anschließend wieder in die Ausgangsstellung zurück. 20 Wiederholungen pro Bein.

Serienmöglichkeiten

- Serie 1: Flüssiges Strecken und Beugen auf dem gesamten Bewegungsweg (0 bis 90 Grad: a–c).
- Serie 2: Auf 3 Etappen (30, 60, 90 Grad: a+b+c) mit je kurzen Stopps das Knie strecken und beugen.
- Serie 3: Von 60 auf 90 Grad (b–c) Kniestreckung durchführen. Das übende Bein dabei nicht absenken.

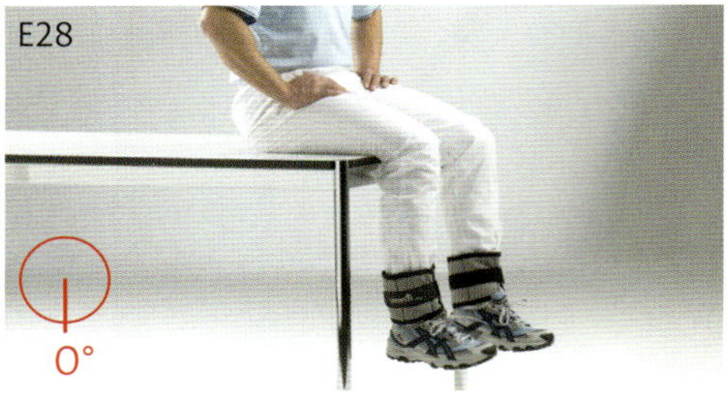

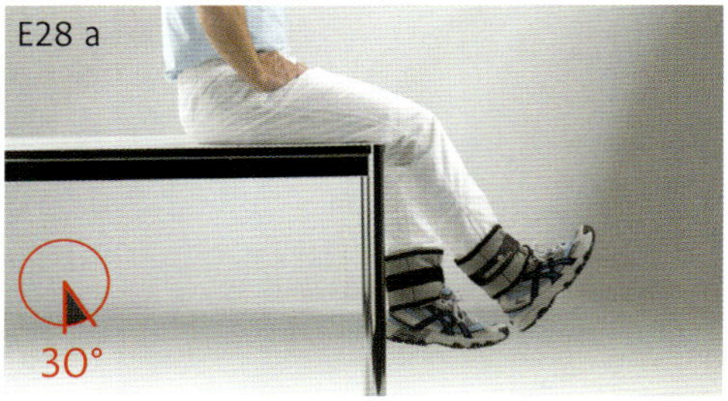

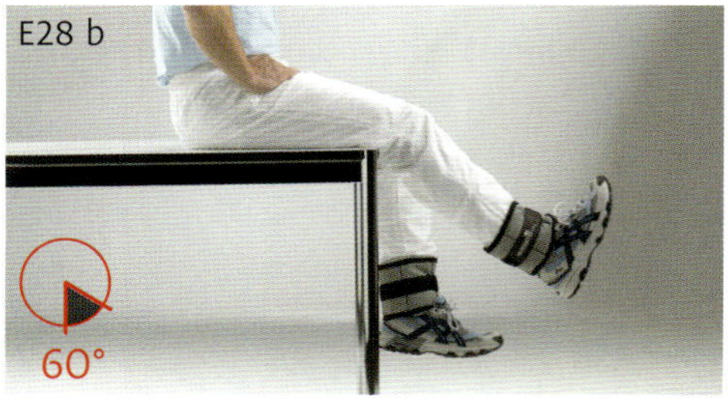

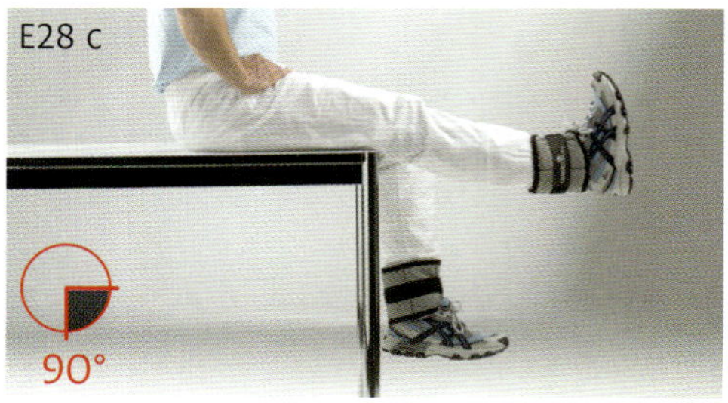

E 29 Knie- und Hüftstreckübung aus dem Stand in Bauchlage

Ausgangsposition ist der Stand mit vorgeneigtem Oberkörper, d. h. Sie stützen sich auf einer höheren Fläche wie Tisch oder Barhocker mit Ihren Unterarmen ab (a). Ihr Rumpf sollte dabei nicht ganz waagrecht stehen. Die Gewichtsmanschetten sind wieder knapp über Ihren Knöcheln fixiert.

Nun winkeln Sie ein Bein etwas an, indem Sie das Knie leicht beugen (b), und strecken es nach hinten oben (c). Die Fußspitze wird dabei gestreckt. Bei diesem Bewegungsablauf ist die Vorstellung hilfreich, dass Sie »etwas mit der Fußsohle nach hinten wegtreten«. Anschließend das Bein wieder langsam in die Position b zurückbewegen.

Wiederholen Sie die Übung in 3 Serien à 20 Wiederholungen pro Bein.

Hinweis

Achten Sie darauf, das Bein während der Übung vollständig zu strecken. In der Endstellung sollte es nicht ganz die horizontale Position einnehmen, da es sonst zu einer Hohlkreuzbildung in Ihrer Lendenwirbelsäule käme. Das Bein sollte vielmehr in der Verlängerungslinie des Oberkörpers stehen.

E29 a

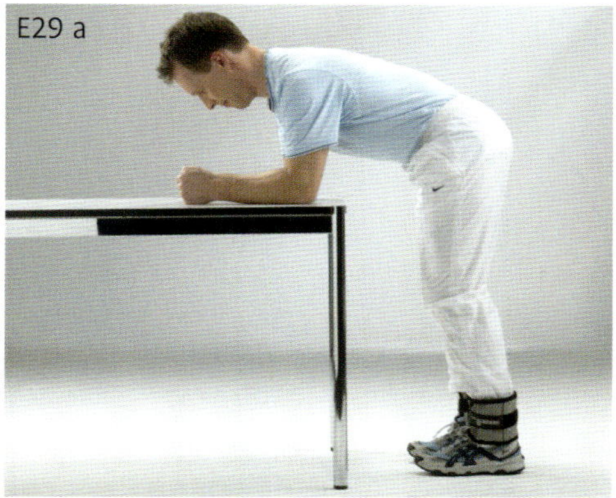

E29 b

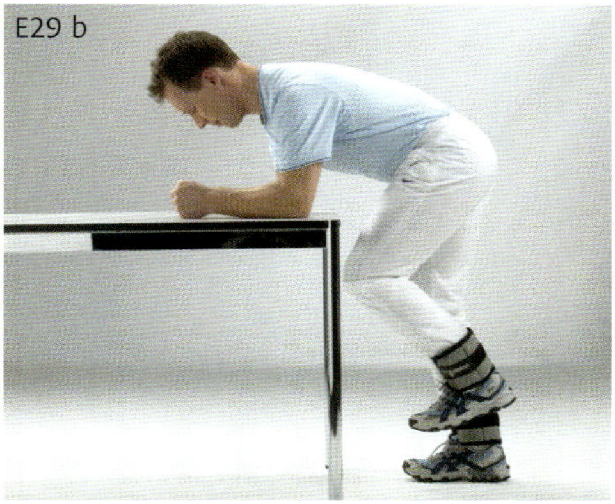

E29 c

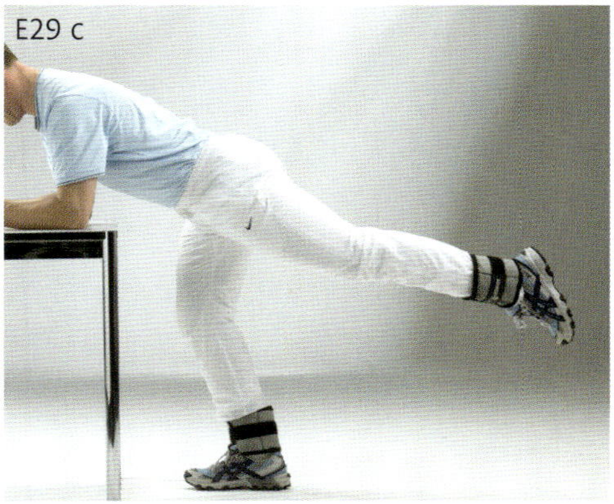

F

Bewegen ohne zu belasten: das Fahrradergometer

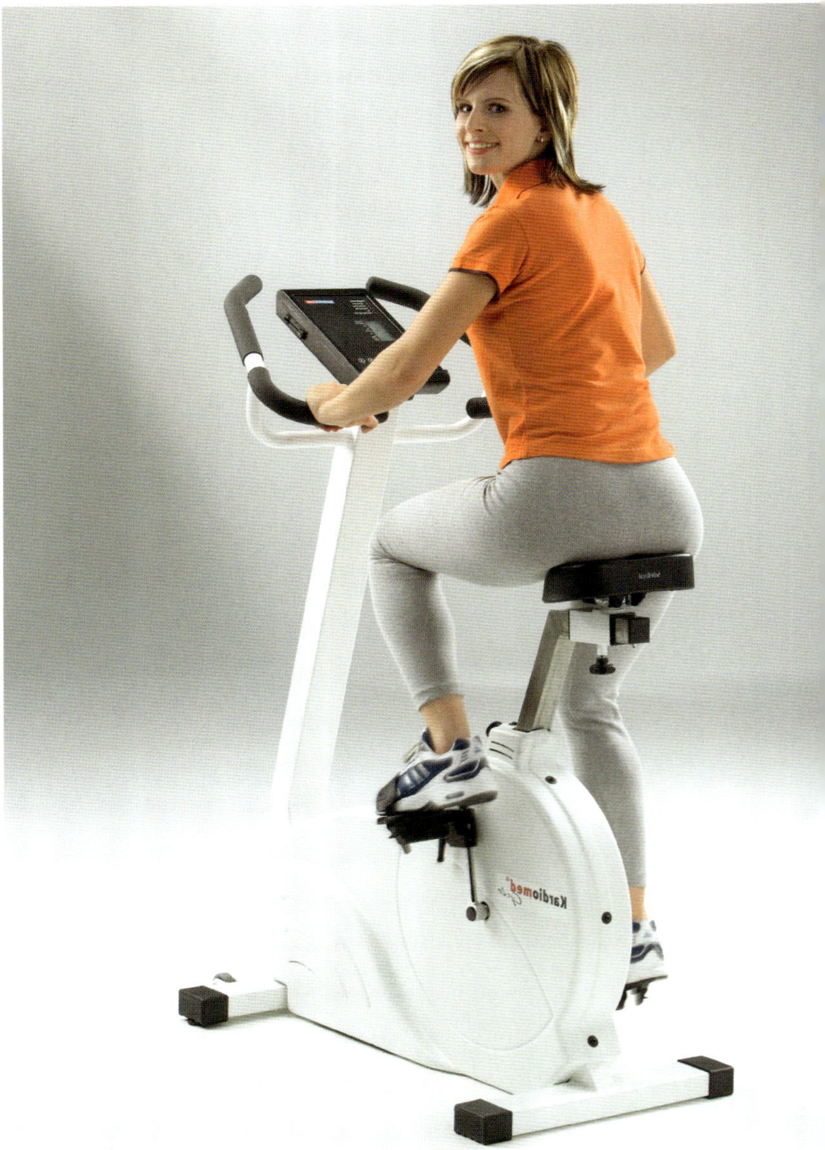

Das Training auf dem Fahrradergometer bereichert Ihr Knie-Aktiv-Programm ganz wesentlich. Unter dem Motto: »**Das Kniegelenk bewegen, ohne es zu belasten**« sollten Sie zu Beginn der Übungen nur sehr geringe Tretbelastungen einstellen. Dadurch kommt es zu einer **besseren Nährstoffversorgung** des Gelenkknorpels und zu einer Normalisierung der Spannung in der kniegelenksumgebenden Muskulatur. Das Ergometertraining verbessert auch die Ausdauer der Beinmuskulatur sowie die Leistungsfähigkeit Ihres Herz-Kreislauf-Systems. Achten Sie dabei immer auf einen regelmäßigen Atemrhythmus, unterdrücken Sie jedoch nicht die zeitweise notwendige schnellere und tiefere Atmung.

Hinweise zu den Geräten und zu den Kosten

Abhängig vom Gerätetyp und seiner Ausstattung sind Fahrradergometer in einer Preisspanne von 200 – 2 000 € erhältlich. Wir empfehlen aus eigener Erfahrung, nicht die billigste Lösung anzustreben, da die günstigsten Standfahrräder häufig auch sehr viele Plastikteile aufweisen, die schnell kaputt gehen können.

Grundsätzlich sollten Sie jedes Standfahrrad vor dem Kauf ausprobieren, um Ihre persönliche Sitzposition zu testen. Das gilt vor allem dann, wenn Sie sehr groß oder sehr klein sind. Wiegen Sie über 90 kg, sollten Sie auf eine stabile Rahmenkonstruktion des Gerätes achten. Für das nachfolgende Ergometertraining ist keine aufwändige Ausstattung notwendig: Das Fahrrad sollte lediglich über ein möglichst fein regulierbares, wattgesteuertes (5-Watt-Schritte-)Programm verfügen. Sollten Sie Herz-Kreislauf-Probleme haben (z. B. nach Herzinfarkt oder Herzschrittmacher-Implantation), empfiehlt sich ein Ergometer mit genauer Pulsmessmöglichkeit. Sind Sie in Ihrer Kniebeugung deutlich eingeschränkt (z. B. unter 100 Grad), sollten Sie ein Gerät mit verstellbarem Pedalradius (s. Seite 140) wählen.

Wo sollten Sie üben?

Wenn Sie das Ergometertraining mit einem eigenen Gerät zu Hause durchführen, wählen Sie dafür einen stabilen, ebenen Ort und achten darauf, dass der Übungsraum gut belüftbar und insbesondere im Winter nicht überheizt ist (z. B. Schlafzimmer).

Dauer der Übungen

Um Überforderungen zu vermeiden, lesen Sie dazu die Hinweise im Abschnitt »Die richtige Belastungsdosis« ab Seite 142. Denn schließlich wollen Sie sich und Ihren Gelenken ja etwas Gutes tun.

Die richtige Positionierung auf dem Fahrradergometer

Sattelhöhe

Für die optimale Positionierung auf Ihrem Hometrainer ist die Sattelhöhe das wichtigste Einstellkriterium. Der Sattel muss so hoch sein, dass Sie beim Pedaltreten Ihr Kniegelenk nur leicht anbeugen. Dazu stellen Sie am besten im Sitzen Ihre Ferse aufs Pedal. Wenn Ihr Kniegelenk in dieser Position ganz gestreckt ist, haben Sie den Sattel richtig installiert.

Sobald Ihr Oberkörper seitlich ausweicht oder Sie mit dem Becken zur Seite wegrutschen, ist der Sattel zu hoch. Ist der Sattel hingegen zu niedrig eingestellt, müssen Sie unnötig viele Kniebeugebewegungen ausführen – die Druckbelastung des Knies ist zu stark. Das Fahrradfahren erfordert dann einen unökonomisch hohen Kraftaufwand, der ja vermieden werden soll.

Pedale

Fahrradfahren setzt eine Beugebeweglichkeit von mehr als 100 Grad im Kniegelenk voraus. Dieser große Bewegungsspielraum ist bei einer fortgeschrittenen Arthrose oder nach Prothesenimplantation oft nicht oder nur unter Schmerzen möglich. In diesem Fall ist ein Ergometer mit **verstellbarem Pedalradius** (s. Pfeil in F2) eine sinnvolle Alternative. Die erforderliche Beweglichkeit reduziert sich dann auf 80-85 Grad Kniebeugung (Infos zu Sonderausstattungen liefert Ihnen der Sportartikelfachhandel).

Empfehlenswert sind außerdem Pedale mit Fußlaschen. Dadurch kann die Fußmuskulatur noch mehr in das Training mit einbezogen werden.

F1

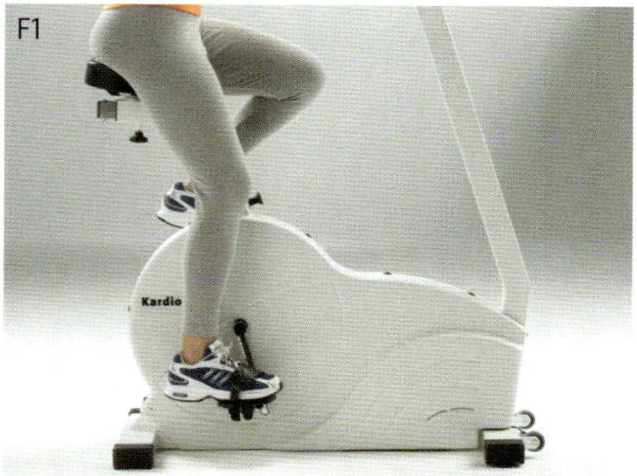

F2

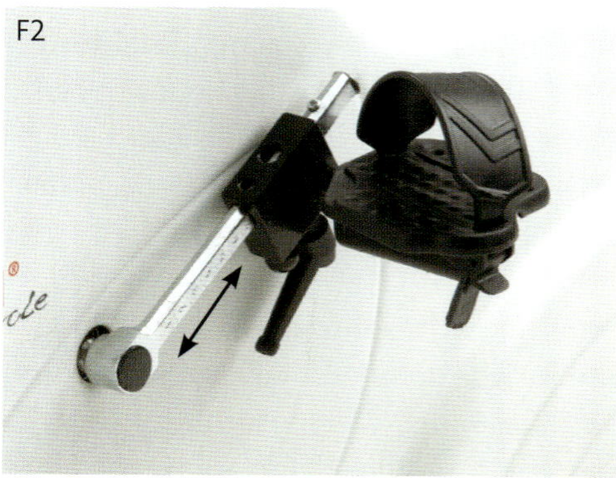

Sattelposition

Abhängig von der Ausstattung des jeweiligen Ergometer-Modells sind eventuell noch weitere Einstellungsgrößen zu beachten. Nicht nur die Sattelhöhe, sondern auch die Position kann veränderbar sein. So kann der Sattel bei manchen Fahrrädern nach vorne bzw. nach hinten verschoben werden – je nach Körpergröße und -proportionen. Sie sollten auf alle Fälle bequem zum Lenker greifen können. Die Einstellung der Sattelposition kann – wenn auch nur minimal – den notwendigen Kniebeugewinkel (s. Seite 140) vergrößern bzw. verkleinern. Das sollten Sie ebenfalls bedenken.

Sattelneigung

Je nach Sitzposition und Armabstand zum Lenker können Sie auch die Sattelneigung verändern. Ausschlaggebend ist hier die bequeme Sitzposition.

Lenkereinstellung

Manche Fahrradergometer bieten die Möglichkeit, die Lenkstange vor- bzw. zurückzukippen. Auch hier ist das Ziel, dass Sie entsprechend Ihrer Arm- und Oberkörperlänge bequem sitzen und Ihre Griffhaltungen variieren können.

Richtig in die Pedale treten

Beinachse

Um keine Über- oder Fehlbelastungen Ihres Kniegelenks zu provozieren, ist es unbedingt notwendig, dass Sie die richtige Beinachse beim Treten einhalten. Kontrollieren Sie also am besten vor einem Spiegel, ob Ihr Kniegelenk beim Treten nicht nach außen oder innen abweicht. Nur so können Sie die richtige Bewegung mit korrekter Beinachse korrigieren und fortan beibehalten.

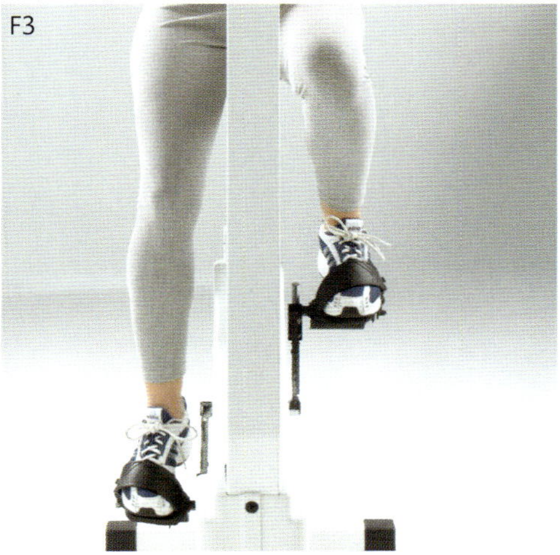

HINWEIS

Für den Einstieg ins Ergometertraining wäre es sinnvoll, einen Spiegel zur Kontrolle der Bewegungen einzusetzen.

Die richtige Belastungsdosis auf dem Fahrradergometer

Tretfrequenz (Umdrehungszahl)

60 Umdrehungen pro Minute sind die Umdrehungszahl bzw. Tretfrequenz, die Sie möglichst einhalten sollten. Sehr viele drehzahlunabhängige Trainingsprogramme von Fahrradergometern orientieren sich mit ihrem Tretwiderstand (der meist über die Wattzahl einstellbar ist) an dieser Empfehlung. Sie sollten deshalb auch nicht langsamer treten, da sich sonst Widerstand und Gelenkbelastung deutlich erhöhen.

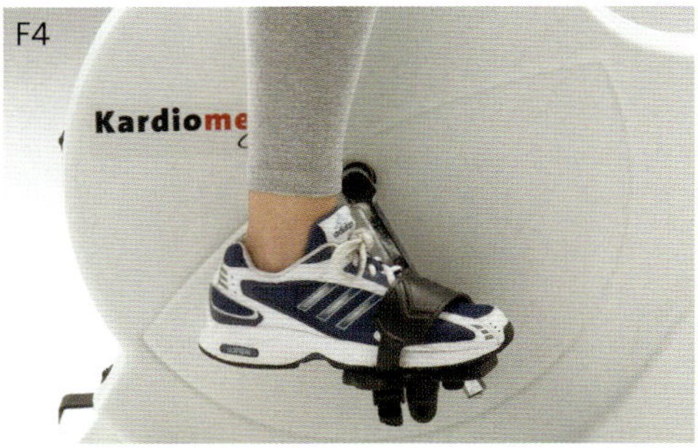
F4

Tretwiderstand

Am Anfang Ihres Ergometertrainings steht also nicht der Tretwiderstand und damit Kraft- und Ausdaueraufbau im Vordergrund, sondern vor allem das schonende Bewegen über einen bestimmten Zeitraum hinweg. Beginnen Sie Ihr Training mit dem geringsten Widerstand, z. B. mit 25 – 40 Watt, vor allem wenn Sie untrainiert sind. Ziel sollte es sein, über 10 Minuten Fahrrad zu fahren mit einer Tretfrequenz von 60 Umdrehungen, ohne dass Kniegelenksbeschwerden auftreten.

Fahrzeit

Um Ihr Training schonend aufzubauen und langsam zu steigern, verlängern Sie die Fahrzeit von 10 auf 15 Minuten, später dann auf 20 Minuten, ohne dabei aber den Tretwiderstand zu erhöhen.

Wenn Sie 15 Minuten mit niedriger Wattzahl gemeistert haben, können Sie anschließend versuchen, die Wattbelastung langsam und kontinuierlich zu steigern. Es empfehlen sich 5 – 10 Watt pro Trainingseinheit. Unter einer Trainingseinheit versteht man übrigens den kleinsten Baustein eines längeren Trainingsprozesses, in diesem Fall ein täglich oder alle zwei Tage durchgeführtes Ergometerprogramm.

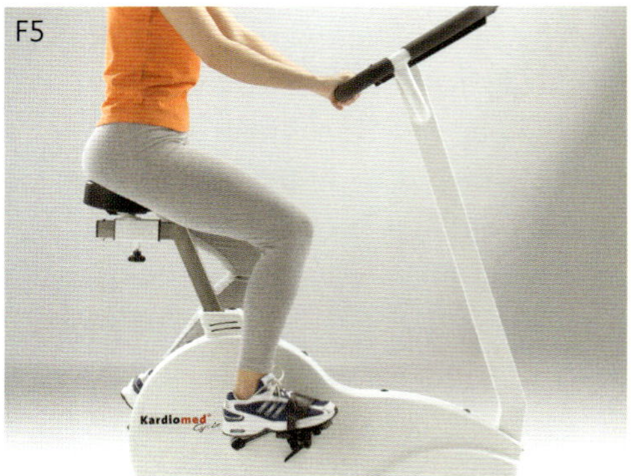
F5

Cool-down-Phase

Am Ende der Fahrrad-Trainingseinheit, d. h. in den letzten 1 – 2 Minuten, sollten Sie unbedingt Ihre Leistung wieder »herunterfahren«. Vermindern Sie den Tretwiderstand ganz bewusst um 25 – 50 Watt, lassen Sie das Fahrrad »ausfahren«. In dieser Cool-down-Phase leiten Sie bereits während des Fahrens die aktive Regeneration Ihrer Muskulatur ein.

F6

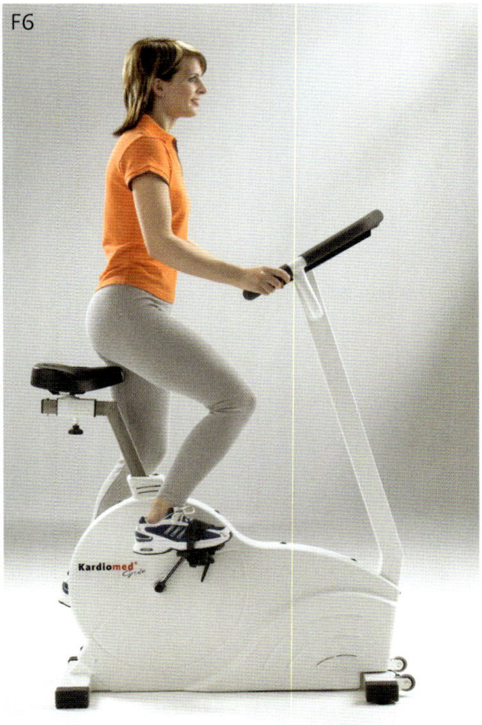

Leistungssteigerungen

Wenn Sie die 100-Watt-Grenze bei 15-minütiger Fahrzeit erreicht haben, können Sie sich zusätzliche Steigerungen vornehmen:

1. In die 15-minütige Trainingseinheit bauen Sie 3-mal je 1 Minute dauernde Intervalle mit erhöhtem Tretwiderstand ein (z. B. um 30 – 50 Watt steigern).

2. Fahren Sie die drei 1-minütigen Intervalle im Stehen (»Bergfahren«, s. Foto F 6), und steigern Sie dabei den Tretwiderstand um 50 Watt. Weitere Hinweise zu einem möglichen Trainingsaufbau mit Empfehlungen zur Belastungssteigerung finden Sie am Ende des Übungsteils im Anhang ab Seite 167.

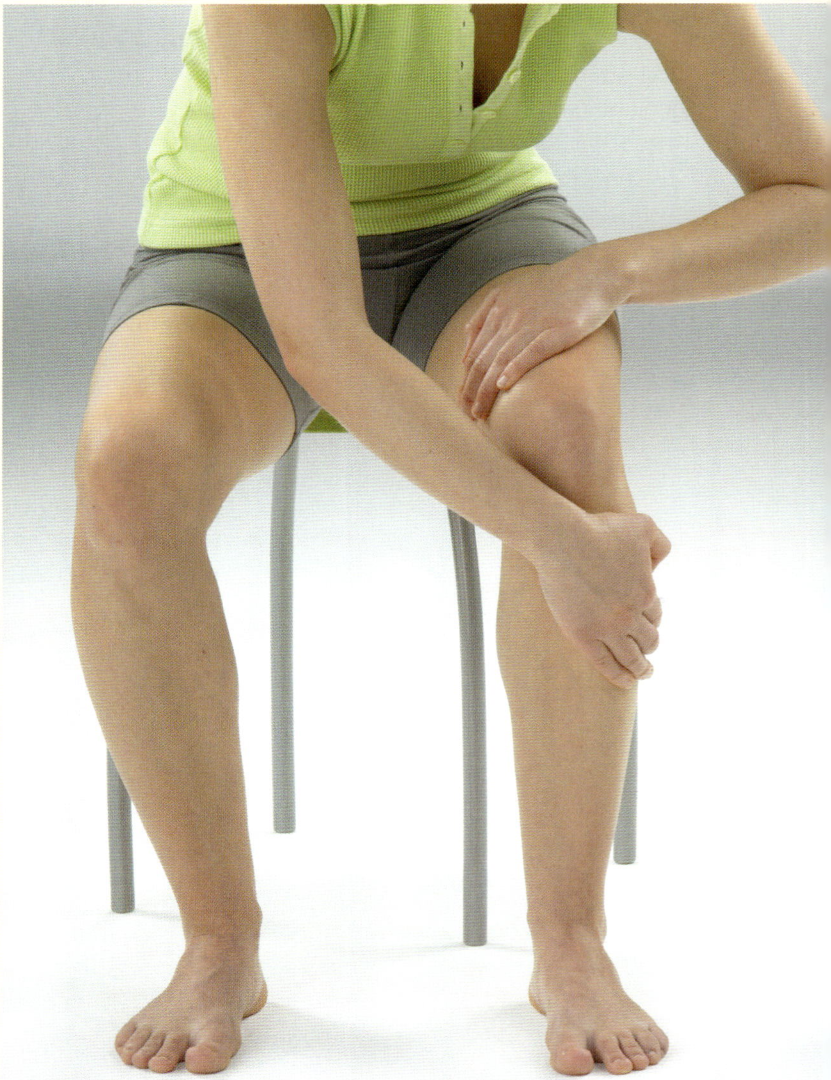

Die Fähigkeit zur Körperwahrnehmung bildet eine wichtige Grundlage für ein sicheres und ökonomisches Bewegungsverhalten im Alltag. Was ist damit gemeint? Viele Menschen belasten ihre Beingelenke oder auch ihre Wirbelsäule durch Gewohnheitshaltungen und bestimmte Bewegungsabläufe falsch oder zumindest stärker als notwendig.

Dies zeigt sich z. B. durch Mehrbelastung eines Beines beim Bücken und Heben oder durch die unbewusste Überstreckung eines Knies im Stand. Durch diese dauerhaften *Fehl*belastungen kann es zur *Über*lastung bestimmter Gelenkstrukturen wie Knorpel, Kapsel und Bänder kommen: Beschwerden durch Schäden im Kniegelenk sind langfristig die Folge.

Ihre Muskulatur versucht nun, dieser unphysiologischen Belastung durch eine veränderte Spannung und Länge entgegenzuwirken. Das Kräftegleichgewicht der Beinmuskulatur kommt aus dem Lot, der Gelenkdruck im betroffenen Knie erhöht sich durch muskuläre Verspannungen. Aufgrund einer chronischen Überlastung sind Muskelbeschwerden keine Seltenheit (so genannte Triggerpunkte).

Nur durch eine geschulte Fähigkeit zur Körperwahrnehmung kann dieser Teufelskreis durchbrochen werden. Das Ziel der nachfolgenden Übungen besteht darin, die Wahrnehmung für die eigene Muskelspannung zu schulen und die allgemeine Entspannungsfähigkeit zu verbessern!

Entspannungsfähigkeit können Sie lernen

Wie Sie im folgenden Kapitel sehen werden: Nicht nur der Spannungszustand der Beinmuskulatur spielt für Sie eine Rolle, sondern auch Ihre »innere« Entspannungsfähigkeit: Psychische Belastungen und stressbedingte Anspannungen hängen direkt mit Spannungsstörungen der Skelettmuskulatur zusammen – dies ist bereits seit längerem wissenschaftlich nachgewiesen.

Umso wichtiger sind die folgenden Übungen, die wir Ihnen – beim Einstieg in unser »Knie-aktiv«-Programm, aber auch immer wieder zwischendurch – empfehlen wollen. Sie werden bald merken, wie sich Ihre Fähigkeit verbessert, sich auf bestimmte Körperregionen zu konzentrieren. Der entscheidende Schritt ist letztlich jedoch, dieses neue Körperbewusstsein auf den Alltag zu übertragen, um die unnötigen Überlastungen zu vermeiden. Erst dann sind die Körperwahrnehmungsübungen für Sie nur noch in Stress-Situationen notwendig.

Entspannung im Liegen

G 1 Worauf liege ich?

Legen Sie sich mit einer Matte auf den Rücken. Um so bequem wie möglich zu liegen, unterlagern Sie Kniekehle und Kopf mit einer Knierolle bzw. einem Kissen.

Lenken Sie nun Ihre Aufmerksamkeit auf Ihren Körper. Nehmen Sie bewusst jene Körperstellen wahr, die Bodenkontakt halten. Beginnen Sie eine gedankliche Reise von den Fersen über die Beinrückseite zum Rücken bis zur Auflagefläche Ihres Kopfes.

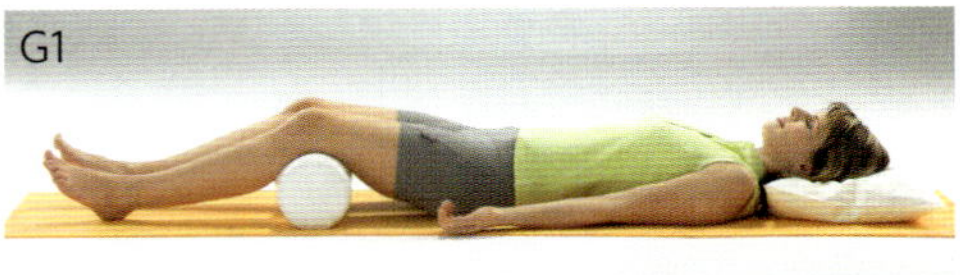

Achten Sie auf Seitenunterschiede, was Auflagefläche und Muskelspannung betrifft. Können Sie Ihre Fußspitzen nach außen fallen lassen, oder werden diese noch gehalten? Ist Ihre Atmung ruhig und gleichmäßig?

Entspannungsunterstützende Vorstellungen

- Ich liege am Strand und hinterlasse tiefe Abdrücke im weichen, warmen Sand.
- Ich gleite in eine angenehm warme Badewanne und werde vom Wasser getragen.
- Ich liege auf einer Sommerwiese und werde von den angenehmen Strahlen der Sonne gewärmt.

G 2 Was spüre ich auf der Haut?

Eine weitere Möglichkeit, Ihre Körperwahrnehmung zu schulen, ist der Einsatz des Kirschkernsäckchens (zu den Hilfsmitteln s. Seite 61). Es soll Ihnen bei dieser Übung als »Spürhilfe« dienen. Ausgangsposition ist die entspannte Rückenlage.

Legen Sie das Säckchen zunächst auf einen Ihrer Unterschenkel (a). Ziel ist es, seine Position für 30 Sekunden genau zu erspüren. Fühlt es sich kühl oder warm, glatt oder rau an? Vielleicht können Sie auch Kanten, Ecken oder Nähte entdecken? Vielleicht sogar einzelne Kerne? Anschließend nehmen Sie das Säckchen zur Seite und versuchen, den Unterschied wahrzunehmen zum Zustand vorher und wie sich die andere Körperseite anfühlt. Wiederholen Sie die Übung an verschiedenen Stellen Ihrer Beine (G 2 b–d).

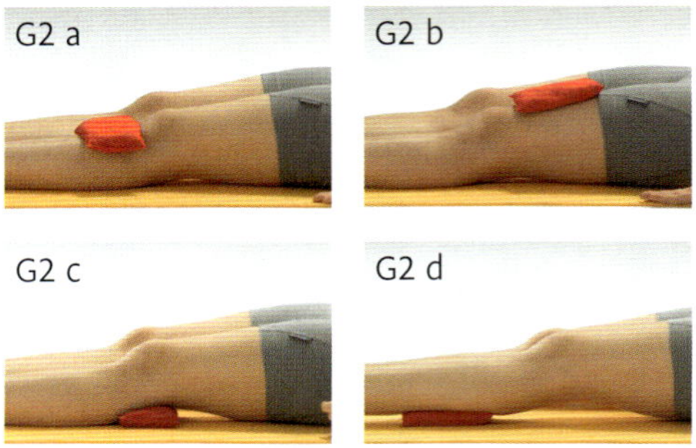

Entspannung durch Selbstmassagen

Auch im Sitzen können Sie entspannende Übungen ausführen, vor allem wenn Sie Hilfsmittel einsetzen, wie z. B. das schon erwähnte Kirschkernsäckchen oder spezielle Bälle, aber auch die bloßen Hände.

G 3 Säckchenmassage

Mit kreisenden und ausstreichenden Bewegungen massieren Sie mit einem Kirschkernsäckchen das rechte und linke Bein, und zwar von oben nach unten sowie von innen nach außen, also quer zum Muskelverlauf.

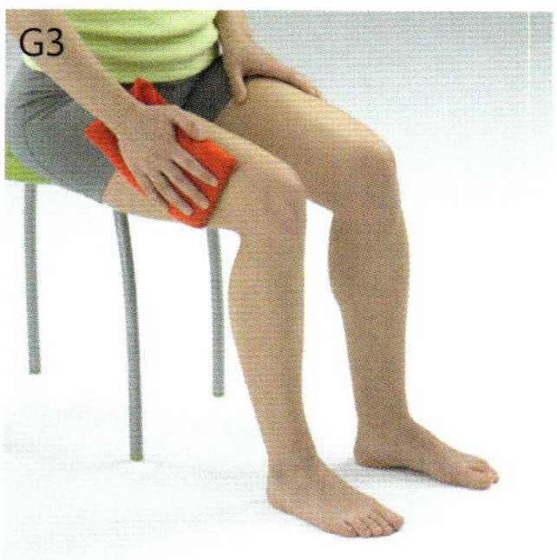

Hinweis

Von der Härte des Gerätematerials ist es abhängig, wie stark Sie den Druck am Kniegelenk ausüben können. Prinzipiell ist hier Vorsicht geboten. Im Bereich der Oberschenkel (vorne/hinten/innen/außen) und Unterschenkel (v. a. hinten) sollten Sie kräftig massieren, sodass eine Quer- und Längsverschiebung der Muskulatur zustande kommt, die Sie sicher als angenehm empfinden werden.

G 4 Tennisballmassage

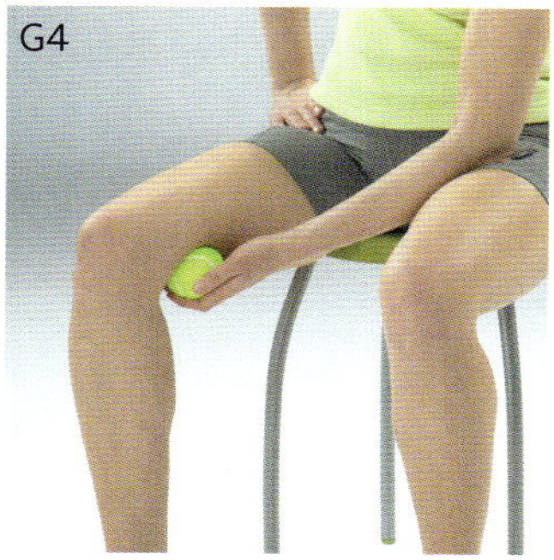

G 5 Igelballmassage

Sowohl Tennis- und Igelball als auch Säckchen eignen sich durch ihre raue Oberfläche zusätzlich dazu, die Durchblutung mit rollenden und kreisenden Bewegungen anzuregen.

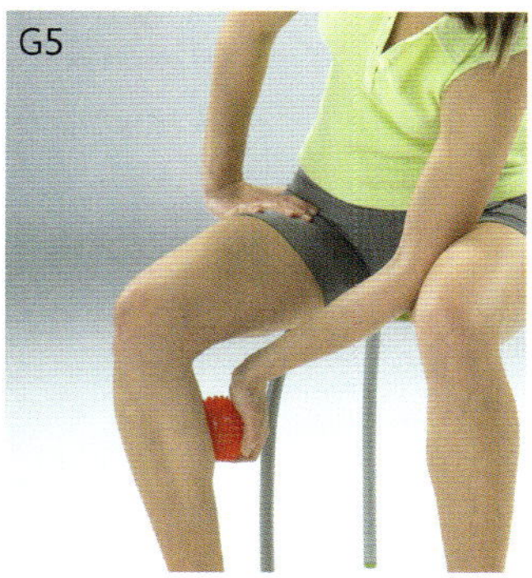

G 6 Entstauende Ausstreichungen

Ausstreichungen üben auf die kniegelenksumgebende Muskulatur einen entspannenden und auflockernden Einfluss aus und entstauen zusätzlich die Lymph- und Venengefäße in diesem Bereich.

Grundsätzlich massieren Sie die Beinmuskulatur vom Unterschenkel in Richtung Hüftgelenk. Achten Sie dabei auf einen flächigen Griff, ohne aber Druck auf die Kniescheibe auszuüben.

Zunächst streichen Sie 10-mal von der Wadenmuskulatur aufwärts in Richtung Oberschenkel **(a + b)**.

Anschließend erfolgt die Ausstreichbewegung 10-mal gekreuzt, d. h. von der Außenseite Ihres Kniegelenks zur Innenseite des Oberschenkels und – etwas versetzt – von der Innenseite des Unterschenkels zur Außenseite des Oberschenkels **(c)**.

Übrigens: Probieren Sie die entstauende Beinmassage auch einmal in Rückenlage: Die Entstauungswirkung ist hier noch stärker, da die Schwerkraft beim Rückfluss sozusagen mithilft.

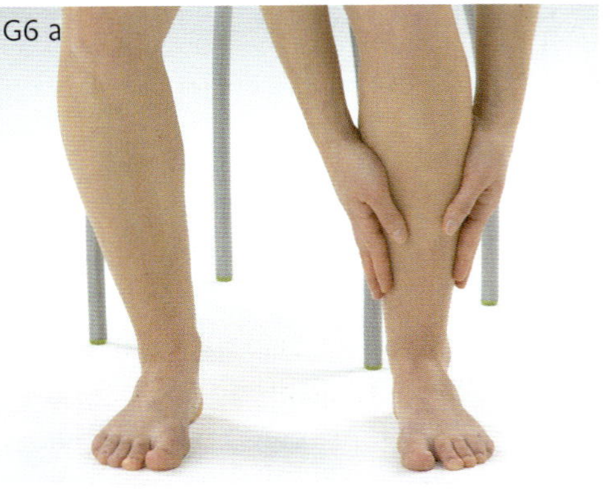
G6 a

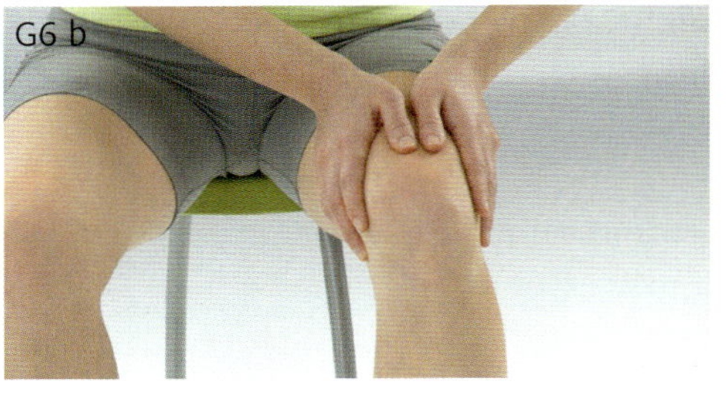
G6 b

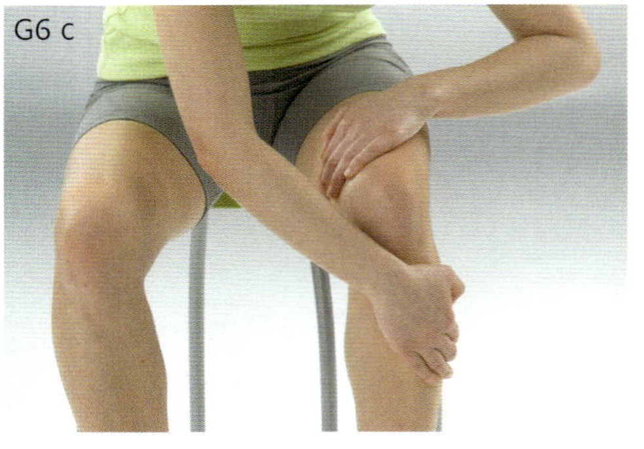
G6 c

Übungen zur Wahrnehmung der Gewichtsbelastung

Schonhaltungen, die aufgrund von Beschwerden z. B. am Kniegelenk unbewusst eingenommen werden, führen häufig zu unterschiedlichen Gewichtsbelastungen der Beine. Daraus resultieren sehr oft Überlastungen und Reizzustände, die bei einer besseren Wahrnehmungsfähigkeit vermieden werden könnten. Die nachfolgenden Übungen sollen deshalb diese Fähigkeit gezielt fördern.

Hinweis

Falls Sie nur eine Körperwaage zu Hause besitzen (das wird voraussichtlich die Regel sein), können Sie auch ein entsprechend dickes Buch zum Höhenausgleich benutzen.

G7 Gewichtsausgleich

Stellen Sie sich auf zwei Körperwaagen (bzw. auf eine Körperwaage und ein Buch). Schließen Sie die Augen, und versuchen Sie nun, das Körpergewicht auf beide Beine gleichmäßig zu verteilen (a). Beispiel bei einem Gesamtgewicht von 80 kg: links 40 kg, rechts 40 kg. Nehmen Sie bewusst den Druck an der Fußsohle wahr. Überprüfen Sie das Ergebnis noch einmal auf dem Sichtfenster Ihrer Waage.

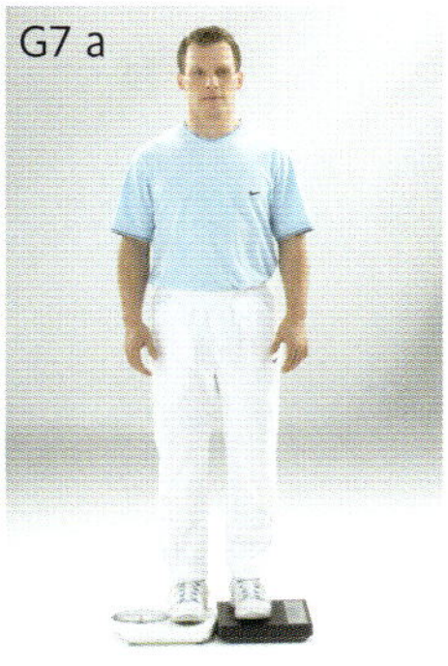

G7 a

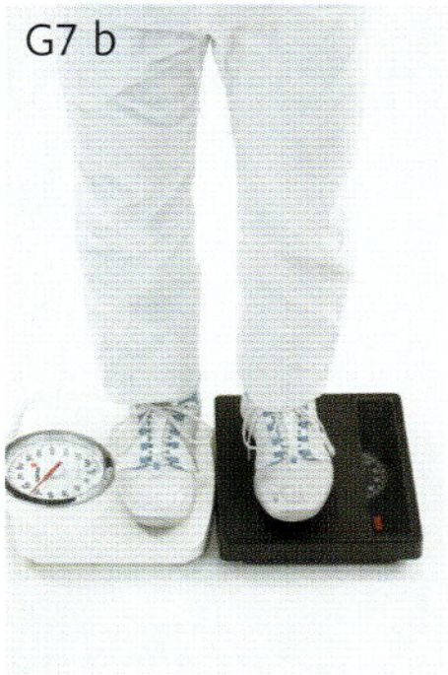

G7 b

Variation

Versuchen Sie eine andere Gewichtsverteilung, z. B. (bei 80 kg Gesamtgewicht): 60 / 20 oder 30 / 50. Wechseln Sie jeweils auf das andere Bein. Nehmen Sie die Gewichtsverteilung wieder bewusst wahr (b).

G8 Vor- und Rückfußbelastung

Stellen Sie sich mit dem vorderen Teil Ihrer Füße auf eine Waage und mit beiden Fersen auf eine zweite (oder auf das Buch). Nun versuchen Sie, die Vor- bzw. Rückfußbelastung abzuschätzen und bewusst zu variieren. Kontrolle über das Sichtfenster.

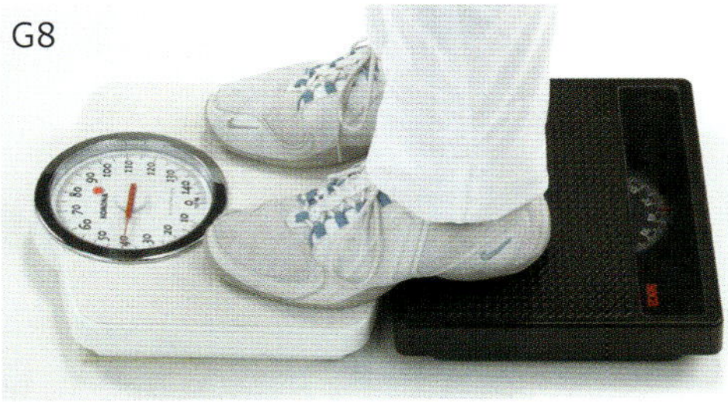

G8

H Gemeinsam sind wir stark: Training zu zweit

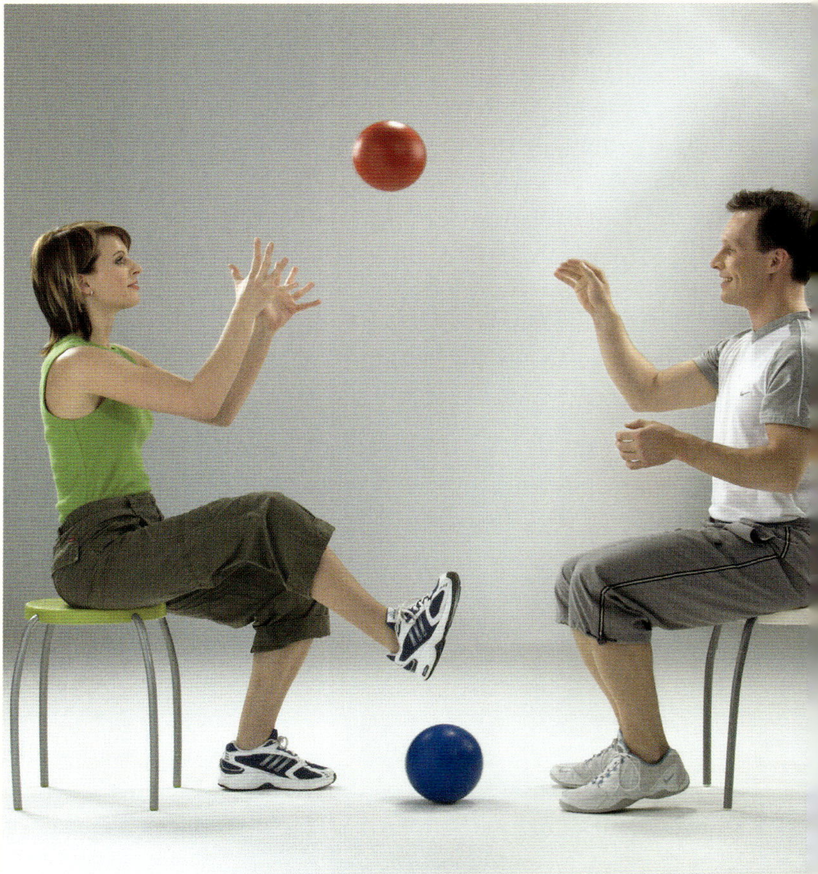

Eine gute Möglichkeit, Ihre eventuell nachlassende Motivation wieder etwas anzukurbeln (wer kann sich schon jeden Tag mühelos zu Sport aufraffen?), sind Übungen mit einem Partner: Zu zweit macht es einfach mehr Spaß. Außerdem schafft die Paarkonstellation viele neue Ausgangspositionen, die das Ihnen bereits bekannte Übungsprogramm noch variabler und interessanter machen. Allerdings sollten die übenden Partner tatsächlich auch *miteinander* und nicht gegeneinander arbeiten. Nicht nur die eigenen Grenzen und Fähigkeiten gilt es dabei zu erkennen und auszuloten, sondern auch die des Partners.

Wer kommt in Frage?

Für das Training zu zweit bietet sich ein Partner aus Ihrem persönlichen Umfeld oder Ihrem Freundeskreis an. Dabei sind Alters- oder Leistungsunterschiede kein Hinderungsgrund. Sollte Ihr Partner selbst *keine* Kniebeschwerden haben, so profitiert er trotzdem im Sinne der Vorbeugung und Steigerung der eigenen Fitness und Kondition.

Ziele der Übungen

Die Übungen beginnen zunächst ohne Geräte im Liegen. Hierbei soll besonders die Fähigkeit trainiert werden, sich auf den Partner einzustellen und die Bewegungen im gemeinsam-koordinierten Zusammenspiel durchzuführen. Die Übungen im Stand erfordern von beiden Übungspartnern eine gute Wahrnehmungs- und Konzentrationsfähigkeit für das Gegenüber und kräftigen gezielt die kniegelenksumgebende Muskulatur. Auch Gleichgewicht und Reaktionsvermögen werden geschult. Übungen mit Bällen oder Thera-Band® trainieren zusätzlich Geschicklichkeit und gezielten Einsatz der Muskelkraft der Beine.

Tipps zur Atmung

Versuchen Sie beim Üben immer auf einen ruhigen und gleichmäßigen Atemrhythmus zu achten. Pressatmung ist prinzipiell zu vermeiden – die Kopplung der Atmung mit den Körperbewegungen ist dabei sehr hilfreich (dazu mehr auf Seite 66).

Hinweise zu Dauer und Umfang der Übungen

Was Übungsdauer (Wiederholungszahl) und -umfang (Anzahl der Serien) betrifft, gelten die Vorgaben aus den vorangegangenen Kapiteln. Gleichgewichtsübungen auf **einem Bein** sollten jedoch nicht länger als 20 Sekunden gehalten werden (s. Seite 115). Dynamische Kräftigungsübungen werden 15- bis 25-mal wiederholt. Übungen mit statischer Anspannung sollten 10 – 20 Sekunden gehalten werden.

Partnerübungen ohne Geräte

H1 Fußschaukel

Legen Sie sich beide – jeweils in entgegengesetzter Richtung, also fußzugewandt – auf den Rücken, heben Sie die Beine an, und legen Sie die Fußsohlen gegeneinander. Knie- und Hüftgelenke sind dabei angewinkelt. Arme liegen parallel zum Oberkörper. Nun bewegen Sie die Fußspitzen nach vorn und nach hinten, gegen den Widerstand Ihres Partners. Ober- und Unterschenkel bleiben dabei völlig ruhig, d. h. die Bewegung erfolgt nur in den Sprunggelenken. Sie können die Übung entweder symmetrisch ausführen, also linken und rechten Fuß zusammen vorbeugen (a), anschließend wieder zusammen zurück, oder asymmetrisch: linken Fuß vor, rechten zurück und umgekehrt (b).

Schwierigkeitssteigerung

Wenn Sie gleichzeitig Ihre Rücken- und Bauchmuskeln trainieren wollen, legen Sie Ihre Arme nicht auf den Boden, sondern verschränken Sie sie im Nacken.

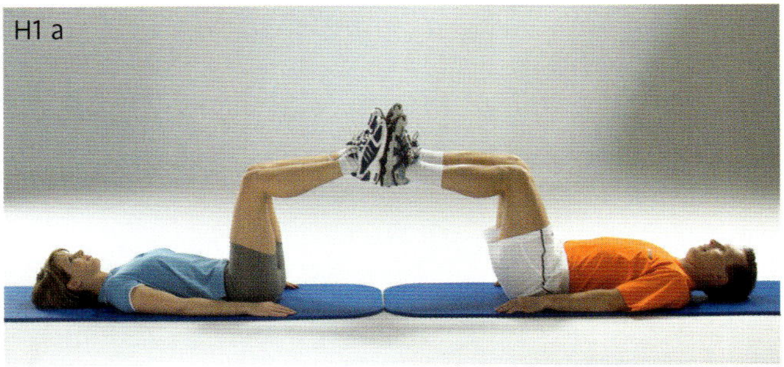
H1 a

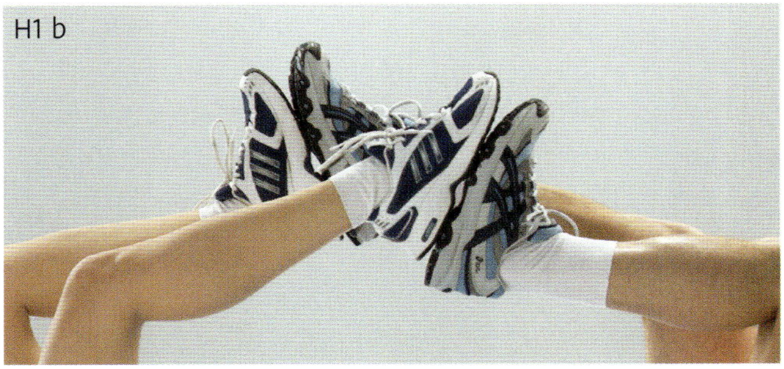
H1 b

H 2 Partner-Fahrrad

Ihre Ausgangsposition ist dieselbe, nur dieses Mal fahren Sie mit Ihrem Übungspartner in der Luft »Fahrrad«. Achten Sie darauf, dass Ihre Fußsohlen, zumindest Ihre Fußballen, die ganze Zeit Kontakt halten und Sie die Bewegungen langsam und kontrolliert ausführen.

Variationen

- Rückwärts fahren.
- Ein Partner verändert das Tempo, der andere muss entsprechend auf den Tempowechsel reagieren.
- Radeln Sie einmal zur Abwechslung mit mehr Bewegungswiderstand, indem Sie beide gleichzeitig mehr Tretkraft aufwenden.

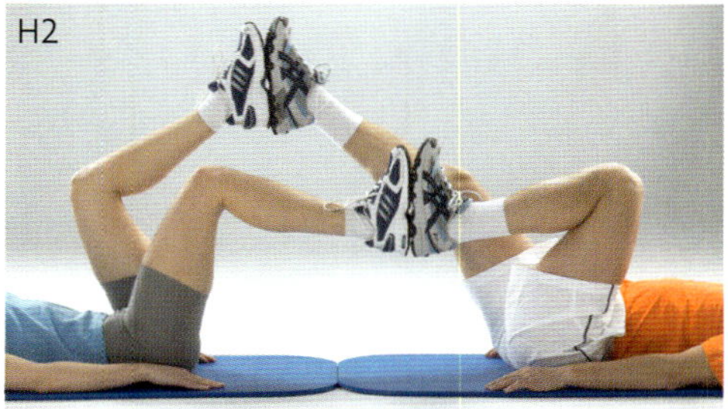
H2

Hinweis

Die drei vorgestellten Übungen (H 1 bis H 3) dienen der Kräftigung der gesamten Beinmuskulatur und der Schulung Ihrer Bewegungswahrnehmung. Die nun folgenden Einheiten kräftigen ebenfalls die Muskeln, trainieren aber zusätzlich sowohl Ihren Gleichgewichtssinn als auch Ihre Standsicherheit.

H 3 Pyramide und Grätsche

Ihr Übungspartner und Sie liegen wieder auf dem Rücken, Ihre Fußsohlen halten Kontakt. Sie strecken nun beide langsam die Knie, sodass sich die Fußspitzen in Richtung Decke bewegen. Wichtig: Die Fußsohlen bleiben dabei immer in Kontakt! Dann langsam Knie beugen. Sie können die Streckübung mit beiden Knien gleichzeitig oder seitenabwechselnd ausführen (a).

Variation

Beide Beine gestreckt nach oben. Füße halten dabei Sohlenkontakt. Spreizen Sie nun langsam die Beine zur Grätsche (b). Anschließend wieder schließen.

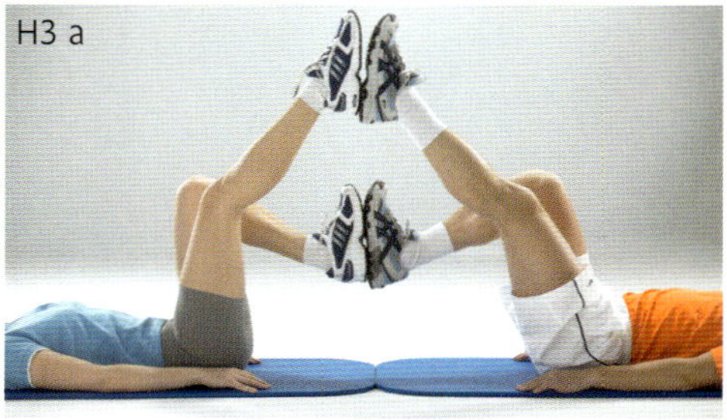
H3 a

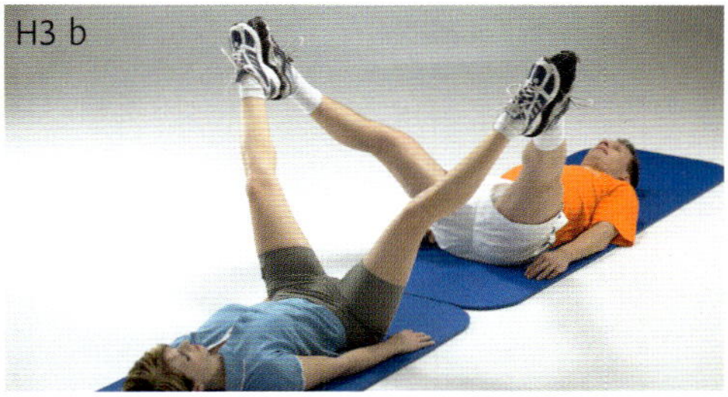
H3 b

H 4 Fels in der Brandung«

Stellen Sie sich aufrecht mit leicht gespreizten Beinen auf einen stabilen Untergrund. Die Arme sind jeweils zur Seite ausgestreckt. Ihr Partner versucht nun, Sie mit langsamen Bewegungen aus der Balance zu bringen, indem er Sie an verschiedenen Stellen Ihrer Arme und Schultern anschiebt oder zieht (a).

Zug oder Druck sollten vorsichtig ausgeübt werden: Richtungswechsel sind deshalb nie ruckartig, sondern im »Zeitlupentempo« auszuführen, sodass Sie genügend Zeit haben, darauf zu reagieren.

Schwierigkeitssteigerung

- Wählen Sie zur Abwechslung eine engere Fußstellung oder auch die Schrittstellung (b).
- Schließen Sie während der Übung die Augen.

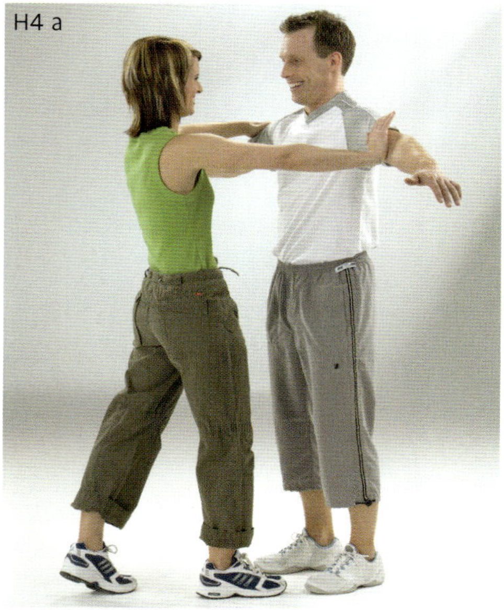
H4 a

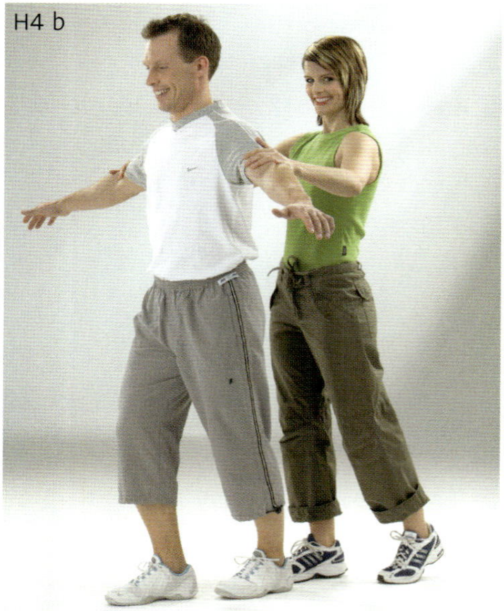
H4 b

H 5 Waage

Stellen Sie sich Ihrem Übungspartner gegenüber. Halten Sie sich beide mit ausgestreckten Armen an den Händen fest, und gehen Sie langsam gleichzeitig in die Knie (H 5 a). Lassen Sie Ihren Partner nicht los, halten Sie mit ihm die Waage. Dabei aber nur so weit die Knie beugen, dass Ihre Oberschenkel nicht ganz waagrecht stehen und noch ein leichtes Gefälle nach vorn haben.

Variationen / Steigerungen

- 10- bis 20-mal in die Knie gehen und wieder aufrichten.
- 5- bis 10-mal in die Knie gehen und Position für 5 Sekunden halten.
- In der tiefsten Position die Fersen anheben (H 5 b).

H5 a

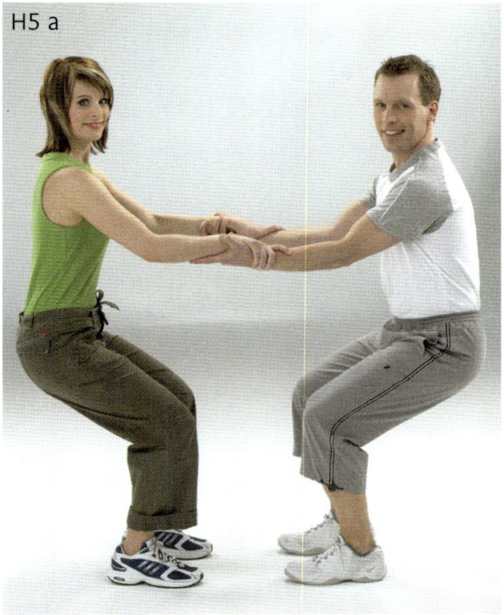

H5 b

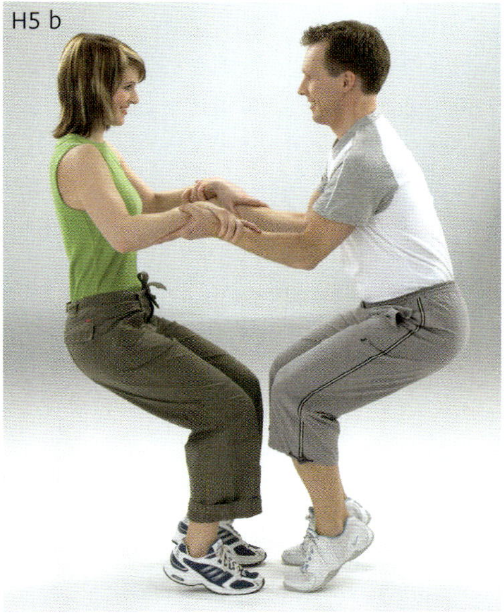

H6 Schub

Stellen Sie sich Ihrem Partner wieder gegenüber. Ihre Beine verbleiben in Schrittstellung. Strecken Sie dabei die Arme nach vorn in Brusthöhe aus, und stützen Sie sich mit Ihren Handflächen gegenseitig ab.

Ausgehend vom gestreckten, hinteren Bein üben Sie nun beide Druck auf Ihr jeweiliges Gegenüber aus. Sie versuchen also, Ihren Übungspartner aus seiner Position zu schieben, ihn aus dem Gleichgewicht zu bringen. Dabei können Sie selbst bestimmen, wie viel Spannung aufgebaut werden soll. Ihr Partner reagiert entsprechend durch Gegendruck. Denken Sie daran, immer gleichmäßig weiterzuatmen.

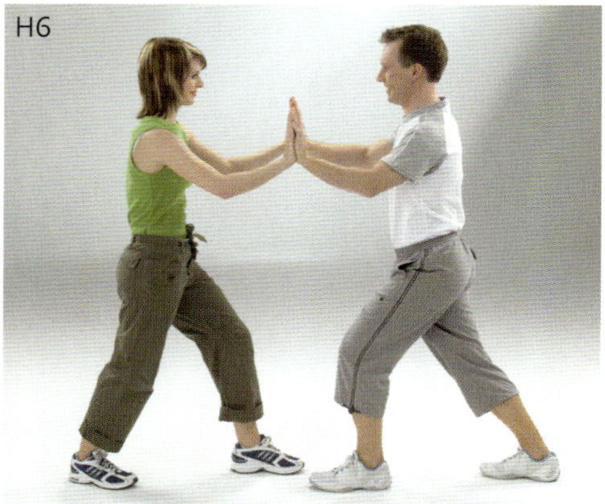

H7 Zug

Wieder stehen Sie Ihrem Partner in Schrittstellung gegenüber (s. unten). Arme sind ausgestreckt. Halten Sie sich dieses Mal aber an den Händen fest. Über Ihr vorderes, leicht gebeugtes Bein gestützt, versuchen Sie nun, Ihren Partner zu sich heranzuziehen. Das gleiche versucht er umgekehrt mit Ihnen.

Variation

Als Variation können Sie diese Übung mit der vorhergehenden kombinieren. Mit der einen Hand drücken Sie, mit der anderen ziehen Sie Ihren Partner.

Hinweis

Die folgenden Kräftigungsübungen werden im Stehen auf einem Bein durchgeführt. Voraussetzung dafür ist, dass Sie den Einbeinstand für 10–20 Sekunden halten können, ohne sich abstützen zu müssen. Um das Gleichgewicht zu halten, nehmen Sie am besten die Arme zur Seite.

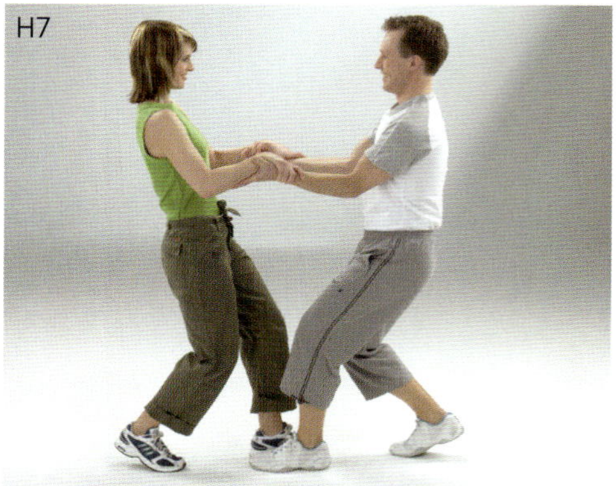

H 8 Fuß-Drücken

Stellen Sie sich Ihrem Partner auf einer stabilen Unterlage gegenüber. Heben Sie beide das rechte Bein an, und legen Sie Ihre Fußinnenseiten aneinander. Nun drücken Sie gleichzeitig für 10 – 20 Sekunden die Füße gegeneinander (H 8 a). Wiederholen Sie die Übung mit dem linken Bein. Anschließend noch mal von vorne.

Variation

Versuchen Sie die Übung auch mit der Außenkante Ihres Fußes (H 8 b). Halten Sie sich beide an einer Hand fest, falls Sie Probleme mit Ihrem Gleichgewicht bekommen sollten.

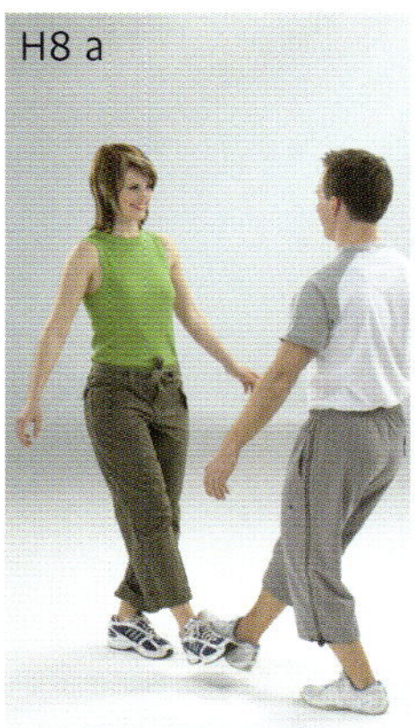
H8 a

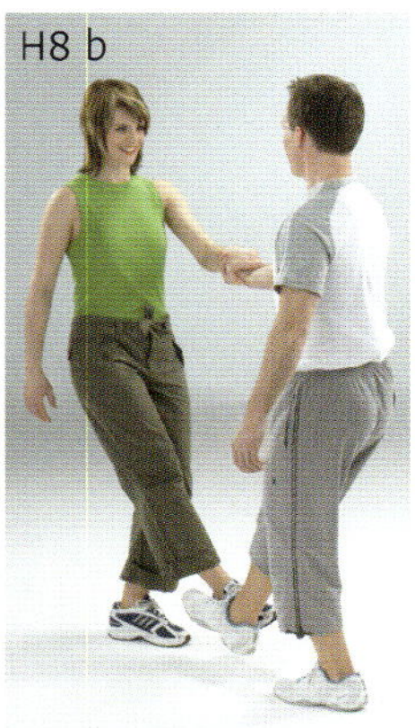
H8 b

H 9 Storchen-Paar

Stellen Sie sich beide mit dem Rücken mit etwas Abstand zueinander. Nun drücken Sie 10 – 20 Sekunden Ihre rechte bzw. linke Fußsohle gegeneinander (H 9). Anschließend Seite wechseln.

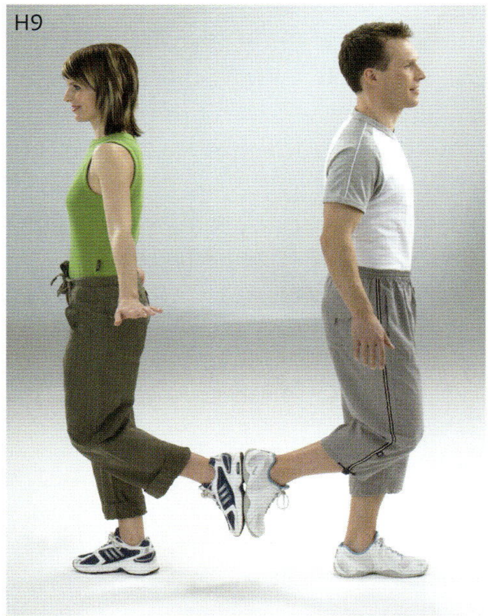
H9

Partnerübungen mit Bällen

Alle folgenden Übungen sind im Liegen auf einer Matte und mit Hilfe eines Sitzballs auszuführen.

H 10 Fuß-Ball im Liegen 1

Legen Sie sich beide – fußzugewandt – auf den Rücken. Ein Sitzball liegt zwischen Ihnen. Ihre Beine sind angewinkelt, Ihre Unterschenkel und Füße auf dem Ball. Halten Sie beide mit den Fußsohlen Kontakt. Ihre Arme liegen am Boden. Nun bewegen Sie symmetrisch oder im Wechsel Ihre Füße nach vorn und wieder zurück, gegen den Widerstand des Partners (H 10 a), wie eine Art Fußschaukel auf dem Ball.

Variationen

- Probieren Sie mit den Fersen, Ihrem Partner den Ball »zu entwenden«, d. h. Sie versuchen, den Ball zu sich heranzurollen. Ihr Partner hält 10 Sekunden lang dagegen und lässt keine Ballbewegung zu.
- Bewegen Sie gemeinsam den Ball 15- bis 20-mal nach rechts und nach links, wobei Sie den Fuß- und Ballkontakt nicht verlieren dürfen (b). Verbleiben Sie in der seitlichen Position jeweils für 2 – 3 Sekunden.

H10 a

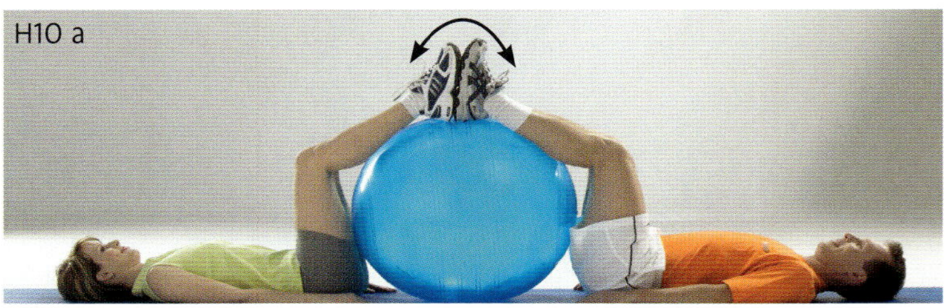

H10 b

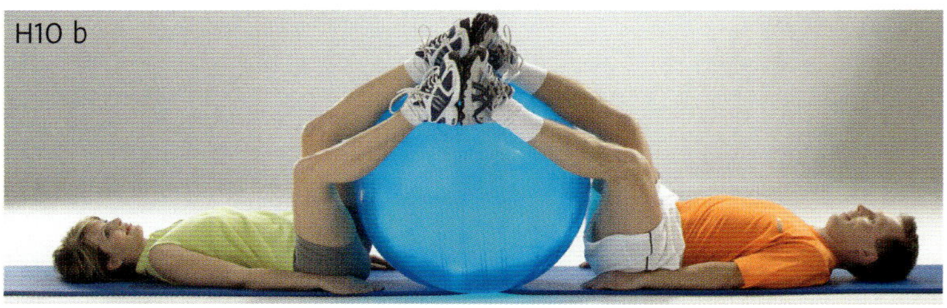

H 11 Fuß-Ball im Liegen 2

Bei dieser Übung halten beide Partner den Ball mit den Füßen in ihrer Mitte. Nur die Fußsohlen liegen dabei komplett auf (H 11 a).

Unterschenkel- und Oberschenkel bilden einen Winkel von maximal 90 Grad, mehr sollten Sie Ihre Knie jedoch nicht beugen. Drücken Sie nun beide gleichzeitig Ihre Füße in den Ball, ohne dass er sich bewegt (a). Halten Sie dabei die Spannung 10 Sekunden aufrecht. Wiederholen Sie die Übung 5-mal.

Schwierigkeitssteigerung

Verstärken Sie die Muskelspannung, und heben Sie zusätzlich den Po an (H 11 b) – entweder gleichzeitig mit Ihrem Partner oder abwechselnd. Achten Sie darauf, dass der Ball nicht wegrollt. Und nicht vergessen: ruhig weiteratmen.

Hinweis

Zwischen den Übungen immer eine kleine Pause einlegen: Zur Lockerung der Beinmuskulatur rollen Sie den Sitzball über die Fußsohlen zum Partner und zurück. Es folgen anschließend Partnerübungen im Sitzen mit einem oder zwei Gymnastikbällen. Sie dienen der Kräftigung Ihrer Muskulatur und schulen die Koordinationsfähigkeit. Die Übungspartner sitzen sich auf Hockern in einem Abstand von 2–3 Metern gegenüber.

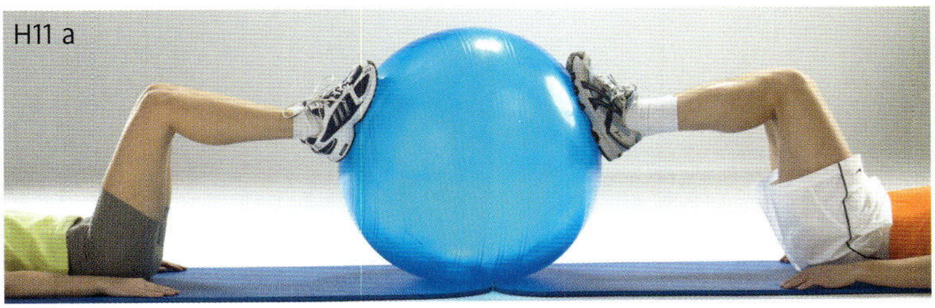

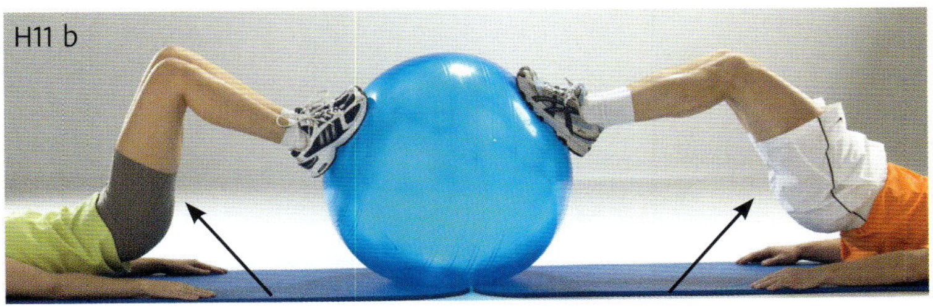

H 12 Kick one im Sitzen

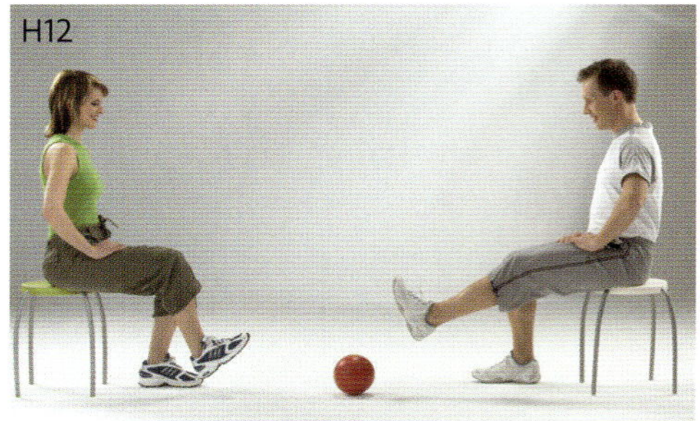

Rollen Sie einen Gymnastikball mit der Fußsohle zwischen sich und Ihrem Partner hin und her. Stoppen Sie den Ball jeweils kurz mit der Ferse oder mit der Fußspitze. Wechseln Sie dabei immer die Spielbeinseite.

H 13 Kick one and two

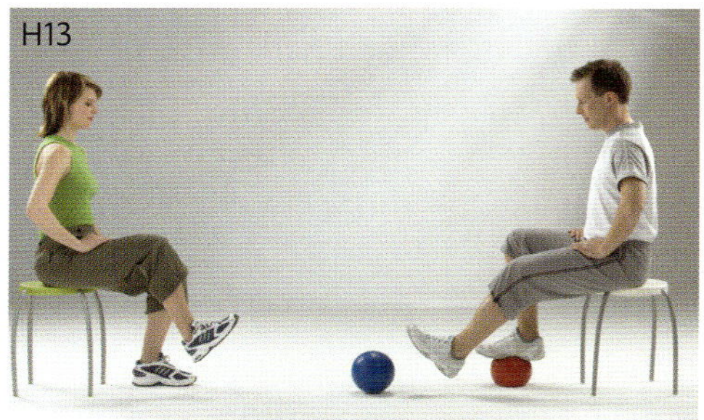

Ein Ball rollt von Ihrem Partner zu Ihnen und zurück. Dabei setzen Sie nur **ein Spielbein** ein. Ihr anderer Fuß steht auf einem zweiten Ball. Durch Muskelspannung halten Sie diesen Ball möglichst ruhig; dieses »Halte«-Bein bewegt sich nicht.

H 14 Kick two im Sitzen

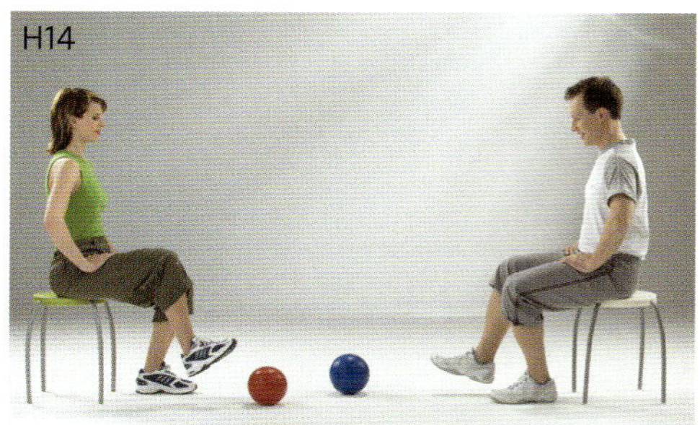

Spielen Sie gleichzeitig zwei Bälle zwischen sich und Ihrem Partner hin und her. Das nicht aktive Spielbein wird dabei immer wieder auf den Boden abgestellt.

H 15 Fuß- und Handball

Einen Ball spielen Sie mit Ihren Füßen abwechselnd einander zu. Parallel dazu werfen Sie einen zweiten Ball mit den Händen hin und her.

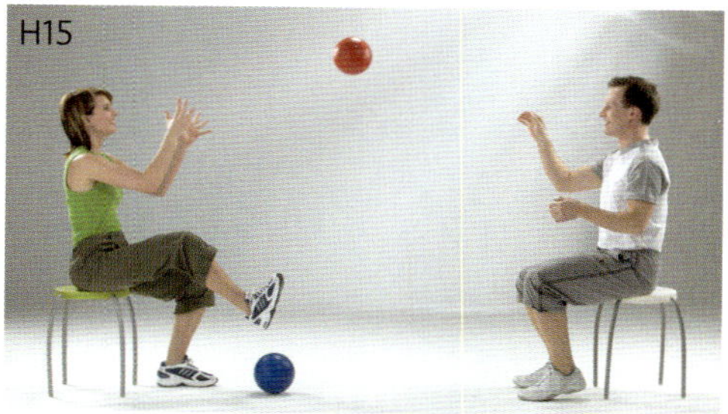

H 16 Lupfer

Heben Sie mit der Fußspitze Ihres Spielbeins vorsichtig den Gymnastikball an, und schießen Sie ihn mit gezieltem Schwung Ihrem Gegenüber zu. Ihr Übungspartner fängt ihn mit den Händen auf und spielt ihn auf die gleiche Weise zu Ihnen zurück.
Übrigens: Alle gezeigten Übungen mit dem Gymnastikball können Sie auch stehend durchführen.

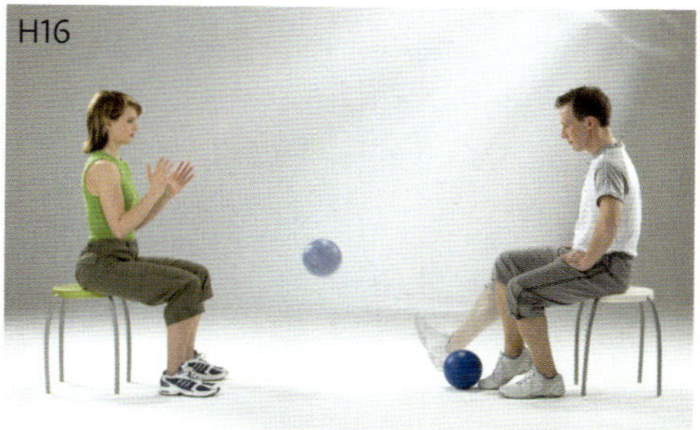

Partnerübungen mit dem Thera-Band®

Die folgenden Partnerübungen sind aufrecht im Stehen mit dem an seinen Enden verknoteten Thera-Band® auszuführen. Hier sind Kräftigung der Beinmuskulatur und Gleichgewichtsschulung Ziele des Trainings.

H 17 Band-Spannung zur Seite

Stellen Sie sich nebeneinander, und halten Sie sich zur Stabilisierung jeweils an der Schulter fest. Legen Sie das Thera-Band® knapp oberhalb der Knöchel um Ihre Unterschenkel herum, und vergrößern Sie so weit Ihren Abstand zueinander, bis das Band straff gespannt ist.

Nun spreizen Sie beide gleichzeitig Ihr jeweils äußeres Bein nach außen ab. Anschließend langsam wieder in die Ausgangsposition zurückstellen. Wiederholen Sie die Übung 15- bis 20-mal.

Vereinfachung

Sollten Sie eventuell Gleichgewichtsprobleme bei dieser Übung bekommen, wäre es ratsam, dass immer einer der Übungspartner pausiert und sich nicht bewegt. Das erhöht die Standsicherheit für den anderen. Danach wird gewechselt.

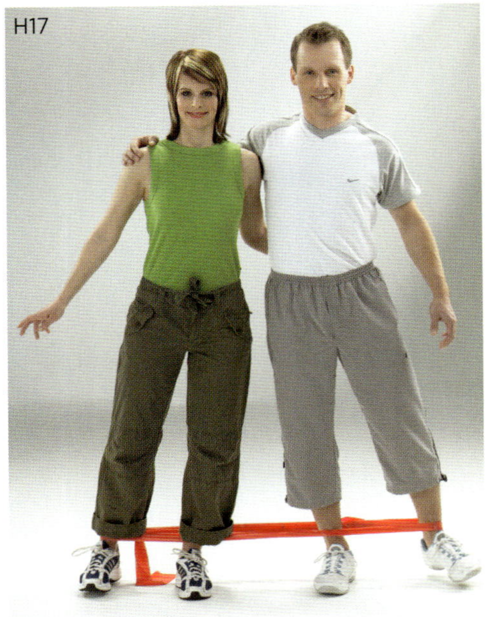

H 18 Band-Spannung nach hinten

Bei dieser Übung stehen Sie sich gegenüber, das Thera-Band® ist wieder um beide Partner herum oberhalb der Knöchel angebracht. Vergrößern Sie den Abstand zu Ihrem Partner so lange, bis das Band straff gespannt ist. Nun spreizen Sie beide im Wechsel ein Bein nach hinten ab, das Knie wird dabei nur leicht gebeugt. Bein wieder abstellen. Wiederholen Sie die Übung 15- bis 20-mal.

Anschließend wechseln Sie das Bein. Achten Sie darauf, während der Übung aufrecht stehen zu bleiben. Benutzen Sie aber eine Stützhilfe (z. B. einen Stock, einen Besen oder die Wand), wenn Sie standunsicher sind.

Variation

Beide Übungspartner spreizen das Bein gleichzeitig nach hinten ab.

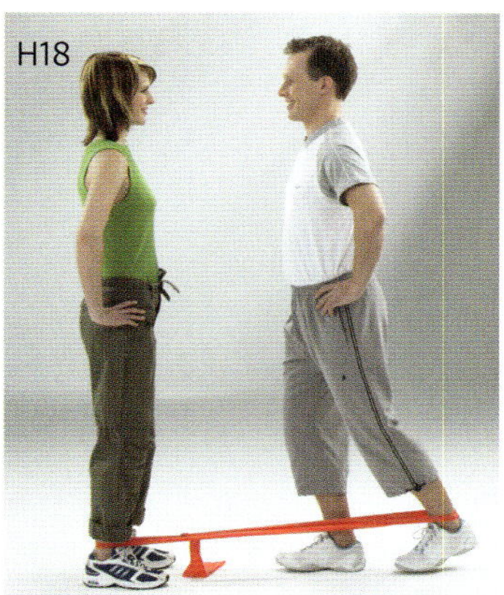

H 19 Band-Spannung nach vorn

Stellen Sie sich Rücken an Rücken, das Thera-Band® ist jedoch nur um jeweils ein Bein knapp oberhalb des Knöchels gespannt. Vergrößern Sie wieder den Abstand zu Ihrem Partner so lange, bis das Band straff ist.

Heben Sie nun das Bein gegen den Widerstand des Bandes leicht nach vorn an. Das Knie bleibt gestreckt. Bein wieder abstellen. Wiederholen Sie die Übung 15- bis 20-mal. Anschließend wechseln Sie das Bein. Auch bei dieser Übung kann Ihnen eine Stützhilfe die nötige Standsicherheit geben.

Variation

Beide Übungspartner heben das Bein gleichzeitig nach vorn an.

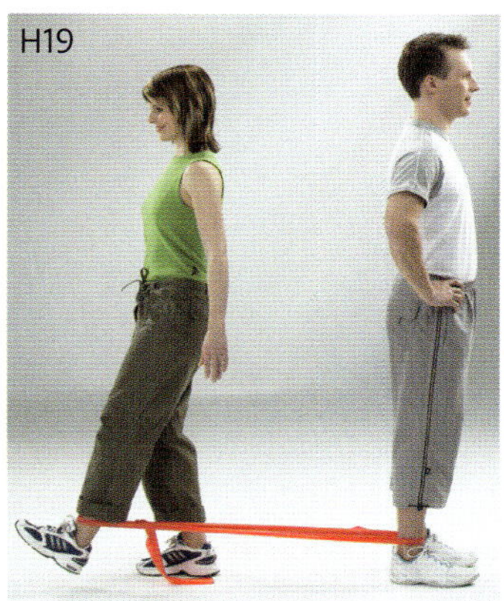

Anhang

Hilfen für die Praxis 166

So stellen Sie Ihr tägliches Übungsprogramm zusammen 166

Empfehlenswerter Begleiter: das Trainingstagebuch 166

»Knie-aktiv«-Programm 1 für Einsteiger: 1.–6. Woche 167

»Knie-aktiv«-Programm 2 für Geübte: 7.–12. Woche 168

Trainingstagebuch 169

Nützliche Adressen 170

Hilfen für die Praxis

Das **tägliche »Knie-aktiv«-Programm** dauert insgesamt **15–20 Minuten**. Wie viel Zeit davon auf die einzelnen Übungsteile (z. B. Dehnungs- oder Kräftigungsübungen) entfallen soll, ersehen Sie jeweils aus der ersten Spalte des Plans. Beide Übungspläne beschränken sich im Wesentlichen auf einfachere Übungen ohne Geräte; Fortgeschrittene können sie durch die etwas schwierigeren Übungen mit Geräten ersetzen

So stellen Sie Ihr tägliches Übungsprogramm zusammen

Auf den nächsten Seiten finden Sie unsere Übungspläne: einen für die ersten sechs Trainingswochen, der für **Einsteiger** gedacht ist, und einen zweiten für weitere sechs Wochen, der sich an **Fortgeschrittene** wendet. Mit den beispielhaften Übungsvorschlägen dieser beiden »Knie-aktiv«-Programme können Sie nicht nur die ersten zwölf Wochen Ihres täglichen Trainings bestreiten. Sie sollen Ihnen auch als Anregung dienen, wenn Sie die Übungen aus dem umfangreichen praktischen Teil nach Ihren eigenen Vorlieben sinnvoll miteinander kombinieren wollen. Wer ein Fahrradergometer zu Hause hat, kann sein Übungspensum durch ein spezielles Aufbautraining ergänzen. Genaue Angaben dazu stehen jeweils am Schluss der beiden Pläne.

Das Tagebuch können Sie durch Kopieren problemlos auf ein größeres Format bringen, auf die zweite Monatshälfte »übertragen« und immer wieder verwenden

Empfehlenswerter Begleiter: das Trainingstagebuch

Auf Seite 169 ist die Vorlage für ein Tagebuch abgedruckt, in dem Sie über einen Zeitraum von **zwei Wochen** Ihr körperliches Befinden, Ihre Beschwerden und Ihre Erfahrungen mit dem »Knie-aktiv«-Programm festhalten können. Mit Hilfe des Tagebuchs lernen Sie, durch regelmäßige, bewusste Selbstbeobachtung zu erkennen, welche Alltagsbelastungen oder sonstigen Einflüsse – einschließlich Ihrer Übungen –, die Gelenkbeschwerden eher verstärken und welche Ihnen bzw. Ihren Knien gut tun. So können Sie z. B. auf bestimmte Übungen verzichten oder besondere Belastungen, wenn möglich, vermeiden.

»Knie-aktiv«-Programm 1

Ziele	1. Woche	2. Woche	3. Woche	4. Woche	5. Woche	6. Woche
Körperwahrnehmung verbessern *(3–5 min)*	**G1** Auflagefläche spüren *(S. 146)*	**G1** Atmung wahrnehmen *(S. 146)*	**G1** Entspannungsvorstellungen *(S. 146)*	**G3|4|5** Massage mit Säckchen oder Ball *(S. 147)*	**G6** Entstauende Ausstreichungen *(S. 148)*	**G7|8** Gewicht wahrnehmen *(S. 149)*
Schonend mobilisieren *(2 min)*	**B1** Einbeiniges Radfahren *(S. 84)*	**B2 a, b** Beugen und Strecken *(S. 84)*	**B3** Scheren in Bauchlage *(S. 85)*	**B4 a, b** Fußwippen im Sitzen *(S. 85)*	**B5 a, b** Zappelphilipp 1 *(S. 86)*	**B6 a, b** Zappelphilipp 2 *(S. 86)*
	B10 a Pendeln auf dem Tisch *(S. 88)*	**B10 a** Pendeln auf dem Tisch *(S. 88)*	**B10 a** Pendeln auf dem Tisch *(S. 88)*	**B10 a** Pendeln auf dem Tisch *(S. 88)*	**B10 a** Pendeln auf dem Tisch *(S. 88)*	**B10 a** Pendeln auf dem Tisch *(S. 88)*
Muskeln dehnen *(4–5 min)*	**C1 a, b** Oberschenkel-Rückseite *(S. 98)*	**C5** Oberschenkel-Vorderseite *(S. 100)*	**C9** Oberschenkel-Innenseite *(S. 102)*	**C8** Oberschenkel-Innenseite *(S. 102)*	**C10 a, b** Unterschenkel-Rückseite *(S. 103)*	**C10 c** Unterschenkel-Rückseite *(S. 103)*
	C9 Oberschenkel-Innenseite *(S. 102)*	**C4 a, b** Oberschenkel-Rückseite *(S. 100)*	**C6** Oberschenkel-Vorderseite *(S. 101)*	**C11 a, b** Hüftbeugemuskulatur *(S. 104)*	**C6** Oberschenkel-Vorderseite *(S. 101)*	**C2 a, b** Oberschenkel-Rückseite *(S. 99)*
Muskeln kräftigen *(6–8 min)*	**E1 a, b** Brücke *(»Bridging«, S. 118)*	**E1 c, d, e** Brücke, Variationen *(S. 118)*	**E4 a, b** Kniespann *(S. 120)*	**E7** Wadenspanner *(S. 122)*	**E12 a, b, c** Skifahrersitz *(S. 125)*	**E12 d, e, f** Skifahrersitz *(S. 125)*
	E2 a, b Kick mit dem Innenrist *(S. 119)*	**E3 a, b** Kick mit dem Außenrist *(S. 119)*	**E5** Scherenschritt seitlich *(S. 120)*	**E8 a, b** Knie-Flex rückwärts *(S. 122)*	**E10 a, b** Knie-Ex vorwärts *(S. 124)*	**E11 a, b** Wadendrücken *(S. 124)*
Aufbautraining Ergometer *(zusätzlich)*	**F** 25 Watt 60 U/min 10 min	**F** 30 Watt 60 U/min 11 min	**F** 35 Watt 60 U/min 12 min	**F** 40 Watt 60 U/min 13 min	**F** 45 Watt 60 U/min 14 min	**F** 50 Watt 60 U/min 15 min

Ziele	7. Woche	8. Woche	9. Woche	10. Woche	11. Woche	12. Woche
Schonend mobilisieren *(2 min)*	**B 1** Einbeiniges Radfahren *(S. 84)*	**B 5** a, b Zappel-philipp 1 *(S. 86)*	**B 2** a, b Beugen und Strecken *(S. 84)*	**B 8** a, b Charlie-Chaplin-Gang *(S. 87)*	**B 3** Scheren in Bauchlage *(S. 85)*	**B 9** a, b Kniescheibe mobilisieren *(S. 88)*
	B 10 a, Pendeln *(S. 88)*	**B 10** a, Pendeln *(S. 88)*	**B 10** a, Pendeln *(S. 88)*	**B 10** a, Pendeln *(S. 88)*	**B 10** a, Pendeln *(S. 88)*	**B 10** a, Pendeln *(S. 88)*
Muskeln dehnen *(3–4 min)*	**C 4** a, b Oberschenkel-Rückseite *(S. 100)*	**C 8** Oberschenkel-Innenseite *(S. 102)*	**C 1** a, b, c Oberschenkel-Rückseite *(S. 98)*	**C 6** Oberschenkel-Vorderseite *(S. 101)*	**C 1** a, b, c Oberschenkel-Rückseite *(S. 98)*	**C 12** a, b Hüftbeuge-muskulatur *(S. 105)*
	C 5 Oberschenkel-Vorderseite *(S. 100)*	**C 10** a, b, c Unterschen-kel-Rückseite *(S. 103)*	**C 9** Oberschenkel-Innenseite *(S. 102)*	**C 11** a, b Wiege-schritt *(S. 104)*	**C 5** Oberschenkel-Vorderseite *(S. 100)*	**C 2** a, b Oberschenkel-Rückseite *(S. 99)*
Gleich-gewicht schulen *(4–6 min)*	**D 1** a, b Wahrneh-mungsübung *(S. 108)*	**D 1** e, f Wahrneh-mungsübung *(S. 108)*	**D 2** Seiltänzer-stand, Variati-onen *(S. 109)*	**D 2** Seiltänzer-stand, Variati-onen *(S. 109)*	**D 5** a Einbeinstand *(S. 111)*	**D 5** c Einbeinstand *(S. 111)*
	D 1 c, d Wahrneh-mungsübung *(S. 108)*	**D 2** Seiltänzer-stand *(S. 109)*	**D 3** a, b Wiege *(S. 109)*	**D 4** a-d Sternschritt *(S. 110)*	**D 5** b Einbeinstand *(S. 111)*	**D 5** d Einbeinstand *(S. 111)*
Muskeln kräftigen *(6–8 min)*	**E 1** e Brücke, Variation *(S. 118)*	**E 1** f Brücke, Variation *(S. 118)*	**E 1** g Brücke, Variation *(S. 118)*	**E 5** Scheren-Schritt seitl. *(S. 120)*	**E 9** a Unterarm-stütz *(S. 123)*	**E 6** c Handstütz, Variation *(S. 121)*
	E 4 a, b Kniespann *(S. 120)*	**E 12** a Skifahrersitz *(S. 125)*	**E 12** b, c, d Skifahrersitz *(S. 125)*	**E 8** a, b Knie-Flex rückwärts *(S. 122)*	**E 6** a, b Handstütz *(S. 121)*	**E 9** b Unterarm-stütz *(S. 123)*
Aufbau-training Ergometer *(zusätzlich)*	**F** 50 Watt 60 U/min 15 min	**F** 60 Watt 60 U/min 15 min	**F** 70 Watt 60 U/min 15 min	**F** 80 Watt 60 U/min 15 min	**F** 90 Watt 60 U/min 15 min	**F** 100 Watt 60 U/min 15 min

Monat:		**Wochen:**	
Tag	Mein körperliches Befinden:	Heute haben mir folgende Übungen des »Knie-aktiv«-Programms gut getan:	Meine Beschwerden haben sich heute verstärkt durch (Belastungen, Übungen etc.):
1	1 2 3 4 5		
2	1 2 3 4 5		
3	1 2 3 4 5		
4	1 2 3 4 5		
5	1 2 3 4 5		
6	1 2 3 4 5		
7	1 2 3 4 5		
8	1 2 3 4 5		
9	1 2 3 4 5		
10	1 2 3 4 5		
11	1 2 3 4 5		
12	1 2 3 4 5		
13	1 2 3 4 5		
14	1 2 3 4 5		

Nützliche Adressen

Institut für Gelenkschule und Trainingsakademie am Universitätsklinikum Tübingen

Abteilung Sportmedizin
Silcherstraße 5
72076 Tübingen
Fax 07071/294626
Internet: **www.gelenkschule-tuebingen.de**

(Informationen zu den Knie- und Hüftsportgruppen; Ausbildungslehrgänge zum/zur Übungsleiter/in Orthopädische Hüft-/Knieschule)

Deutsche Arthrose-Hilfe e.V.

Postfach 110551
60040 Frankfurt
Tel. 06831/946677
Fax 06831/946678
E-Mail: service@arthrose.de
Internet: **www.arthrose.de**
(Informationen, vierteljährlich erscheinendes Heft »ArthroseInfo«)

www.deutsches-arthrose-forum.de
(Informationen und Forum für Arthrose-Betroffene)

Abbildungsverzeichnis

Vordere Umschlagklappe innen, linke Seite (von oben nach unten): Polka Dot Images/Jupiterimages, Pixland/Jupiterimages, Photos.com/Jupiterimages, Creatas Images/Jupiterimages. Rechte Seite (von oben nach unten): Comstock Images/Jupiterimages, Polka Dot Images/Jupiterimages, Goodshot/Jupiterimages.

Hintere Umschlagklappe innen rechts, linke Seite: Brand X Pictures/Jupiterimages. Rechte Seite: Thinkstock Images/Jupiterimages.

Hintere Umschlagklappe außen (Autorenbild): Thomas Lebie, Berlin. **Buchrückseite:** S. Hirzel Verlag/Martin Ley.

Inhalt: S. 7, 12, 14, 38 Mitte und unten, 56, 60, 61, 62, 67, 68–163: S. Hirzel Verlag/Martin Ley. S. 40: S. Hirzel Verlag/Martin Ley mit freundlicher Unterstützung von Orthopädiehaus Brillinger, Tübingen. S. 10, 11, 19, 21, 23, 27, 28, 29, 31, 32, 42: S. Hirzel Verlag/Martina Ibelherr. S. 16: Siemens AG. S. 24, 35: Prof. T. Horstmann, A. Baumann (bearbeitet). S. 30, 52, 176 rechts: Goodshot/Jupiterimages. S. 38 oben, 51, 53: Comstock Images/Jupiterimages. S. 41: Patienteninfo Knieendoprothetik Aesculap AG. S. 44: AbleStock.com/Jupiterimages. S. 46, 48, 176 links: Thinkstock Images/Jupiterimages. S. 47: Brand X Pictures/Jupiterimages. S. 54: Photos.com/Jupiterimages. S. 164: Polka Dot Images/Jupiterimages.

Hinweis: Die auf den Abbildungen dargestellten Situationen sind nachgestellt.

A

Anlaufschmerz 30
Antirheumatika, nichtsteroidale 37, 38
Aquajogging 49, **51–52,** 54, 55; **hintere Umschlagklappe**
Arthrose 9, 22, 25-43, 45-55
–, »aktivierte« **29–30,** 35, 48, 60
–, Behandlung 36 - 42
–, Beschwerden 29–30, 33–36
–, Diagnose 34–36
–, Entstehung 26–30
–, erbliche Veranlagung **34,** 43
–, »stumme« **29–30,** 34–35
–, Ursachen **31–34,** 42
–, Vorbeugung 43
Atmung 66, 139, 151
Außenmeniskus **18,** 19

B

Badminton 48; **hintere Umschlagklappe**
Bänderriss 31, 33, 59
Bandagen 39–40
Basketball hintere Umschlagklappe
Beinachse, korrekte 65, 66, **73**
Belastungsschmerz 30, 35
Bergabgehen vordere Umschlagklappe
Bergwandern 55; **hintere Umschlagklappe**
Bewegungsmangel **27–28,** 46
Bowling hintere Umschlagklappe

D

Dauerschmerz 30
Dehnungsübungen 58, 64, **97–105,** 167, 168
Dysbalancen, muskuläre **47,** 50, 97

E

Endoprothese s. Gelenk, künstliches
Eislaufen hintere Umschlagklappe
Ergometertraining 49, 52–53, 60, 63, 139–143, 166–168
Ermüdungsschmerz 30, 35
Ernährung, ausgewogene 43

F

Fußball 46, 48, 55; hintere Umschlagklappe

G

Gelenk
–entzündungen **33–34,** 37, 43, 60
–erkrankungen, degenerative **10,** 26
–infektion, bakterielle 34, 42
–innenhaut 19, **20,** 30, 34
–kapsel 9, **19,** 36, 64
–knorpel 18, 19, **21–22,** 26–43
–, künstliches (Endoprothese) 11, **12, 41,** 59, 60
–operation 9, 11, 12, 14, 26, **40– 42,** 60

–punktion 35
–schienen (Orthesen) 39–40
–schmiere 19, 20, **21–22,** 30, 34, 35
Gelenkspalt 19
–verschmälerung 29, 35
Gewichtheben hintere Umschlagklappe
Gicht 34
Gleichgewichtsfähigkeit 28, 49, 64
Gleichgewichtsübungen 58, 61, 65, **107–115, 154–157,** 168
Golf hintere Umschlagklappe
Gonarthrose 26
Gymnastik **49–50;** hintere Umschlagklappe

H

Handball 46, 48, 55; hintere Umschlagklappe
Hochsprung hintere Umschlagklappe
Hocke vordere Umschlagklappe
Hüftgelenk 11, 12, 22–23, 27, 65, 73
Hüftsportgruppen 12–13, 170

I

Inline-Skating 55; hintere Umschlagklappe
Innenmeniskus **18,** 19

J

Jogging 53; vordere/hintere Umschlagklappen

K

Kegeln 53; hintere Umschlagklappe
»Knie-aktiv«-Programm 15, **59–60,** 64, 65–67, **166–168**
Kniearthrose 9–14, **25–43,** 44, 59–60, 66
Kniegelenk 18–23, 64
–, Belastung vordere Umschlagklappe
–, Fehlbelastung **32–33,** 39, 73, 145
–, Fehlstellung **31–32,** 33, 36, 41, 43
–, Instabilität **14,** 39–40, 43, 60, 73
–, Verletzung 14, 39, 59
Kniescheibe 16, 19, **20–21,** 22, 31, 35
Knieschmerzen 9, 11, 30, 34, **34–35,** 37, 42
Knieschule 14, **58,** 64, 66, 67, **71–78**
Kniesportgruppen **13,** 58, **170**
Kniesport-Konzept 13–15, **58–67**
Knochenbruch 31, **33,** 43
Knochensporn 29, 35, 36
Knochenverdichtung 29, 35
Knorpel-Knochen-Transplantation 41
Knorpelschutz- oder -aufbaupräparate 38
Körperwahrnehmungsübungen 58, 65, **145–149,** 167
Koordinationsfähigkeit 27, 47, 64
Kortison 37, 38
Kräftigungsübungen 58, 65, **117–137, 152–163,** 167, 168
Kraftausdauer 12, 49, **50,** 53, 64, 65, **117**
Krankengymnastik 11, **37–39,** 50

Kreuzbänder 19, **20**
Kreuzbandriss 14, 43

M

Magnetresonanztomographie 16, 36
Maximalkraft 12, 65, 117
Meniskus **18,** 19, 43
–schaden 14, 31, 33, 59
Mobilisationsübungen 64, 66, **83–95,** 167, 168
Mountainbiking hintere Umschlagklappe
Muskelschmerz 30
Muskelschwund 27
Muskulatur, knieumgreifende 9, 11, **22–23,** 27, 53, 64, 97, 117

N

Nordic Walking 53–54; hintere Umschlagklappe

O

O-Bein **31–32,** 41, 73
Operation s. Gelenkoperation
Oberschenkelknochen 16, **18,** 19, 22, 23, 31
Oberschenkelmuskel 19, 20–21, **22–23**
–, Schwäche 31, 36, 53, 73

P

Partnerübungen 58, **151–163**
Physikalische Therapie 37
Physiotherapie s. Krankengymnastik

R

Radfahren 43, 49, 50, **52–53,** 55; hintere Umschlagklappe
Rheuma (rheumatoide Arthritis) 10, **33–34,** 37, 42
Reiten hintere Umschlagklappe
Röntgenuntersuchung 35–36
Rudern hintere Umschlagklappe

S

Schienbein 14, **18,** 19, 23, 31
Schleimbeutel 19, **20**
Schmerzmittel 38
Schwimmen 43, 49, 50, **51–52,** 55; hintere Umschlagklappe
Seitenbänder **19,** 20
Serie 50
Skifahren (alpin) 46, 55; hintere Umschlagklappe
Skilanglauf 46, 49, **54;** hintere Umschlagklappe
Snowboardfahren hintere Umschlagklappe

Sportarten, geeignete 48–55; hintere Umschlagklappe
Sprunggelenk 22–23, 27, 65, 73
Squash 46, 48, 55; hintere Umschlagklappe

T

Tanzen 55; hintere Umschlagklappe
Tennis hintere Umschlagklappe
Thera-Band® 63
Tischtennis hintere Umschlagklappe
Trainingseinheit 50
Trainingstagebuch 59, **166, 169**
Trampolinspringen hintere Umschlagklappe
Treppensteigen 134–135; vordere Umschlagklappe

U

Übergewicht **33,** 42, 43, 55
Übungspläne 15, 60, **166–168**
Ultraschalluntersuchung 35
Umstellungsoperation (Osteotomie) 41
Untersuchung, körperliche 35–36

V

Volleyball hintere Umschlagklappe

W

Wadenbein 19, 23
Walking 49, 50, **53–54;** vordere/hintere Umschlagklappen
Wandern hintere Umschlagklappe
Wasserskifahren hintere Umschlagklappe
Weitsprung hintere Umschlagklappe
Wettkampfsport hintere Umschlagklappe
Windsurfen hintere Umschlagklappe

X

X-Bein **31–32,** 41, 73

Z

Zwillingswadenmuskel 22–23

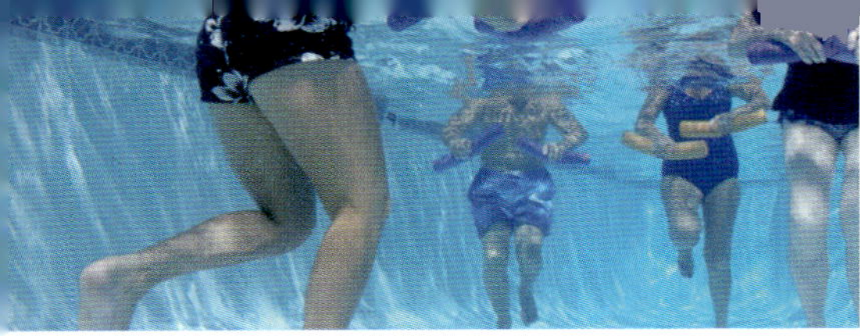

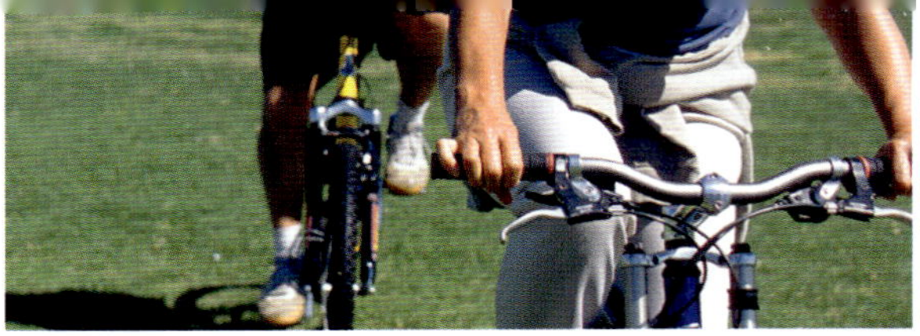

Die richtige Sportart für die Knie

Wenn Sie Knieprobleme haben – z. B. infolge einer Arthrose, nach einer operierten Bänder- oder Meniskusverletzung – und (wieder) Sport treiben möchten, finden Sie hier erste Anhaltspunkte für die Wahl einer geeigneten Sportart. Bevor Sie starten, sollten Sie allerdings auch Ihren Arzt oder Physiotherapeuten um Rat fragen – und die Seiten 45 bis 55 dieses Buches lesen.

Gut geeignet

Aquajogging / Wassergymnastik

Auftrieb des Wassers verringert die Gelenkbelastung, Wasserwiderstand kräftigt die Muskulatur. »Wassermantel« gibt Führung und damit Sicherheit beim Bewegen. Wasserdruck entstaut die Beingefäße und wirkt abschwellend bei Gelenkerguss. Vorsicht: Bei Herz-Kreislauf-Erkrankung erst den Arzt fragen!

Bergwandern

Siehe Wandern. Extremes Bergabsteigen, z. B. 1000 Höhenmeter am Stück, sollten Sie grundsätzlich vermeiden!

Gymnastik

Kräftigt schwache und dehnt verkürzte Muskeln und kann so muskuläre Ungleichgewichte gezielt und schonend ausgleichen. Übungen im Liegen und Sitzen entlasten die Knie.

Nordic Walking

Siehe Walking. Zusätzliche Vorteile: Stöcke entlasten die Beingelenke. Größere Muskelgruppen werden eingesetzt (Rumpf- und Armmuskulatur); dadurch werden mehr Kalorien verbrannt, die Ausdauer wird gesteigert.

Walking / Wandern

Gehstrecke, Tempo und Steigungen lassen sich den Bedürfnissen leicht anpassen. Vorsicht: Übergewicht, schwache Bänder oder Muskeln können die Kniegelenke vermehrt belasten!

Radfahren

Einschl. Ergometer. Ständiger Wechsel von Be- und Entlastung der Kniegelenke fördert die Knorpelernährung, insbesondere beim Fahren in der Ebene oder mit geringem bis mittlerem Tretwiderstand. Knieschonendes Muskeltraining, da das Körpergewicht hauptsächlich auf dem Sattel ruht.

Rückenschwimmen / Kraulen

Siehe Aquajogging.

Skilanglauf

Ständiger Wechsel von Be- und Entlastung der Kniegelenke fördert die Knorpelernährung. Gutes Training für Kraft, Ausdauer, Gleichgewicht und Beinachsenstabilität – vorausgesetzt, Sie beherrschen die Technik!